眼科护理与临床用药

主编 蒋敬霞 门盛男 耿 斐
房传侦 郑 峥 蒋陆霞

四川科学技术出版社

图书在版编目(CIP)数据

眼科护理与临床用药/蒋敬霞等主编. —成都：
四川科学技术出版社，2021.5
ISBN 978 - 7 - 5727 - 0135 - 1

Ⅰ. ①眼… Ⅱ. ①蒋… Ⅲ. ①眼病学—护理学②眼病
—用药法 Ⅳ. ①R473.77②R770.5

中国版本图书馆 CIP 数据核字(2021)第091777号

眼科护理与临床用药

YANKE HULI YU LINCHUANG YONGYAO

主　　编	蒋敬霞　门盛男　耿　斐　房传侦　郑　峥　蒋陆霞
出 品 人	程佳月
责任编辑	李迎军
封面设计	刘　蕊
责任出版	欧晓春
出版发行	四川科学技术出版社
	成都市槐树街2号　邮政编码610031
	官方微博:http://e.weibo.com/sckjcbs
	官方微信公众号：sckjcbs
	传真：028 - 87734039
成品尺寸	185mm×260mm
印　　张	13.5　字数310千
印　　刷	四川机投印务有限公司
版　　次	2021年6月第1版
印　　次	2021年6月第1次印刷
定　　价	68.00元

ISBN 978 - 7 - 5727 - 0135 - 1

本书编委会

主　编　蒋敬霞　门盛男　耿　斐　房传侦　郑　峥　蒋陆霞

副主编　（排名不分先后）

　　　　　毛亚丽　孙　倩　吕　科　任丛丛　狄国杰　张　红

　　　　　张灿飞　赵　萍　郭　军　徐田田

编　委　（排名不分先后）

　　　　　狄国杰　聊城市人民医院

　　　　　房传侦　聊城市人民医院

　　　　　郭　军　聊城市人民医院

　　　　　耿　斐　聊城市光明眼科医院

　　　　　吕　科　聊城市人民医院

　　　　　蒋敬霞　聊城市光明眼科医院

　　　　　蒋陆霞　聊城市人民医院

　　　　　门盛男　聊城市光明眼科医院

　　　　　毛亚丽　聊城市人民医院

　　　　　任丛丛　聊城市人民医院

　　　　　孙　倩　聊城市人民医院

　　　　　徐田田　聊城市人民医院

　　　　　郑　峥　聊城市人民医院

　　　　　赵　萍　聊城市人民医院

　　　　　张　红　聊城市人民医院

　　　　　张灿飞　聊城市人民医院

前　言

随着现代医学的迅猛发展，眼科疾病的诊疗与护理水平进展日新月异，许多新理论、新机制、新观点、新技术和新疗法不断问世，这就促使我们要坚持不懈地努力学习、刻苦钻研，更快更好地掌握、更新有关领域的知识，以提高护理水平。为此，我们在繁忙的工作之余，广泛收集国内外近期文献，认真总结自身经验，撰写了《眼科护理与临床用药》一书。

本书共分 11 章，内容包括眼科疾病的诊疗及护理与临床用药。编写宗旨是坚持面向临床，注重实用，奉行理论与实践、普及与提高相结合的原则，以临床眼科常见疾病为出发点，以护理为中心，对临床眼科经常遇到的疑难护理问题和重要的临床用药方法等进行系统的阐述。

本书是全体编者辛勤劳动的结晶。由于每位编者的专业特点、撰写风格不尽一致，同时由于我们的经验有限，书中难免会有缺点和纰漏，衷心地希望同道对书中不妥之处给予批评指正。

编　者
2020 年 12 月

目　录

第一篇　眼科护理

第二篇　眼科用药

第一篇　眼科护理

第一章　眼科疾病一般护理常规及技术

第一节　眼科疾病一般护理常规

一、一般护理

1. 入院护理

新患者入院后护士应热情接待，及时通知管床医生，协助医生完成眼科特殊检查和特殊治疗，如需急诊手术则按医嘱做好各项术前准备。

2. 饮食护理

给予营养丰富、易消化的饮食，保持排尿、排便通畅。

3. 病情观察

（1）全身情况：密切观察患者的全身情况，如有咳嗽、发热、女患者月经来潮、颜面部有急性炎症，应告知医生停止手术，进行相应的治疗和处理。

（2）眼部情况：观察眼部情况，遵医嘱执行眼局部用药。

4. 训练指导

训练患者卧床进食、饮水、排尿、排便等；同时训练眼球各个方向转动，以便更好地配合手术；指导控制术后咳嗽、打喷嚏的方法（用舌尖顶住上腭），以防止术后眼内出血、伤口裂开、眼内容物脱出。

5. 基础护理

做好个人卫生，注意保暖，小儿患者需全麻手术应注意防止受凉。

6. 心理护理

做好心理护理及疾病的健康教育，增加患者信心，解除恐惧心理，使患者配合手术和治疗。

7. 消毒隔离

传染性眼病应给予单人房间隔离和治疗，严格执行消毒隔离措施。

8. 健康指导

做好出院指导，嘱患者定期复诊，按医嘱坚持用药。

二、眼科手术前患者的护理

1. 心理护理

根据拟行的手术方式及病情向患者或家属讲明术前和术后应注意的问题，做好患者的心理护理，使患者消除恐惧，密切合作。

2. 了解患者的全身情况

糖尿病、高血压患者应采取必要的治疗及护理措施；如有咳嗽、发热、月经来潮、颜面部疖肿及全身感染等情况及时通知医生，以便进行相应的治疗和考虑延期手术。

3. 清洁结膜囊

术前 3 日开始点抗生素眼药水，每 2 小时 1 次，以清洁结膜囊。角膜、巩膜、虹膜、晶状体、玻璃体和视网膜等内眼手术需在术前日晚（急症手术例外）剪去术眼睫毛，并用生理盐水冲洗结膜囊。

4. 术前指导

训练患者能按要求向各方向转动眼球，以利于术中或术后观察和治疗。指导患者如何抑制咳嗽和打喷嚏，即用手指压人中穴或用舌尖顶住上腭，以免术中及术后因突然震动，引起前房积血或切口裂开。

5. 饮食护理

给予富含纤维素、易消化的饮食，保持大便通畅，防止术后并发症。术前一餐不要过饱，以免术中呕吐。全麻患者应术前 6 小时禁食禁水。

6. 生活护理

协助患者做好个人清洁卫生，如洗头、洗澡、换好干净内衣、内裤，长发要梳成辫子。

7. 术日晨护理

（1）术晨测量生命体征，并在交班时报告。

（2）去手术室前嘱患者排空大、小便。

（3）遵医嘱给予术前用药。

8. 用物准备

去手术室后，护士整理床铺，准备好术后护理用品，等待患者回病房。

三、眼科手术后患者的护理

1. 休息与卧位

嘱患者安静卧床休息，头部放松，全麻患者未醒期间去枕平卧，头偏向一侧，防止呕吐物误吸入气管引起窒息。

2. 防止碰撞

术眼加盖保护眼罩，嘱患者在术后 2 周内不要做摇头、挤眼等动作。

3. 用药护理

遵医嘱应用抗生素，术后数小时内患者如有疼痛、呕吐等，可按医嘱给予镇痛、止吐药。

4. 避免感染

术后换药时所用的抗生素眼药水、散瞳剂等应为新开封的，敷料每日更换，注意观察敷料有无松脱、移位及渗血，绷带的松紧情况；眼部包扎期间，嘱患者勿随意解开眼带，以免感染。

5. 饮食护理

继续给予易消化饮食，多食蔬菜和水果，保持大便通畅，有便秘者常规给缓泻剂。

6. 健康指导

门诊手术和住院患者出院前嘱其按医嘱服药、换药和复查。

第二节　眼科常用护理技术

一、滴眼药法

滴眼药是指将药液滴入眼部以治疗眼病的方法。

【适应证】

滴眼药用于预防、治疗眼部疾病、散瞳、缩瞳及表面麻醉等。

【禁忌证】

本方法无绝对禁忌证，但应用时需根据具体病症，选用适当的药液，否则达不到效果或产生其他严重不良后果。

【操作前护理】

1. 患者准备

向患者及家属说明操作的目的、过程及有关配合注意事项，以消除紧张情绪，取得合作。

2. 用物准备

治疗盘内放置滴眼液、消毒棉签。

【操作过程】

1. 核对和解释

操作前洗手，并核对患者的姓名、眼别、药物的名称、浓度，水制剂应观察有无变色和沉淀。

2. 体位

患者取坐位或仰卧位，头稍向后仰并向患侧倾斜。

3. 操作要点

用棉签擦去患眼分泌物，用左手示指或棉签拉开患者下睑，右手持滴管或眼药水瓶将药液点入下穹隆的结膜囊内。用手指将上睑轻轻提起，使药液在结膜囊内弥散。用棉签擦去流出的药液，嘱患者闭眼1~2分钟。

4. 注意事项

（1）滴药时，滴管口或瓶口距离眼部2~3 cm，勿触及睑缘、睫毛和手指，以免污染。

（2）滴药时勿压迫眼球，尤其是有角膜溃疡和角膜有伤口的患者。

（3）滴入阿托品类药品时，应压迫泪囊部2~3分钟，以免鼻腔黏膜吸收引起中毒。

（4）特别注意散瞳剂与扩瞳剂、腐蚀性药物，切忌滴错，以免造成严重后果。

（5）同时滴数种药液时，先滴刺激性弱的药物，再滴刺激性强的药物。

（6）眼药水与眼膏同时用时先滴眼药水后涂眼膏，每次每种药需间隔1~2分钟。

【操作后护理】

1. 体位

协助患者取舒适卧位或被动卧位，严密观察患者用药后的反应。

2. 健康指导

（1）嘱患者勿用手揉患眼，以防感染，并注意用眼卫生。

（2）讲解疾病相关知识，使其积极配合治疗，树立战胜疾病的信心。

二、涂眼膏法

涂眼膏是指将眼膏涂于眼部以治疗眼病的方法。

【适应证】

涂眼膏用于治疗眼睑闭合不全、绷带加压包扎前需保护角膜者以及需做睑球分离的患者。

【禁忌证】

本方法无绝对禁忌证，但应用时需根据具体病症，选用适当的眼膏，否则达不到效果或产生其他严重不良后果。

【操作前护理】

1. 患者准备

向患者及家属说明操作的目的、过程及有关配合注意事项，以消除紧张情绪，取得合作。

2. 用物准备

眼膏、消毒圆头玻璃棒、消毒棉签。

【操作过程】

1. 核对

涂眼膏前洗手，并核对患者的姓名、眼别、药物的名称和浓度。

2. 体位

患者取坐位或仰卧位，头稍向后仰。

3. 操作要点

用左手示指或棉签拉开患者下睑，嘱患者向上方注视，右手将眼膏先挤去一小段，将眼膏挤入下穹隆，或用玻璃棒蘸眼膏少许，将玻璃棒连同眼膏平放于穹隆部，嘱患者闭眼，同时转动玻璃棒，依水平方向抽出，按摩眼睑使眼膏均匀分布于结膜囊内，不要将睫毛连同玻璃棒一同卷入结膜囊内。必要时给患者加戴眼带。

4. 注意事项

涂眼药膏前应检查玻璃棒有无破损，如有破损应弃去；玻璃棒用后及时消毒以备用；涂管装眼膏时，管口勿触及睫毛及睑缘；眼膏比眼药水在结膜囊内停留时间长、作用时间久，可减少用药次数，但眼膏影响视力，应在睡前或手术后使用。

【操作后护理】

1. 体位

协助患者取舒适卧位或被动卧位，严密观察患者用药后的反应。

2. 健康指导

（1）嘱患者勿用手揉患眼，以防感染，并注意用眼卫生。

（2）讲解疾病相关知识，使其积极配合治疗，树立战胜疾病的信心。

三、结膜下注射法

结膜下注射是指将抗生素、皮质类固醇、散瞳剂等药物注射到结膜下的给药方式，其可以提高药物在眼局部的浓度，延长药物的作用时间，同时刺激局部血管扩张，渗透性增加，有利于新陈代谢和炎症吸收。

【适应证】

本法常用于治疗眼前部疾病。

【禁忌证】

本方法无绝对禁忌证，但应用时需根据具体病症及药物确定，否则达不到效果或产生其他严重不良后果。

【操作前护理】

1. 患者准备

向患者及家属说明操作的目的、过程及有关配合注意事项，以消除紧张情绪，取得合作。

2. 用物准备

注射器、针头、注射的药物、0.5%～1%丁卡因溶液、消毒棉签、纱布眼垫、胶布、抗生素眼膏。

【操作过程】

1. 核对

注射前洗手，并核对患者的姓名、眼别、药物的名称及剂量。

2. 体位

患者取坐位或仰卧位。

3. 麻醉

用 0.5% ~ 1% 丁卡因表面麻醉 2 次，间隔 3 ~ 5 分钟。

4. 操作要点

左手分开眼睑，不合作者可用开睑器开睑。右手持注射器，颞下方注射时嘱患者向上方注视，颞上方注射嘱患者向下方注视。针头与角膜切线方向平行，避开血管刺入结膜下。缓慢注入药液，注射后涂抗生素眼膏，戴眼带。

5. 注意事项

注射时针头勿指向角膜；多次注射应更换注射部位；为角膜溃疡患者注射时勿加压于眼球；如注射散瞳类药物应注意观察患者的全身状况，并在注射后 20 分钟观察瞳孔是否散大。

【操作后护理】

1. 体位

协助患者取舒适卧位或被动卧位，严密观察患者用药后的反应。

2. 健康指导

(1) 嘱患者勿用手揉患眼，以防感染，并注意用眼卫生。

(2) 讲解疾病相关知识，使其积极配合治疗，树立战胜疾病的信心。

四、球后注射法

球后注射是指通过眼睑皮肤或下穹隆，经眼球下方进入眼眶的给药方式。

【适应证】

本方法用于眼底部给药及内眼手术前麻醉。

【禁忌证】

本法无绝对禁忌证，但应用时需根据具体疾病及药物确定，否则达不到效果或产生其他严重不良后果。

【操作前护理】

1. 患者准备

向患者及家属说明操作的目的、过程及有关配合注意事项，以消除紧张情绪，取得合作。

2. 用物准备

注射器、球后针头、注射药物、2% 碘酒、75% 酒精、消毒棉签、纱布眼垫、胶布和绷带。

【操作过程】

1. 核对

注射前洗手，并核对患者的姓名、眼别、药物的名称及剂量。

2. 体位

患者取坐位或仰卧位，常规消毒眼睑周围皮肤。

3. 操作要点

嘱患者向鼻上方注视，在眶下缘中、外 1/3 交界处将注射器针头垂直刺入皮肤 1 ~

2 cm，沿眶壁走行，向内上方倾斜30°针头在外直肌与视神经之间向眶尖方向推进，进针3～3.5 cm，抽吸无回血，缓慢注入药液。拔针后，嘱患者闭眼并压迫针眼1分钟。轻轻按摩眼球，涂抗生素眼膏，包扎。

4. 注意事项

进针时如有阻力或碰及骨壁不可强行进针；注射后如出现眼球突出、运动受限为球后出血，应加压包扎；眼前部有化脓性感染的患者禁忌球后注射。

【操作后护理】

1. 体位

协助患者取舒适卧位或被动卧位，严密观察患者用药后的反应。

2. 健康指导

（1）患者如出现暂时的复视现象，是药物麻痹眼外肌或运动神经所致，一般2小时后症状即可缓解。

（2）嘱患者勿用手揉患眼，以防感染，并注意用眼卫生。

（3）讲解疾病相关知识，使其积极配合治疗，树立战胜疾病的信心。

五、泪道冲洗法

用于泪道疾病的诊断、治疗及内眼手术前清洁泪道。

【适应证】

1. 鼻泪管狭窄、泪总管阻塞、鼻泪管阻塞、慢性泪囊炎等疾病。

2. 新生儿泪囊炎。

【禁忌证】

急性炎症和泪囊有大量分泌物时不宜进行泪道冲洗。

【操作前护理】

1. 患者准备

向患者及家属说明本操作的目的、过程及有关配合注意事项，以消除紧张情绪，取得合作。

2. 用物准备

注射器、泪道冲洗针头、泪点扩张器、丁卡因、消毒棉签和冲洗用液体，必要时准备泪道探针。

【操作过程】

1. 核对

操作前洗手，并核对患者的姓名和眼别。

2. 体位

患者取坐位或仰卧位。

3. 麻醉

压迫泪囊将其中的分泌物挤出，然后将丁卡因棉签置于上下泪点之间，闭眼3分钟。

4. 冲洗

（1）用泪点扩张器扩张泪小点，左手轻轻牵拉下睑，嘱患者向上方注视，右手持注射器将针头垂直插入泪小点 1～1.5 mm，再水平方向向鼻侧插入泪囊至骨壁。

（2）坐位，嘱患者低头；仰卧位，嘱患者头偏向患侧，将针稍向后退，注入药液。

（3）冲洗时如发现下睑肿胀，说明发生假道，必须停止注水。

5. 结果判定

（1）通畅者，注入液体自鼻孔流出或患者自诉有水流入口中。

（2）如注入液体通而不畅，有液体从鼻腔滴出，提示有鼻泪管狭窄。

（3）如进针时阻力大，冲洗液体由原泪点或上泪点溢出，说明泪总管阻塞；如针头可触及骨壁，但冲洗液体逆流，鼻腔内无水，提示鼻泪管阻塞；冲洗后，泪小点有脓性分泌物溢出，为慢性泪囊炎。

6. 注意事项

如进针遇阻力，不可强行推进；若下泪点闭锁，可由上泪点冲洗；勿反复冲洗，避免黏膜损伤或粘连引起泪小管阻塞。

【操作后护理】

记录：点抗生素眼药水并记录冲洗情况，包括从何处进针、有无阻力、冲洗液的流通情况及是否有分泌物等。

第二章 结膜病患者的护理

第一节 概 述

结膜为薄而透明的黏膜，覆盖在眼睑后面和前巩膜表面，大部分球结膜暴露于外界，易受外界物理性、化学性及各种病原体感染，且结膜囊内有适当的温度和湿度，病原体感染后易发生炎症；因与眼睑相邻，与角膜相连，病变常互相影响，故结膜病为眼科常见病、多发病。

【病因】

按致病原因可分为微生物性和非微生物性两大类。根据其不同来源可分为外源性或内源性，也可因邻近组织炎症蔓延而致。

1. 致病微生物

（1）细菌，如肺炎球菌、流感嗜血杆菌、金黄色葡萄球菌、脑膜炎双球菌、淋球菌等。

（2）病毒，如人腺病毒株、单疱病毒Ⅰ型和Ⅱ型、微小核糖核酸病毒，或衣原体。

（3）偶见真菌、立克次体和寄生虫感染。

2. 物理性刺激和化学性损伤

前者如风沙、烟尘、紫外线等，后者如医用药品、酸碱或有毒气体等，也可引起结膜炎。

3. 其他原因

部分结膜炎是由免疫性病变（过敏性）、与全身状况相关的内因（肺结核、梅毒、甲状腺疾病等）、邻近组织炎症蔓延（角膜、巩膜、眼睑、眼眶、泪器、鼻腔与鼻旁窦等炎症）引起。

【分类】

（1）结膜炎按其病因可分为感染性（细菌、衣原体、病毒、真菌、立克次体、寄生虫）、免疫性、化学性或刺激性、全身疾病相关性、继发性（继发于泪囊炎或泪管炎）和不明原因性结膜炎。

（2）按发病快慢可分为超急性、急性或亚急性、慢性结膜炎。

（3）按结膜对病变反应的主要形态可分为乳头性、滤泡性、膜性、瘢痕性和肉芽肿性结膜炎。

【临床表现】

结膜炎常见的自觉症状有眼部异物感、灼热感，眼痒及流泪。检查可见结膜充血及水肿、分泌物增多、假膜、乳头增生、滤泡、结膜下出血及耳前淋巴结肿大等。

结膜充血是结膜炎最基本的特征，睑结膜充血弥散，球结膜充血色鲜红，且越近穹隆部越明显，球结膜血管充盈，用手推结膜时，血管可随之而动，滴用缩血管药物1‰肾上腺素后，充血随之消失。球结膜充血明显时可伴水肿。结膜炎常有眼分泌物增多，因病因不同而异，细菌性结膜炎多为脓性，浆液性或黏液性，病毒性结膜炎多为浆液性或水样，过敏性结膜炎为黏稠丝状。腺病毒性结膜炎、新生儿包涵体性结膜炎、链球菌性结膜炎可使睑结膜渗出富有纤维蛋白的渗出物，覆盖在睑结膜上形成假膜，易剥离脱落。若为白喉杆菌性结膜炎，则膜状物与下层结膜组织结合紧密，强行剥离则出血称为真膜。睑结膜因炎症迁延，常出现细小乳头状或天鹅绒状乳头增生，或半球状滤泡形成。

【诊断】

1. 临床特点

具有上述临床特点即可做出判断。有些病因必须通过实验室检查才能确诊，但有些病因难以找到直接证据。

2. 实验室检查

（1）结膜刮片检查：结膜刮片应在病变最严重的部位，最好在急性期取材，所取标本置于载玻片上进行染色检查。

（2）革兰染色：鉴别革兰阳性或阴性细菌，也可使真菌着色。

（3）吉姆萨染色：用于细胞学检查，可鉴别炎性细胞和上皮细胞的类型。急性细菌性结膜炎以中性粒细胞浸润为主，病毒性结膜炎以大量单核细胞浸润为主，衣原体感染以大量的中性粒细胞和单核细胞为主，急性过敏性结膜炎以大量嗜酸性粒细胞为特征。

（4）结膜囊分泌物检查：可以培养、分离细菌、衣原体、病毒和真菌，必要时可以进行药敏试验，也可以利用聚合酶链反应或免疫学方法进行病原学检查。

【治疗原则】

结膜炎的治疗原则，应首先去除病因，以局部药物治疗为主，必要时辅以全身治疗。

（1）如属细菌感染，应选用药物敏感的抗生素和磺胺眼药水，必要时根据药物敏感试验选用有效的抗生素。

（2）病毒感染可选用抗病毒眼药水。

（3）急性期宜频频滴眼，待症状控制后，减少滴眼次数。

（4）晚上选用抗生素或抗病毒眼膏，涂在结膜囊内，以保持结膜囊内药物的有效浓度。

（5）若分泌物多的急性结膜炎，可选用生理盐水、3%硼酸水，冲洗结膜囊，每日1～2次。

（6）淋菌性或衣原体性结膜炎，除局部用药外，还须全身用药，选用有效的抗生素或磺胺制剂控制病情。

（7）急性结膜炎包扎患眼可使局部温度增高，更利于细菌或病毒繁殖，故切忌包扎。

【护理】

1. 一般护理

急性期炎症反应较重，在用药治疗的同时注意眼部清洁、及时用棉签擦去分泌物，并注意休息。饮食中注意少吃刺激性食物，如食用辣椒、饮酒可刺激眼部充血，加重眼部症状。毛巾、脸盆、个人用品要专用，以免交叉感染，造成流行。

2. 病情观察与护理

（1）应密切观察病情变化，点眼操作时观察结膜水肿情况，发现患者眼部流泪较前明显加重，应考虑有角膜损伤的可能，及时通知医师采取相应的治疗。

（2）淋菌性结膜炎有大量的脓性分泌物自睑裂溢出，应及时用棉签及纱布擦拭。一般1～2周即可控制。

3. 对症护理

（1）眼部不适异物感，是结膜炎患者的主要自觉症状，应指导其正确使用消炎眼药水，并增加点眼频次，滴眼后还要帮助患者涂眼药膏，以润滑结膜减轻症状。

（2）分泌物多时可外用盐水冲洗结膜囊每日1～2次，但不可包扎患眼，因包扎可使结膜囊内温度增高细菌易繁殖，包扎后还会影响结膜分泌物的排出。

4. 治疗护理

（1）眼部用药：应用抗生素眼药水时，注意勤点，操作方法正确，确保疗效。滴药前先用棉签擦去眼周分泌物，也可用生理盐水冲洗结膜囊后再滴药水。患者睡前涂眼膏，延长药物在结膜囊内的作用时间。

（2）注意隔离：尤其是淋菌性结膜炎，传染性极强，成人多为自身感染，儿童主要通过患有淋病的父母的手、毛巾、洗涤用具等感染。因此，病眼所用敷料及分泌物应及时销毁。

（3）医务人员为淋菌性患者检查治疗时应戴防护眼镜，严格执行隔离操作规程。

（4）沙眼滤泡多时行刮沙眼术，急性期术前滴抗生素眼药水数天，使分泌物减少、充血减轻再进行手术。刮沙眼术后第1天换药后不再包术眼，继续滴抗生素眼药水。

5. 并发症护理

角膜炎患者常畏光、眼睑痉挛、流泪较前加重，嘱患者禁用不洁手帕、手揉眼，可佩戴有色眼镜减少光对眼的刺激。

睑内翻及倒睫因睑板肥厚变形和眼睑结疤萎缩而致，需手术矫治。术前嘱患者滴抗生素眼药水3天。

结膜炎患者虽经治愈仍应继续注意眼部清洁，注意眼部休息，适当增加体育活动，增强机体抗病能力。

第二节 细菌性结膜炎

一、急性卡他性结膜炎

急性卡他性结膜炎是细菌感染引起的急性传染性结膜病，俗称"红眼病"。本病好发于春秋季节，在家庭、学校、幼儿园或其他集体场所内容易流行。起病急，多双眼先后或同时发病，结膜充血明显，有黏液性及脓性分泌物。

【病因】

本病是细菌感染结膜引起，细菌通过接触蔓延，以毛巾、手、钱币、玩具、水等为媒介传至眼。有时也可能细菌在呼吸道分泌物中通过咳嗽、喷嚏传播。

【病理】

结膜上皮层和腺样层布满多形核白细胞，组织可被破坏，甚至形成溃疡，此时结膜上皮水肿、增生、变形或变性，细胞核和染色质可消失，细胞质可变成空泡，结膜杯状细胞增多，上皮层下有淋巴细胞浸润，血管扩张，毛细血管内皮细胞被破坏，红细胞可渗出到血管外造成结膜下出血。

【临床表现】

潜伏期1~3天，突然起病，双眼或先后相隔1~2天发病，3~4天达到高峰，以后逐渐减轻，约两周痊愈。炎症早期因反射性泪液分泌增多，泪液呈水样，很快发展呈黏液性、脓性分泌物，常于晨起时因分泌物多而将上下睑睫毛黏着，使睁眼困难。分泌物遮住角膜时可有暂时性视物模糊，偶有虹视。

眼睑肿胀、结膜充血以近穹隆部及睑结膜最为显著。柯魏氏杆菌或肺炎球菌感染者多有小片状出血。肺炎球菌感染者有时在睑结膜面有假膜形成。

严重者可伴有畏光、疼痛，这时应考虑并发有卡他性边缘性角膜浸润或溃疡。

【诊断】

本病具有明显的结膜充血和大量黏液脓性分泌物，因此诊断并不困难，但应与急性虹膜睫状体炎和急性闭角型青光眼相鉴别。

【治疗】

根据不同的病原菌选用敏感的抗菌药物点眼，在未做细菌培养的情况下，原则上应选用广谱抗菌药物，若选择兼顾革兰阳性菌和阴性菌的两种抗菌药物联合用药，效果更佳。对分泌物多的患者，给药前应清除分泌物，可用3%硼酸溶液或生理盐水冲洗结膜囊或蘸取上述溶液的消毒棉棒清洁眼部，有伪膜者，可用生理盐水棉棒将其除去，然后再滴眼药水。早期治疗应频频点眼，每15分钟1次，连续2小时，然后改为每小时1次，连续24~48小时，随后酌情减量，睡前涂抗菌药物眼膏，直至分泌物消失。对并发角膜炎者，应按角膜炎处理。目前临床较常用的抗菌药物包括：

1. 喹诺酮类药物

包括诺氟沙星、氧氟沙星、环丙沙星、洛美沙星，是广谱抗菌药物，对绝大多数革兰阴性菌包括绿脓杆菌有很强的抗菌作用，对革兰阳性菌也有效。最近的研究发现，左旋氧氟沙星的敏感性更高、耐药菌株更少。此类药物不良反应小，作用时间长，局部用药浓度通常是 0.3%。

2. 氨基糖苷类抗菌药物

目前最常用的是 0.3% 妥布霉素。由于耐药菌株的增加，庆大霉素已不作为首选用药。大量用药应注意药物毒性。

3. 多肽类抗菌药物

常用药物为杆菌肽和多黏菌素 B，杆菌肽主要用于革兰阳性菌及耐药金黄色葡萄球菌引起的炎症，滴眼浓度为 100～500 U/mL。多黏菌素 B 对绝大多数革兰阴性杆菌有高度的抗菌作用，滴眼浓度 1.0～2.5 mg/mL。

4. 抗菌药物混合制剂

由两种或多种抗菌药物混合，兼顾革兰阳性菌和阴性菌，如新霉素 + 短杆菌肽 + 杆菌肽、多黏菌素 + 杆菌肽、多黏菌素 + 三甲氧苄嘧啶。

5. 抗菌药物眼膏

与眼药水相比，眼膏中的药物浓度高，作用时间长，由于涂抹后可能引起视物模糊，因而白天应用受到限制。睡前应用眼膏，可使药物在结膜囊内保留较长时间，以提供较长的药物作用时间。常用的眼膏有：0.5% 四环素、0.5% 红霉素、0.3% 妥布霉素和 0.3% 氧氟沙星。

【护理】

同前。

【健康教育】

（1）严格搞好个人卫生和集体卫生。提倡勤洗手、洗脸和不用手或衣袖擦眼。

（2）急性期患者须隔离，以避免传染，防止流行。

（3）严格消毒患者用过的洗脸用具、手帕及使用过的医疗器皿。

（4）一眼患病时应防止另眼感染。

（5）医护人员在接触患者之后，必须洗手消毒，以防交叉感染。

二、淋菌性结膜炎

淋菌性结膜炎是一种传染性极强、破坏性很大的超急性化脓性结膜炎。发病急、进展快，高度眼睑水肿，结膜囊有大量脓性分泌物，治疗不及时可致角膜溃疡、穿孔，出现多种并发症而失明。

【病因】

本病为淋病双球菌感染所致，成人多为自身感染，儿童主要通过患有淋病的父母的手及各种接触物感染，新生儿则通过母亲有淋菌性阴道炎的产道分泌物直接感染。

【临床表现】

潜伏期 10 小时至 3 天，起病急，眼痛、畏光、流泪，眼睑高度红肿，眼球结膜充血，球结膜水肿，可有假膜形成。分泌物起初为浆性或血性，继而大量脓性分泌物，拭之即有，源源不断，故又称脓漏眼。常伴耳前淋巴结肿大、触痛，这是引起耳前淋巴结肿大的唯一细菌性结膜炎，严重者可并发角膜溃疡和穿孔，形成粘连性角膜白斑、角膜葡萄肿，甚至全眼球炎致眼球萎缩而失明。

新生儿淋菌性结膜炎，一般出生 2~3 天发病，双眼发病，症状和成人相似，可发热。

【实验室检查】

根据眼睑、结膜高度肿胀充血，大量脓性分泌物，短期角膜溃疡穿孔的特点，细菌学检查必不可少。眼分泌物涂片和结膜刮片染色镜检见中性白细胞和上皮细胞内外有革兰阴性（红色）淋球菌即可确诊。荧光抗体染色可快速诊断。

【诊断】

1. 有淋病史，或接触史，新生儿一般出生 2~3 天发病。

2. 眼睑高度水肿，球结膜充血、水肿，有大量脓性分泌物。

3. 结膜刮片或分泌物涂片，显微镜下可见上皮细胞和中性白细胞内或外有革兰阴性双球菌。

【治疗】

本病发病急、变化快，并发症严重，应局部用药与全身用药并重。

1. 冲洗分泌物

用生理盐水或 1:10 000 高锰酸钾溶液或 1:5 000 U 青霉素溶液冲洗结膜囊内分泌物，直至分泌物消失。冲洗时，须将头偏向患侧以防分泌物流入健眼。

2. 局部用药

局部滴 5 000~10 000 U/mL 青霉素眼药水，开始可每 5~10 分钟 1 次，2 小时后逐渐减少次数，然后每 1~2 小时滴 1 次，直至分泌物涂片找不到淋球菌，以后继续用青霉素眼药水滴眼 1 周。

3. 全身用药

（1）青霉素：淋球菌原对青霉素 G 敏感，但近年来耐药菌明显增多，因此需根据敏感试验结果决定是否用青霉素 G。成人应用水剂青霉素 G600 万~1 000 万 U 静滴，每日 1 次，连续 5 天。新生儿的用量为每日 50 000U/kg，分 2 次静滴，连续 7 天。

（2）头孢曲松：每日 1 g，静滴，是目前较为推崇的抗淋球菌药物。

（3）头孢噻肟：500 mg 静滴，每日 4 次。

（4）大观霉素：2 g，肌内注射，存在耐药性，适用于敏感菌株的淋球菌感染。

（5）诺氟沙星：对淋球菌也有一定效果，口服。每次 200 mg，每日 2~3 次，儿童不宜应用。

4. 治疗并发症

如有角膜病变，滴阿托品以扩瞳。

【护理】

同前。

【健康指导】

（1）对患者实行隔离治疗，被病眼污染手帕、洗脸用具和医疗器皿须严格消毒，淋球菌性结膜炎患者用过的敷料要烧毁。同时指导患者采取切实可行的预防措施。规定患者不可外出到公共场所（浴室、游泳池等）活动，勿用手揉眼以防止传染。

（2）对淋菌性尿道炎患者，应使其了解有传染他人和自身眼睛的可能，嘱其小便或以手触及患眼后，手要彻底消毒。

（3）淋球菌性尿道炎的孕妇必须在产前治愈。

（4）婴儿出生后，立即滴1%硝酸银溶液或抗生素滴眼液于结膜囊内，以预防新生儿淋球菌性脓漏眼。

第三节　衣原体性结膜炎

衣原体是介于细菌与病毒之间的微生物，归于立克次纲，衣原体目。它兼有RNA、DNA和一定的酶，以二分裂方式繁殖并具有细胞壁和细胞膜，可寄生于细胞内形成包涵体。衣原体目分为二属。属Ⅰ为沙眼衣原体，可引起沙眼、包涵体性结膜炎和淋巴肉芽肿；属Ⅱ为鹦鹉热衣原体，可引起鹦鹉热。衣原体性结膜炎包括沙眼、包涵体性结膜炎、性病淋巴肉芽肿性结膜炎等。沙眼衣原体从抗原上可分为12型。抗原型A、B、C或Ba引起沙眼，D—K型引起成人和新生儿包涵体性结膜炎，L1、L2、L3型引起性病淋巴肉芽肿性结膜炎。衣原体对四环素或红霉素最敏感，其次是磺胺嘧啶、利福平等。

一、沙眼

沙眼是由沙眼衣原体感染所致的一种慢性传染性结膜角膜炎，是致盲的主要疾病之一。全世界有3亿~6亿人感染沙眼，感染率和严重程度同当地居住条件以及个人卫生习惯密切相关。20世纪50年代以前该病曾在我国广泛流行，是当时致盲的首要病因。20世纪70年代后随着生活水平的提高、卫生常识的普及和医疗条件的改善，其发病率大大降低，但仍然是常见的结膜病之一。

【病因】

本病为沙眼衣原体感染所致。1955年我国学者汤非凡和张晓楼首次成功地分离培养出沙眼衣原体，沙眼是由其中的A、B、C或Ba型所致。近年来，对沙眼又有更深的认识。鉴于沙眼与包涵体结膜炎的萌芽体难以区别，故现通称其为沙包衣原体。它以包涵体的形态存在于结膜上皮细胞中，沙眼的分泌物是传染源，通过手、用具、毛巾和洗脸水等媒介传播。

【临床表现】

潜伏期5~14天，平均7天。多见于儿童及少年，双眼发病。

一般起病缓慢，但轻重程度可有不等。沙眼衣原体感染后潜伏期 5~14 天。幼儿患沙眼后，症状隐匿，可自行缓解，不留后遗症。成人沙眼为亚急性或急性发病过程，早期即出现并发症。沙眼初期表现为滤泡性慢性结膜炎，以后逐渐进展到结膜瘢痕形成。

急性期症状包括畏光、流泪、异物感，较多黏液或黏液脓性分泌物。可出现眼睑红肿，结膜明显充血，乳头增生，上下穹隆部结膜满布滤泡，可并发弥漫性角膜上皮炎及耳前淋巴结肿大。

慢性期无明显不适，仅眼痒、异物感、干燥和烧灼感。结膜充血减轻，结膜污秽肥厚，同时有乳头及滤泡增生，病变以上穹隆及睑板上缘结膜显著，并可出现垂幕状的角膜血管翳。病变过程中，结膜的病变逐渐为结缔组织所取代，形成瘢痕。最早在上睑结膜的睑板下沟处，称之为 Arlt 线，渐成网状，以后全部变成白色平滑的瘢痕。角膜缘滤泡发生瘢痕化改变临床上称为 Herhet's 小凹。沙眼性角膜血管翳及睑结膜瘢痕为沙眼的特有体征。

重复感染，并发细菌感染时，刺激症状可更重，且可出现视力减退。晚期发生睑内翻与倒睫、上睑下垂、睑球粘连、角膜混浊、实质性结膜干燥症、慢性泪囊炎等并发症。症状更明显，可严重影响视力，甚至失明。

【实验室检查】

结膜刮片检查发现沙眼包涵体。

【沙眼的临床分期与分级】

1. 国际上常用 Mac Callan 分期法

Ⅰ期——浸润初期，睑结膜与穹隆部结膜充血肥厚，出现初期滤泡及早期沙眼血管翳。

Ⅱ期——活动期，有明显的活动性病变，即乳头、滤泡和角膜血管翳。

Ⅲ期——瘢痕前期，同我国Ⅱ期。

Ⅳ期——瘢痕期，同我国Ⅲ期。

2. 我国的分期法（1979 年全国第二届眼科学术会议时制定）

Ⅰ期——进行期，即活动期，乳头与滤泡并存，上穹隆结膜组织模糊不清，有角膜血管翳。

Ⅱ期——退行期，从瘢痕开始出现到大部变为瘢痕，仅留少许活动性病变。

Ⅲ期——完全结疤期，活动性病变完全消失，代之以瘢痕，为痊愈期，此期已无传染性。

以活动性病变（乳头和滤泡）占上睑结膜总面积的多少为依据对沙眼进行分级。①轻度（＋）：侵犯面积 <1/3。②中度（＋＋）：侵犯面积 1/3~2/3。③重度（＋＋＋）：侵犯面积 >2/3。

角膜血管翳的分级是将角膜分成 4 份。血管翳侵入角膜上 1/4 以内为 P_1（＋）；达到上 1/2 为 P_2（＋＋）；达到上 1/2 和下 1/4 为 P_3（＋＋＋）；超过 3/4 为 P_4（＋＋＋＋）。

【诊断】

1. 上穹隆部和上睑结膜血管模糊充血，乳头增生或滤泡形成，或二者兼有。

2. 用放大镜或裂隙灯显微镜检查可见角膜血管翳。

3. 上穹隆部或（和）上睑结膜出现瘢痕。

4. 结膜刮片染色检查有沙眼包涵体。

在第一项的基础上，兼有其他三项之一者可诊断沙眼。如诊断上有困难，可采用沙眼衣原体抗原检测法，如荧光抗体染色法或酶免疫测定法。

【并发症】

1. 睑内翻倒睫

因睑板肥厚和瘢痕收缩使睑缘内翻，多发于上睑，睫毛刺向眼球，使角膜混浊或角膜溃疡。

2. 上睑下垂

睑结膜与睑板被细胞浸润，且增生、肥厚，重量增加，加上 Möller 肌肉受细胞浸润，使上睑提肌作用降低。

3. 睑球粘连

穹隆部因结膜瘢痕收缩而缩短，以下穹隆为显，甚至穹隆部完全消失。

4. 角膜混浊

重症角膜血管翳常遗留角膜混浊。睑内翻时，睫毛刺向角膜致角膜溃疡、角膜混浊。

5. 实质性结膜干燥症

由于结膜广泛瘢痕，使杯状细胞和副泪腺分泌功能受到破坏，同时泪腺的排泄管因结膜瘢痕而闭塞，结膜囊内无黏液、泪液，使结膜和角膜不能湿润而发生干燥和混浊，导致角膜和结膜上皮发生角化。

6. 慢性泪囊炎

病变累及泪道黏膜，使鼻泪管狭窄或阻塞所致。

【治疗】

包括全身和眼局部药物治疗及对并发症的治疗。

局部用0.1%利福平眼药水、0.1%酞丁胺眼药水或0.5%新霉素眼药水等点眼，4次/日。夜间使用红霉素类、四环素类眼膏。疗程最少10周。经过一段时间治疗后，在上睑结膜仍可能存在滤泡，但这并不是治疗失败的依据。

急性期或严重的沙眼应全身应用抗生素治疗，一般疗程为3~4周。可口服四环素1~1.5 g/d分为4次服用；或者多西环素（强力霉素）100 mg，2次/日；或红霉素1 g/d分4次口服。7岁以下儿童和孕期妇女忌用四环素，避免产生牙齿和骨骼损害。

手术矫正倒睫及睑内翻，是防止晚期沙眼瘢痕形成而致盲的关键措施。

【护理】

同前。

【健康教育】

（1）最重要的措施是养成良好的个人卫生习惯。

（2）对儿童要特别强调卫生教育和早期治疗。

二、包涵体性结膜炎

包涵体性结膜炎是一种通过性接触或产道感染的急性或亚急性滤泡性结膜炎,其特征为下睑结膜和下穹隆结膜滤泡增生。由于表现有所不同,临床上又分为新生儿和成人包涵体性结膜炎。

【病因】

由 D—K 型沙眼衣原体引起,传染途径主要为尿道和阴道的分泌物及游泳等间接接触;新生儿为经母体的产道感染。

【临床表现】

1. 新生儿包涵体性结膜炎

新生儿包涵体性结膜炎是当前西方国家常见的新生儿眼炎之一,在英、美国家发生率占新生儿眼炎的 10.0% ~19.5%。新生儿在患衣原体性宫颈炎的母亲产道中受感染。潜伏期为出生后 5 ~14 日,但也有出生后 1 日发病者。表现为眼睑轻度肿胀,有脓性分泌物,畏光,睁不开眼。睑结膜充血、水肿,睑结膜浸润增厚,乳头增生,以下睑及穹隆结膜病变为著。新生儿结膜浅层尚未发育,故 2 ~3 个月内无滤泡增生。有时可出现假膜,重者与淋病性结膜炎相似。角膜上皮表层受染,近角膜缘处可见小的上皮下浸润,一般不发生角膜溃疡。耳前淋巴结肿大,并可伴呼吸道感染、婴儿肺炎、中耳炎。结膜刮片镜检可见有包涵体。2 ~3 周后转入慢性期,晚期有显著滤泡形成。3 个月至 1 年内自行消退,除假膜形成者外一般不留瘢痕,无角膜血管翳。

2. 成人包涵体性结膜炎

接触病原体后 1 ~2 周,单眼或双眼发病。表现为轻、中度眼红、刺激和黏脓性分泌物,部分患者可无症状。眼睑肿胀,结膜充血显著,睑结膜和穹隆部结膜滤泡形成,并伴有不同程度的乳头增生,多位于下方。耳前淋巴结肿大。3 个月后急性炎症逐渐减轻消退,但结膜肥厚和滤泡持续存在,6 个月之后方可恢复正常。有时可见周边部角膜上皮或上皮下浸润,或细小表浅的血管翳(<1 ~2 mm),无前房炎症反应。成人包涵体性结膜炎可有结膜瘢痕但无角膜瘢痕。从不引起虹膜睫状体炎。可能同时存在其他部位如生殖器、咽部的衣原体感染征象。

【诊断】

根据临床表现诊断不难。新生儿结膜炎强调结膜刮片后革兰或吉姆萨染色行细胞学检查,以鉴别沙眼衣原体、淋球菌或其他病原体。

【治疗】

成人衣原体性结膜炎常常伴有身体其他部位的衣原体感染。这类患者应强调全身治疗,并对其性伙伴也应进行严格的检查和治疗。新生儿在进行眼部治疗的同时不应忽略其他部位的衣原体感染,尤其是可能导致严重后果的感染的治疗。磺胺类与四环素族抗生素对此病有显著疗效。

成人全身治疗可用四环素 250 mg,4 次/日,或多西环素 100 mg,4 次/日,共 3 周疗程。儿童、孕妇或哺乳期妇女可口服红霉素 250 mg,4 次/日(小儿按体重计算,12.5 mg/kg),共 2 周。眼局部可用 0.1% 利福平眼水或 15% 磺胺醋酰钠眼水滴眼,晚上涂四环素或红霉素眼膏，疗程一般为 6～12 周。

【护理】

同前。

【健康教育】

（1）应强调卫生知识特别是性知识的教育。

（2）产前检查及治疗孕妇生殖道衣原体感染，是预防新生儿包涵体性结膜炎的关键。

（3）一旦发现母体产道感染，婴儿出生后应使用 1% 硝酸银溶液或 2.5% 聚烯吡酮碘溶液滴眼，0.5% 红霉素眼膏涂眼。

第四节　病毒性结膜炎

病毒性结膜炎是一种常见感染，病变程度因个体免疫状况、病毒毒力大小不同而存在差异，通常有自限性。临床上按病程分为急性和慢性两组，以前者多见包括流行性角结膜炎、流行性出血性结膜炎、咽结膜热、单疱病毒性结膜炎和新城鸡瘟结膜炎等。慢性病毒性结膜炎包括传染性软疣性睑结膜炎、水痘—带状疱疹性睑结膜炎、麻疹性角结膜炎等。

一、流行性角膜结膜炎

流行性角膜结膜炎是一种急性传染性眼病，由腺病毒引起，以腺病毒Ⅷ型最常见，常造成流行，往往在夏季。世界各地均引起过多次大流行。特点是发病急，传染性强，刺激症状重，多并发结膜下出血，角膜损害。

【病因】

病原体是由腺病毒 8 型、19 型、29 型、37 型（人类腺病毒亚组 D）通过接触传染，引起流行。

【临床表现】

常有接触眼病患者史。

潜伏期 5～12 天，常为双侧。患者有异物感、疼痛、流泪和畏光等症状。眼睑红肿，结膜充血与水肿，分泌物少，且为水样。耳前淋巴结肿大。7 天后结膜炎逐渐消退，但此时多数患者出现浅层点状角膜炎，位于角膜中央部，影响视力，2 周后炎症消退。

【实验室检查】

感染后机体产生对同型病毒的特异抗体，在发病初期、急性期（发病 1 周内）可取材分离病毒；双相血清做中和试验、血凝抑制试验、补体结合试验，检测特异抗体。

【治疗】

用生理盐水冲洗结膜囊后，选用抗病毒药物滴眼，如 0.1% 碘苷眼药水、1% 利巴韦林（病毒唑）眼药水、0.5%阿昔洛韦（无环鸟苷）眼药水等。每1～2小时点眼1次。使用抗生素眼水或眼膏，可预防继发细菌感染。严重者可配合口服吗啉胍、板蓝根冲剂及维生素 B_1、维生素 B_2 等。

【护理】

同急性卡他性结膜炎。

二、流行性出血性结膜炎

流行性出血性结膜炎是一种在世界各地流行极快的急性滤泡性结膜炎，多发生于夏、秋季。

【病因】

病原体为肠道病毒70型，为一种微小型核糖核酸病毒。偶尔可由柯萨奇病毒 A24型引起。本病传染性很强，可大面积迅速流行。

【临床表现】

潜伏期最短2小时，一般为12～24小时，起病急，双眼或先后发病，有异物感、刺痛感、畏光流泪等症状。分泌物呈水样，眼睑红肿，结膜充血水肿，睑结膜有时有滤泡增生或伪膜形成。球结膜自上方开始有点、片状出血，甚至遍及全部结膜。角膜并发症为上皮分散或密集排列成条状、簇状剥落，严重者可引起上皮下浅实质层混浊，甚至色素层炎。自然病程一般为1周，重者可达2周。部分患者可有发热不适及全身肌痛，耳前淋巴结肿大。个别患者有类似小儿麻痹样的下肢运动障碍。

婴幼儿一般不患此病，即使感染，症状轻微。

【诊断】

1. 接触传染源后2～24小时迅速双眼发病。

2. 异物感、刺痛感、畏光流泪。

3. 眼睑水肿，结膜充血、水肿，球结膜下出血，睑结膜有滤泡，角膜点状、条状、簇状脱落，伴发热，耳前淋巴结肿大。

【治疗】

1. 局部用药

目前尚无有效药物治疗。局部可滴用抗病毒眼药水或眼膏，如0.1%无环鸟苷、病毒唑、0.1%干扰素眼药水、羟苄眼药水、环胞苷眼膏等，可配合用0.25%氯霉素眼药水或利福平眼药水。症状严重者可加用皮质激素眼药水以减轻炎症反应。也可用1:5000新洁尔灭洗眼，每日数次，有缩短疗程、提高效率的作用。

2. 双嘧达莫（潘生丁）

近年来研究证实潘生丁有广谱抗病毒作用。文献报告对126例病毒性结膜炎患者随机分两组治疗。方法：治疗组口服潘生丁1次50 mg，每日3次，病毒唑眼药水滴眼，每日4次。对照组用病毒唑眼药水滴眼。结果使用潘生丁治疗组总有效率明显高于对照组。

【护理】

同前。

【健康教育】

1. 对患者要隔离，患者的用具、医院的眼药及眼科器械应彻底消毒。

2. 不要用手揉眼睛，以免交叉感染。忌食葱、蒜、韭菜、辣椒、羊肉等辛辣刺激性食物。

三、咽结膜热

咽结膜热是一种表现为急性滤泡性结膜炎，并伴有上呼吸道感染和发热的病毒性结膜炎。多见于 4 ~ 9 岁儿童和青少年。常于夏、冬季节在幼儿园、学校中流行。

【病因】

由腺病毒 3、4 和 7 型引起。

【临床表现】

1. 患病年龄

多见于儿童，但近年来中、小学生发病率也较高可单眼或双眼同时发病。感染后有一定的免疫力。

2. 前驱症状

潜伏期 5 ~ 6 日。开始时出现全身无力，高热，体温高达 39℃，持续 3 ~ 7 天。同时伴有头痛、咽痛、肌肉痛及胃肠系统症状。

3. 眼部特征

单眼或双眼发病、痒感、烧灼感、流泪、有浆液性分泌物、球结膜充血、水肿，以下睑结膜及下穹隆部结膜最明显；下睑及下穹隆部有大量滤泡可融合成横行堤状。偶见浅层点状角膜炎。本病预后良好。结膜炎后平均 10 日，连同角膜损害逐渐消退。恢复正常，一般不留痕迹。

4. 咽部特征

咽后壁充血，散在透明的滤泡，淋巴组织增生。颌下及颈部淋巴结肿大，但无压痛。

5. 确诊依据

根据临床症状、病毒分离及补体结合试验即可确诊。

【治疗】

按照流行性角结膜炎治疗。发病期间勿去公共场所、游泳池等，减少传播机会。

【护理】

同前。

第五节 免疫性结膜炎

免疫性结膜炎以前又称变态反应性结膜炎，是结膜对外界变应原的一种超敏性免疫反应。结膜经常暴露在外，易与空气中的致敏原如花粉、尘埃、动物羽毛等接触，也容易遭受细菌或其他微生物的感染（其蛋白质可致敏），药物的使用也可使结膜组织发生过敏反应。由体液免疫介导的免疫性结膜炎呈速发型，临床上常见的有枯草热、异位性结膜炎和春季角结膜炎；由细胞介导的则呈慢性过程，常见的有泡性结膜炎。眼部的长期用药又可导致医源性结膜接触性或变应性结膜炎，有速发型和迟发型两种。还有一种自身免疫性疾病，包括干燥性角结膜炎、结膜类天疱疮、Stevens – Johnson 综合征等。

一、春季角结膜炎

春季角结膜炎又名春季卡他性结膜炎、季节性结膜炎等。青春期前起病，持续 5 ~ 10 年，多为双眼，男孩发病率高于女孩。该病在中东和非洲发病率高，温带地区发病率低，寒冷地区则几乎无病例报道。春、夏季节发病率高于秋、冬两季。

【病因】

本病的真正病因尚不明确，有人认为本病属抗体参与的免疫性疾病，为过敏反应性结膜炎，属变态反应第 I 型。其变应原可能为各类植物的花粉，各种微生物的抗原成分、污尘、动物皮屑、羽毛、阳光及温度的变化等。过去认为本病主要由 IgE 抗体介导，但近年来研究指出 IgG 抗体及细胞免疫也与本病的发病机制有关。

【临床表现】

双眼周期性反复发作，春、夏季发作，秋、冬季缓解，奇痒难忍，异物感，分泌物多呈丝状，重者畏光流泪。

根据病变部位不同可分为 3 型。

1. 睑结膜型

上睑结膜出现大而扁平的淡红色乳头，满布睑结膜上，不侵及穹隆部结膜，似铺路卵石，排列不整，表面似覆盖一层牛乳样假膜，擦下时为透明索状物。有时下睑结膜亦可出现少量乳头但较小且不呈扁平状。

2. 角膜缘型

球结膜常为污棕色。角膜上缘或睑裂部角膜缘有一至数个灰黄色凝胶样隆起结节，其中心有小血管支，相应处球结膜局限性充血。凝胶样物可互相衔接在角膜缘处覆盖于角膜上或完全围绕角膜缘呈堤状。

3. 混合型

上睑结膜与角膜缘同时出现上述病变。

【诊断】

根据男性青年好发，季节性反复发作，奇痒；上睑结膜乳头增生呈扁平的铺路石样或角膜缘部凝胶样结节；显微镜下结膜刮片每高倍视野出现超过 2 个嗜酸性粒细胞，即可作出诊断。

【治疗】

本病目前仍无根治方法，发病季节，避开可能的变应原、佩戴有色眼镜。住空调冷房或易地疗法。

局部用 2% ~ 4% 色苷酸钠、1‰ 肾上腺素、1% 麻黄素、0.25% 稀醋酸、冷硼酸液冲洗结膜囊等可减轻症状。也可用 2% 氯化钙眼液点眼。有报告用环孢素 A 油剂点眼，每日 4 ~ 6 次，疗效显著。β 射线照射，有获良好效果者。局部点皮质类固醇眼液症状消退甚速，但不能根治。长期点眼应注意不良反应。有人主张在症状加重时以间歇冲击法与上述其他减轻症状的药物交替作用，每 2 小时 1 次，持续 3 ~ 5 日。近年来有用盐酸间羟唑啉点眼。高血压、糖尿病患者慎用。

【护理】

同前。

【预后】

病程长，久治不愈，反复发作，难以根治。

二、过敏性结膜炎

过敏性结膜炎，是由于眼部组织对变应原产生超敏反应所引起的炎症。有速发型和迟发型两种。

【病因】

本处专指那些由于接触药物或其他抗原而过敏的结膜炎。①速发型：致敏原有花粉、角膜接触镜及其清洗液等；②迟发型：一般由药物引起，如阿托品、新霉素、广谱抗生素及缩瞳剂等。

【病理】

结膜乳头增生、上皮细胞增生，其中以杯状细胞增生显著。上皮下组织水肿，血管极度扩张，血清渗出，大量新生血管形成。组织内有各种炎性细胞，呈弥漫性浸润，有滤泡形成，有大量嗜伊红细胞。晚期纤维结缔组织增生及变性。

【临床表现】

接触致敏物质数分钟后迅速发生的为 I 型超敏反应，眼部瘙痒、眼睑水肿、结膜充血及水肿。极少数的患者可表现为系统性过敏症状。在滴入局部药物 24 ~ 72 小时后才发生的为迟发 IV 型超敏反应。表现为眼睑皮肤急性湿疹、皮革样变。睑结膜乳头增生、滤泡形成，严重者可引起结膜上皮剥脱。下方角膜可见斑点样上皮糜烂。慢性接触性睑结膜炎的后遗症包括色素沉着、皮肤瘢痕、下睑外翻。

【诊断】

根据有较明显变应原接触史，脱离接触后症状迅速消退；结膜囊分泌物涂片发现嗜酸性粒细胞增多等可以诊断。

【治疗】

1. 原则

避免接触变应原，停用致敏药物。

2. 局部用药

0.5% 可的松或 0.025% 地塞米松眼药水（膏），每日 4 ~ 6 次。

3. 全身用药

口服抗过敏药物，如阿司咪唑、氯苯那敏（扑尔敏）、盐酸异丙嗪等，还可用钙剂，如口服钙片或静脉注射葡萄糖酸钙溶液。为防止继发感染，可用抗生素。

【护理】

同前。立即停用致敏药物，注意以后不要再接触。

三、泡性角膜结膜炎

泡性角膜结膜炎是由微生物蛋白引起的变态反应性疾病，多发于春、夏季节，多见于女性、儿童和青少年，尤其是营养不良和过敏体质者。

【病因】

多认为本病是一种由多种微生物蛋白质（如细菌中的结核菌素、金黄色葡萄球菌蛋白及真菌、衣原体和寄生虫蛋白质）引起的迟发性变态反应。不良卫生习惯，阴暗、潮湿的居住环境易诱发本病。

【病理】

早期结膜腺样层内有大量慢性炎性细胞致敏浸润集聚成结节，其周边为淋巴细胞和单核细胞，中央为上皮样细胞和巨细胞，亦有多形核白细胞。结节周围血管扩张，血管内皮增生，疱疹可吸收而消失，不留痕迹，顶端上皮可破溃形成溃疡，造成周围水肿和血栓形成。

【临床表现】

多见于女性、青少年及儿童。起病时有轻微的异物感，如果累及角膜则症状加重。

（1）泡性结膜炎初起为实性，在球结膜隆起的红色小病灶（1~3 mm）周围有充血区。在角膜缘处，呈三角形病灶，尖端指向角膜，顶端易溃烂形成溃疡，多在 10~12 天愈合，不留瘢痕。

（2）病变发生在角膜缘时，有单个或多发的灰白色小结节，结节较泡性结膜炎者为小，病变处局部充血，病变愈合后可留有浅淡的瘢痕，使角膜缘齿状参差不齐。

（3）初次泡性结膜炎症状消退后，遇有活动性睑缘炎、急性细菌性结膜炎和营养不良等诱发因素可复发。反复发作后，疱疹可向中央进犯，新生血管束也随之长入，称为束状角膜炎。

【诊断】

根据典型的角膜缘或球结膜处实性结节样小泡，其周围充血等症状可正确诊断。

【治疗】

1. 治疗诱发此病的潜在性疾病。

2. 糖皮质激素眼液局部点用，如 0.1% 地塞米松眼药水，结核菌体蛋白引起的泡性结膜炎对其治疗敏感，使用后 24 小时内主要症状减轻，继续用 24 小时病灶消失。

3. 伴有相邻组织的细菌感染要给予抗生素治疗。

4. 严重的角膜瘢痕影响视力，需行角膜移植。

【护理】

同前。

四、Stevens - Johnson 综合征

【病因】

Stevens - Johnson 综合征也称重症多形性红斑，是一种急性的、可能致命的皮肤和黏膜炎性水疱样病变。主要与服用某些药物或与某些微生物感染有关。其发病机制为免疫复合物沉淀在皮肤和结膜基质引起的超敏反应。常见的致病药物有磺胺药、抗惊厥药、水杨酸、青霉素、氨苄西林和异烟肼等。感染性微生物包括单疱病毒、链球菌、腺病毒和支原体。

【临床表现】

本病可以发生在任何年龄，以儿童和青年多见，女性多于男性。开始时突然出现发热、关节痛、身体不适、呼吸道感染症状。然后数天内出现皮肤病灶。皮肤病灶表现为红斑、丘疹和水疱。皮肤病变在躯干部较少，在四肢呈对称性。水疱出血会出现典型的"靶心"样病变。皮肤病变会在数天到数周内愈合，可以留下瘢痕。病变还可以累及结膜、口腔黏膜、生殖器黏膜和肛门黏膜。眼部急性期病变包括严重的、双侧的弥漫性结膜炎，有卡他性、脓性、出血性或假膜形成。这些病变一般持续 2 ~ 6 周，有自限性。眼部晚期并发症包括结膜瘢痕化、倒睫、睑内翻、泪液缺乏。有 43% ~ 81% 的患者出现眼部病变。由于泪液异常、眼睑位置异常等，角膜可出现混浊和新生血管、假性胬肉。亦可能继发角膜感染。

【治疗】

主要是眼局部应用人工泪液等润滑剂。如果怀疑感染，应用抗生素眼药水，注意避免应用上述致敏性药物。有学者建议在急性期全身应用皮质激素，然而回顾性调查发现用药者病程延长，并发症增多。因此目前对皮质激素的应用尚存争议。急性期眼部用药可快速减轻炎症，不过睑球粘连常难以避免。一般主张在炎症静息以后再处理眼部的并发症。主要是矫正睑内翻、外翻、倒睫等。对血管化和瘢痕化的角膜，如想通过角膜移植改善视力，则应先行眼表重建改善角膜缘干细胞和泪膜的功能，并至少要在第一次手术成功后 1 年才能考虑做穿透角膜移植术，否则，将会事与愿违，预后极差。对于泪液极少的病例，如果自体颌下腺功能尚可，可以考虑自体颌下腺移植。

【护理】

同前。

第三章 角膜病患者的护理

第一节 单纯疱疹病毒性角膜炎

单纯疱疹病毒（HSV）引起的角膜感染称为单纯疱疹病毒性角膜炎（HSK）简称单疱角膜炎。此病为最常见的角膜溃疡，而且在角膜病中致盲率占第一位，全球可能有超过1 000万HSK患者。本病的临床特点为反复发作。由于目前尚无有效控制复发的药物，多次发作后角膜混浊逐次加重，常最终导致失明。

【病因】

本病由单纯疱疹病毒感染所致。单纯疱疹病毒分为Ⅰ型和Ⅱ型两个血清型。Ⅰ型主要感染口腔、唇部和眼部，大多数眼部疱疹病毒是由此型病毒引起。Ⅱ型的感染部位是生殖器，偶尔也引起眼部感染。单纯疱疹病毒多系原发感染后的复发。绝大部分的成年人出生后都发生过单疱病毒Ⅰ型的原发感染。幼儿原发感染表现为唇部疱疹、皮肤疱疹。如眼部受累则多为急性滤泡性结膜炎，膜性结膜炎并伴有耳前淋巴结肿大或伴有树枝状角膜炎。眼部原发感染后病毒就在三叉神经节内长期潜伏下来，当机体抵抗力下降，如患感冒、肺炎等病后，全身或局部使用皮质类固醇、免疫抑制剂时，潜伏在神经节内的病毒可以被再激活，导致单疱病毒性角膜炎的复发。多次复发，可致角膜混浊加重，视力严重下降。

【临床表现】

1. 常有发热史，可伴有眼睑、口角、鼻前庭等部位单纯疱疹。

2. 病程较长，愈后易于复发。

3. 患者常有异物感、畏光和流泪，也有视力障碍。

4. 角膜病变一般有表面点状浸润、浅层溃疡以及弥漫性角膜基质浸润。角膜表面首先出现灰白色半透明小泡或串列成行，或聚积成簇，称角膜点状浸润，小泡很快融合破溃。病变区呈树枝状者，为树枝状角膜溃疡；呈地图状者称地图状角膜溃疡。荧光素着色。盘状角膜炎的病变部位主要在基质层，多位于中央部，呈境界清楚的盘状混浊。愈后遗留不同程度的角膜混浊。

5. 常伴有不同程度的葡萄膜反应，轻者限于虹膜睫状体炎，重者可伴前房积脓。

【实验室及其他检查】

1. 细胞学检查

将细胞与角膜刮片做吉姆萨染色，可发现嗜伊红细胞核内包涵体，并可见多核（2～15个核）巨上皮细胞。

2. 血清学检查

可发现中和抗体（IgG）水平增高。

3. 荧光抗体染色

将角膜组织或刮片做荧光抗体染色常可检出病毒抗原。

4. 从组织培养中分离病毒

上皮病变者阳性率较高，而对实质性者则常无价值。

【诊断】

根据病史、角膜树枝状、地图状溃疡灶，或盘状角膜基质炎等体征可以诊断。实验室检查有助于诊断，如角膜上皮刮片发现多核巨细胞，角膜病灶分离到单疱病毒，单克隆抗体组织化学染色发现病毒抗原。PCR技术可检测角膜、房水、玻璃体内及泪液中的病毒DNA，是印证临床诊断的一项快速和敏感的检测方法。近年发展的原位PCR技术敏感性和特异性更高。

【治疗】

1. 一般治疗

热敷、散瞳、局部包扎或盖眼垫，防止继发感染。

2. 药物治疗

（1）碘苷（疱疹净）：目前仍是治疗本病的主要药物。剂型有0.1%眼液和0.25%的软膏2种。方法是用0.1%点眼液昼间每小时，夜间每两小时点眼，但夜间点眼对患者是困难的，所以多在就寝前以涂软膏代替夜间点眼。如小儿频繁点眼困难或点眼液效果不佳时，还有用软膏1天5次点眼的方法。经10天到2周可减少点眼次数，在溃疡消失后为了预防再发多主张继续用药1周左右。对树枝状角膜炎、地图状角膜炎等基本是相当有效的。

（2）阿昔洛韦（无环鸟苷）：通常用3%软膏每日5次点眼，全身给药也会有好效果，可以预期本剂将是较好的药物。

（3）阿糖胞苷：0.05%～0.2%阿糖胞苷眼药水滴眼，每小时1次。重症患者球结膜下注射0.2%阿糖胞苷注射液0.5 mL，每日1次。

（4）安西他滨（环胞苷）：0.05%环胞苷眼药水滴眼，每小时1次。

（5）利巴韦林（病毒唑）：方法为0.5%病毒唑眼药水滴眼，溃疡阶段每小时滴1次，每次1～2滴。溃疡愈合后，基质尚有浸润及水肿者改为每2小时1次。

（6）三氟胸苷：国内有学者报告用1%三氟胸苷眼液滴眼，白天每2小时1次（一般滴6次），晚上涂金霉素眼膏，同时用散瞳剂如1%阿托品眼液或眼膏。有继发性葡萄膜炎者，滴0.5%可的松眼液，每日3次。内服维生素A、B族维生素、维生素C等。结果14例15只眼，病程短者，早期用药3～5天，即见炎症控制，7～10天治愈。急发病例用药时间均在 2 周左右见效，或仅见部分炎症控制。

（7）干扰素：干扰素不仅有抗病毒的作用，并借助淋巴球和大吞噬细胞对免疫反应有影响。可与清除病灶或抗单疱病毒药如阿昔洛韦眼药水、利巴韦林眼药水并用。最近应用干扰素 β 有疗效，据说对基本型的单疱性角膜炎可能超过 IDU 的效果。

（8）左旋咪唑（LMS）：本品对该病有较好疗效，若与转移因子联合应用疗效更佳。一般采用 LMS 常用量口服，转移因子患侧眼下穹隆结膜下注射及耳前淋巴结注射。

（9）转移因子（TF）：用法为本品溶于 2 mL 生理盐水中，皮下或肌内注射，开始每周 1 次，以后减为每周 1 次或每 2 周 1 次。亦可用本药做结膜下注射，每周 1 次。

（10）过氧化氢：文献报道 75 例曾用多种药物治疗无效的患者（其中浅层型角膜炎 62 例，深层型角膜炎 13 例，病程 2 天到 6 年），用 2% 盐酸普鲁卡因注射 2 mL 加 3% 过氧化氢 0.2mL，混匀后结膜下注射每次 0.2 mL，每日 2 次。结果 36 例获得治愈，无效 10 例其他均有不同程度的改善，总有效率 86.7%，治愈率 48%。

（11）利福平：常配成 0.1% 滴眼液或 1% 眼膏局部外用，以防止继发细菌感染。

（12）其他：可用 1% 阿托品眼药水充分散瞳，每日 3 次；内服 B 族维生素及 C 族、胱氨酸、泛酸钠、吲哚美辛（消炎痛）、阿司匹林等。

3. 手术治疗

（1）病灶清除术：常用机械清创，清创后对患眼加压包扎，有利促进上皮愈合，减轻症状。

（2）炎症消退后 3 个月，视力低于 0.1，可考虑穿透性角膜移植术。

【护理】

1. 一般护理

室内应保持清洁卫生，环境宜安静。注意休息，保证足够的睡眠。宜进易消化的高蛋白和富含多种维生素的食物，忌食辛辣刺激性食物，避免血管扩张而致眼部充血。注意预防感冒，保持大便通畅，以防因咳嗽或便秘所致腹腔压力增高，导致角膜穿孔。

2. 病情观察与护理

注意患者视力变化，眼睑红肿结膜充血情况，分泌物的量及其性质和色泽。用散瞳药后应及时观察瞳孔是否散大，同时注意眼痛、畏光、异物感等有无变化，若患者出现全身乏力、酸软、低热等情况，说明病情有变化应及时向医师汇报。以便及时处理。

3. 对症护理

角膜炎的主要症状有眼痛、畏光、流泪、分泌物增多，后弹力层膨出等。

（1）畏光：可指导患者配戴茶色眼镜，避免在强光环境中活动。

（2）流泪、分泌物多：可用清洁的棉棒或手帕及时轻轻擦拭，保持眼部清洁。

（3）后弹力层膨出：因随时有角膜穿孔的可能，故在滴眼药水、做检查时避免对眼球施加压力，局部用药后应加压包扎患眼，同时加用降眼压药物降低眼压减轻膨出。

4. 治疗护理

（1）按时点眼药，每次 1~2 滴，滴后闭眼 5~10 分钟，利于药物充分吸收。点眼药时应避免开睑时对眼球施加任何压力以防角膜溃疡处穿孔，勿多种眼药水同时滴用以防降低药效或减少药量，使用 2 种眼药水应间隔 10~20 分钟，用 1% 阿托品眼药水散瞳时应注意压迫泪囊区皮肤，防止通过泪道黏膜吸收引起全身药物反应。急性期眼药水可 30~60 分钟滴 1 次，随病情好转减少用药次数。

（2）眼部有创性治疗，角膜病变严重，局部滴药难以控制，可行此类治疗，如结膜下注射，病灶区域化学烧灼或冷冻。其不良反应可能引起眼胀、眼痛等不适，故治疗前应向患者讲清治疗意义，积极配合。并嘱患者避免过度挤眼。治疗前应充分麻醉，可滴 2~3 次表面麻醉药物，眼周围皮肤常规消毒。治疗操作应规范，手法轻柔。治疗后可给予镇静止痛药物解除不适。

5. 术后并发症的观察与护理

（1）角膜穿孔前多表现眼痛、烦躁，随后有热泪流出感，同时伴有前房消失，虹膜嵌于穿孔处。此时应嘱患者平卧，保持心境平静，积极协助医师行包眼、降眼压等急救措施。在治疗原发病的同时行结膜瓣覆盖或角膜移植术。

（2）继发性青光眼：由于角膜炎症反应或虹膜粘连出现眼胀、头痛、恶心、呕吐等症状。在排除进食不洁及颅脑疾病后，应积极协助医师给予降眼压药物，给药后，应注意患者的心率变化及有无手脚麻木，排尿异常等改变，因降眼压药物噻吗洛尔可引起心率减慢，乙酰唑胺（醋氮酰胺）除有降眼压作用，还为排钾利尿药，其不良反应可引起水、电解质紊乱，故年老体弱患者尤需严密观察。

病情稳定后嘱患者继续局部滴用抗生素眼药水 2~4 周，同时避免全身及眼部过度疲劳，以防复发。角膜上皮修复后，为减轻角膜瘢痕，恢复透明度，需遵医嘱局部加用激素类眼药水，并教会患者如何注意眼压变化，如眼胀、头痛、视力下降，以防发生继发激素性青光眼。嘱患者定期门诊复查，及时接受医师合理性指导。

第二节　匐行性角膜溃疡

匐行性角膜溃疡是根据溃疡向角膜中央匐行进展而得名。病变过程常有前房积脓，故又名前房积脓性角膜溃疡。任何年龄、任何季节均可发病，但以夏秋收割季节多见。若治疗不及时或处理不当，可因角膜全部被毁而失明。

【病因】

本病主要由肺炎双球菌，次为金黄色葡萄球菌、链球菌、莫—阿氏双杆菌等感染引起。感染前常有角膜表面外伤史，如树枝、树叶、棉秆、稻草、麦芒等擦伤或角膜异物伤。慢性泪囊炎亦为造成感染的重要因素。

【临床表现】

多于夏、秋季发病，农民多见，有外伤史。起病急，眼疼、畏光、流泪等刺激症状重。

裂隙灯检查：初起时角膜中央部见粟粒大小灰白色浸润，1 天后破溃，迅速扩大呈灰黄色圆盘状，溃疡有一进行性边缘，溃疡面有大量脓性坏死物。溃疡期荧光素染色阳性。前房内常有积脓。取溃疡坏死组织做培养，一般可找到致病菌。

【诊断】

1. 常有角膜外伤史。

2. 溃疡有匐行性进行缘，伴前房积脓，并有严重的角膜刺激症状。

3. 取溃疡面坏死组织做细菌培养和药敏试验，一般可找到致病细菌的敏感药物。

【治疗】

应用高浓度的几种抗生素滴眼液联合滴眼为原则，如林可霉素、庆大霉素等眼药水滴眼，每半小时 1 次，病情稳定后，改为每 1～2 小时 1 次。红霉素眼膏每日涂 3～4 次。10% 磺胺醋酰钠也可选用。对重症病例还应于球结膜下注射庆大霉素、头孢唑啉等，并给予全身抗生素肌内注射或静脉滴注，如头孢曲松（菌必治）等。

有虹膜睫状体炎时，要及早用阿托品扩瞳。热敷可以止痛，促进血液循环。有泪囊炎者应每日用生理盐水及抗生素冲洗泪囊，待角膜炎控制后再做泪囊鼻腔吻合术，或泪囊摘除术。

【护理】

参见单纯疱疹病毒性角膜炎。

第三节　绿脓杆菌性角膜溃疡

绿脓杆菌性角膜溃疡是绿脓杆菌引起的一种剧烈的化脓性角膜溃疡。夏、秋季节发生较多。起病急骤，症状剧烈，发展迅速，可在 24 小时内毁坏整个角膜而导致失明。

【病因】

本病由绿脓杆菌直接感染所致，该菌毒力很强，在角膜内繁殖比在培养基内更为活跃，繁殖过程中产生一种蛋白溶解酶，使角膜的胶原纤维被溶解，故可迅速毁坏整个角膜。但该菌侵袭力弱，它必须在角膜上皮破损的条件下才能侵入。因此，角膜上皮擦伤、挑取异物等常为发病的诱因。

【临床表现和诊断】

1. 病史

发病前多有角膜外伤，特别是角膜异物感染史。使用被绿脓杆菌污染的手术器械和眼药水，常是引起感染的直接原因。近年来，接触镜片或镜片清洁液被绿脓杆菌污染而遭感染者亦非罕见。

2. 临床表现

起病急，发展快，角膜刺激症状重，继眼部外伤或角膜异物剔除之后数小时或 1～2 天眼部剧烈疼痛、畏光、流泪、眼睑高度肿胀难以睁开、视力障碍和大量黄绿色黏稠分泌物。

体征：角膜感染数小时后，即出现黄灰色浸润，很快发展为环形或盘状坏死。坏死组织脱落形成大面积溃疡，同时产生大量黄绿色脓性分泌物（细菌能产生荧光素和绿脓素），不易擦去，是本病的典型特征。如不能很快控制，角膜将在 1～2 天全部溶解、穿孔（因本菌多产生胶原酶和分泌溶蛋白酶），眼球内容物脱出或发生全眼球炎。

【治疗】

1. 局部滴药

该病发展异常迅速，如疑为本病，在细菌培养未证实前，应及时用 0.2% 多黏菌素 B 或 1% 黏菌素滴眼液，每 15 ~ 30 分钟 1 次，每日不少于 20 次，用 3 ~ 5 天。或用链霉素及庆大霉素（2 万 U/mL）滴眼液，也可将庆大霉素和多黏菌素联合使用，以增强治疗效果且避免抗药性的产生。肝素（2 500 U/mL）与抗生素合用，每日 4 次，可破坏细菌胶原酶达到杀菌目的，治疗病情好转后仍需继续滴眼，次数可减少以防复发。

2. 球结膜下注射

（1）庆大霉素 2 万 ~ 4 万 U 或链霉素 0.3 ~ 0.5 g 每日 1 次，一般注射 3 ~ 6 次后即可控制感染。

（2）多黏菌素 B 5 万 ~ 10 万 U（5 ~ 10 mg），必要时可增加到 20 万 U，每日注射 1 次，同时加入少许普鲁卡因以减少疼痛，一般治疗不超过 7 次。

3. 结膜囊冲洗

可用 1:5 000 氢氧化汞液冲洗，每日 2 次，或用黏菌素甲磺钠 500 mg 及 10% 磺胺醋酰钠 4.5 mL 加入 900 mL 的生理盐水中冲洗，持续两周。

4. 角膜移植

严重病例在药物治疗 1 ~ 2 天后，切除病变组织做角膜板层移植。

【护理】

参见单纯疱疹病毒性角膜炎。

第四节 真菌性角膜炎

真菌性角膜炎是一种由致病真菌引起的致盲率极高的感染性角膜病变。随着抗生素和皮质类固醇激素的广泛使用以及对本病的认识和诊断水平的提高，其发病率不断增高。

【病因】

本病是真菌直接侵入角膜引起。常见致病菌为曲霉菌、镰刀菌和白色念珠菌，这些真菌常附着在植物、农作物、农具或禽兽身上，通过灰尘、异物、动物皮毛或手巾等带入眼内，当角膜上皮遭受损伤时引起感染。其次，长期局部使用皮质类固醇和广谱抗生素，则促进了霉菌的生长，常导致继发性感染。

【临床表现】

真菌侵入角膜后，一般数日内发病，病程进展缓慢，局部病变严重但自觉症状反而较轻。自觉眼内异物样沙涩感、疼痛、怕光流泪、视力下降，有黏性分泌物。严重混合性充血。初起角膜溃疡为浅在性，表面被灰白色或乳白色垢状物所覆盖，如牙膏或豆腐渣样。外观干燥，粗糙不平，微隆起。继之基质层出现严重浸润，溃疡边界因菌丝伸向四周，形成伪足；有时在其外周分布有结节状或分支状"卫星"病灶；有时溃疡边缘因胶原溶解而出现浅沟。溃疡向深部发展可伴严重虹膜炎及前房积脓。若病变继续发展则导致角膜穿孔，引起眼内炎而失明。

【诊断】

根据病史、眼部表现及实验室检查进行诊断。做溃疡面坏死组织刮片检查，找到真菌菌丝或培养分离出真菌即可确诊。

【治疗】

1. 一般治疗

清除病灶，刮除溃疡面坏死组织。

2. 药物治疗

以抗真菌药物治疗为主：

（1）0.2%～0.5%二性霉素B眼药水滴眼，每2小时1次。

（2）咪康唑（10 mg/mL）或1%克霉唑混悬液点眼。

（3）制霉菌素眼膏每晚一次点眼。

（4）金褐霉素眼膏每日3～4次点眼。

（5）也可用1:1000硫柳汞或1:1 000硝基苯汞溶液滴眼，每日4～6次。1%～2%碘化钾眼药水每日4次点眼。

（6）口服药物有酮康唑，200 mg，每日2次口服，也可口服伊曲康唑。

因该病常伴有严重的虹膜炎，应用1%阿托品眼药水、眼膏散瞳。

3. 手术治疗

药物治疗失败或有角膜穿孔危险者可行结膜瓣遮盖术或穿透性角膜移植术。溃疡愈合后应持续用药2～4周，以防复发。因皮质类固醇对溃疡有扩散作用，全身或局部均禁用。

【护理】

同前。

第五节　角膜基质炎

角膜基质炎是位于角膜基质深层的非化脓性炎症，主要表现为细胞浸润，并常有血管形成。角膜上皮不受影响，故不会引起溃疡。虽然可以由致病微生物直接侵犯角膜基质所致，但多数属于免疫反应。先天梅毒为最常见的原因。结核、单纯疱疹、带状疱疹、麻风、腮腺炎等病也可以引起本病。

【临床表现和诊断】

先天性梅毒是胎儿在母体内感染的梅毒。急性梅毒性角膜基质炎是先天梅毒的晚期表现之一，多在青少年时期发病，成年后发病者极少见。且为单侧性。先天性梅毒性角膜基质炎通常累及双眼，75%以上患者在1年之内第二眼开始发病。起病时可有眼部疼痛、流泪、畏光，伴有水样分泌物和眼睑痉挛，视力明显下降。裂隙灯检查见角膜基质深层细胞浸润及水肿，由周边向中央扩展。随着病情加重，基质层反应亦加剧，病变角膜增厚，呈毛玻璃状，后弹力层皱褶，多伴有虹膜睫状体炎，新生血管侵入基质层内。炎症持续数周或数月后逐渐消退，周边部开始透明，角膜内血管闭塞，病变部角膜留有厚薄不等的深层瘢痕，萎缩的血管吸收后在角膜基质层内表现为灰白色纤细丝状物。

先天性梅毒性角膜基质炎还常并发 Hutchison 齿、马鞍鼻、耳聋、口角皲裂、马刀胫骨等先天梅毒体征，梅毒血清学检查阳性。

【治疗】

1. 病因治疗

根据存在的全身疾病，采取抗风湿或抗结核、驱梅等全身治疗。

2. 免疫抑制剂应用

本病的基本病理损伤为变态反应，故应用免疫抑制剂是最主要的方法。常用糖皮质激素眼水、眼膏，或结膜下注射，也可口服用药。

3. 促进炎症吸收

0.5% ~5.0%狄奥宁眼水、1% ~2%黄降汞或白降汞眼膏点眼，10%碘化钾口服或肌内注射普罗碘胺（安妥碘）。

4. 其他

热敷、散瞳同一般角膜炎。

【护理】

同前。

第六节　神经麻痹性角膜炎

神经麻痹性角膜炎是因炎症、外伤、肿瘤压迫、手术后（听神经瘤）、糖尿病等原因使三叉神经第一支眼神经受损所致。因而角膜上皮出现干燥及易受机械性损伤。更由于三叉神经可能有调节角膜营养代谢的作用，三叉神经的损害，势必引起角膜的营养障碍，在上皮脱落时很容易遭受感染。

【临床表现和诊断】

早期可见角膜上皮有点状荧光素着色，进而上皮剥脱。有时剥脱可以呈一大片，只有周边部残存。暴露的前弹力层显得干燥、混浊，如不加治疗，就会很快招致继发感染，出现前房积脓，最后穿孔。该病的角膜炎症反应虽然严重，但本病特点为无疼痛，无任何刺激症状，球结膜充血轻，角膜感觉消失，角膜上皮水肿呈雾状混浊，上皮剥脱至溃疡形成。

【治疗】

在角膜上皮剥脱之前，积极采取保护措施，如滴人工泪液、用结膜瓣遮盖、睑裂缝合、戴用软性接触镜，或涂敷大量抗生素油膏，封闭睑裂。一旦发生溃疡，应按匐行性角膜溃疡的原则进行治疗。请神经科医师会诊，谋求恢复三叉神经功能的可能措施。

【护理】

同前。

第七节　暴露性角膜炎

暴露性角膜炎是由于角膜失去眼睑的正常保护而暴露于空气中，角膜上皮缺乏泪液的润泽而发生干燥、剥脱或溃疡。临床时有所见，单眼多见，任何年龄均可发病。若能及时治疗，预后较好。若失治误治，常因继发感染使角膜溃烂，视力严重障碍。根据其临床特征，与中医学"暴露赤眼者痛而生翳"相似。

【病因】

本病见于睑裂闭合不全（眼轮匝肌麻痹、面神经麻痹、提上睑肌痉挛、睑外翻）、过度突眼（重症内分泌性突眼、眶内肿瘤、眶蜂窝织炎）及昏迷患者。角膜暴露而干燥，上皮脱落，招致病菌感染而发病。

【临床表现和诊断】

暴露性角膜炎多见于角膜下部，开始时角膜及结膜上皮干燥、粗糙，暴露部位的结膜充血、肥厚，角膜逐渐混浊，有新生血管。轻微的角膜外伤，常导致上皮脱落和继发感染，形成角膜溃疡，甚至穿孔，导致眼球破坏。

【治疗】

治疗的关键在于去除暴露因素。轻症者频滴人工泪液及抗生素眼药水，晚间用抗生素眼膏预防感染。软性角膜接触镜可保护角膜上皮。必要时可行睑缘缝合术或结膜瓣遮盖术，以免角膜溃疡发展。根据造成角膜暴露的原因做眼睑缺损修补术，睑植皮术等。上睑下垂矫正术所造成的严重睑闭合不全，应立即手术处理使闭睑功能恢复。

【护理】

同前。

第八节　角膜软化症

角膜软化症是缺乏维生素 A 引起的结膜与角膜上皮干燥性变性、角膜基质溶化及坏死，常因继发感染而使整个角膜溶解崩溃，以角膜葡萄肿而告终。本病多见于婴幼儿，双眼常同时受累。食物中缺少维生素 A、喂养不当、吸收不良、慢性腹泻或患其他消耗性疾病如患麻疹、肺炎时，病程迁延，又不注意补充维生素 A 是发病的常见原因。

【临床表现和诊断】

多见于婴幼儿，常会有皮肤干燥、消瘦、哭声嘶哑、咳嗽、腹泻等全身症状。双眼同时发病，按其病情发展分为夜盲期、干燥前期、干燥期及角膜软化期。

1. 夜盲期

维生素 A 的主要作用是在杆细胞内合成视紫红质，视紫红质是在暗光下看清物体的必需物质，视紫红质略微减少，视觉阈值明显升高，暗适应功能下降，以致夜间行走困难。该早期症状，患儿往往不能自诉而被忽略。

2. 干燥前期

球结膜及角膜失去正常光泽，在眼球转动时，球结膜因弹性减退，发生皱褶和角膜知觉迟钝。

3. 结膜、角膜干燥期

此期眼干燥现象更为明显，角膜感觉减退，表面呈弥漫性雾状混浊，当将眼裂拉开，暴露十几秒钟后，更为明显，球结膜表面干燥不能被泪液湿润，眼球转动时球结膜皱褶更明显。在睑裂部角膜缘两侧的球结膜上，可见有三角形灰白色油脂样泡沫状斑，称结膜干燥斑（Bitot 斑）。此斑常对称地出现在双眼。此期如不及时治疗，则可转变为严重的角膜软化期。

4. 角膜软化期

球结膜干燥更加严重，结膜肥厚粗糙而不透明，状如皮肤。角膜实质层中发生弥漫性细胞浸润，故混浊加重，呈灰白色或黄白色，最后上皮脱落，角膜迅速自溶坏死，形成溃疡及前房积脓，甚至发生穿孔虹膜脱出。溃疡治疗后轻者形成粘连性角膜白斑，严重影响视力，重症者发展为角膜葡萄肿或眼球萎缩，完全失明。

本病除眼部改变外，全身症状有皮肤干燥，毛囊角化，呼吸道、消化道、泌尿道的上皮细胞脱落。局部抵抗力低下而易继发感染。病员常有咳嗽、声嘶、腹泻等症状。

【治疗】

治疗全身性疾病，改善全身和局部营养不良状况，及时补充大量维生素 A，防止角膜感染，争取早治。

1. 全身治疗

轻症，维生素 A25 000 ~ 50 000 U/d，分 2 ~ 3 次口服。重症，维生素 A 肌内注射 25 000 U，每日 1 次，同时治疗全身性疾病（如营养不良、消化不良等）。

2. 局部治疗

角膜干燥期前阶段，滴人工泪液或直接滴入鱼肝油滴剂及涂入抗生素眼膏，干燥情况可很快好转。角膜软化期，要积极预防继发感染。局部保持清洁，每天及时清洗眼部分泌物，按时采用高浓度抗生素滴眼剂交替滴眼，恰当地应用阿托品散瞳。检查滴药时，切忌暴力挤压眼球，以免促使角膜穿孔和眼内容物脱出。必要时戴保护眼镜或软性接触镜，或眼部包扎，以供角膜所需的湿润及防止角膜进一步失水。角膜继发感染者，应按角膜溃疡治疗。

【护理】

同前。

【健康指导】

1. 做好卫生宣传工作，注意改善生活，科学地进行食品选择，保证有足够的维生素 A，除动物性食品如肝、蛋、鱼、肉类外，新鲜蔬菜如胡萝卜、番茄、南瓜等均含有能转化为维生素 A 的胡萝卜素。

2. 对一些急性传染病、高热及消耗性疾病，要注意及时补充维生素 A。儿童应注意根据儿童的生长和发育，及时补给各种维生素，特别是维生素 A。

3. 如在特殊情况下，应口服鱼肝油丸，或就地取材，采集可供食用的野菜、野果（但应特别注意防止中毒），或中草药等，以防本病发生。

第九节　蚕食性角膜溃疡

蚕食性角膜溃疡是一种边缘性、渐进性、浅层性角膜溃疡，也是一种比较难治的眼病。多见于中老年人，常单眼发病，也可双眼先后发病，相隔时间可达数年之久。自觉有剧烈的疼痛，如果不继发感染，一般不穿孔，但可侵蚀整个角膜表面，最终结成广泛性角膜瘢痕，严重影响视力。根据本病的特征，与中医"花翳白陷"相似。

【病因】

确切病因不清，但与免疫系统异常有关，例如全身及局部抑制性 T 淋巴细胞减少，血清中可发现抗角膜循环抗体，以及免疫复合物水平升高等。本病可能是一种继发性自身免疫性疾病。

【临床表现和诊断】

患者常有眼痛、畏光、流泪及视力减退等症状，检查可见角膜溃疡自周边开始，向角膜中央部方向浸润，开始表现为角膜缘充血或灰色浸润，此种浸润可多处发生并相互融合，溃疡深度为 1/3 ~ 1/2 角膜基质，向角膜中央缓慢进展，最终可累及全角膜。未受累的角膜仍可保持完好、透明。溃疡进展同时，原溃疡区上皮逐渐修复，同时伴有新生血管长入。如继发感染，可以出现前房积脓和角膜穿孔。

临床上多将该病分为两种类型：一为良性型，多见于老年，单眼发病，临床症状较轻，预后多好。另一型为恶性型，多发生于年轻患者，双眼发病，病情进展快，预后多不良。

【治疗】

目前尚缺乏特效治疗方法，以药物治疗为主。可滴用胶原酶抑制剂，如 2% 半胱氨酸滴眼液，或 1% ~ 2% 环孢素 A 油剂滴眼，每日 4 ~ 6 次，戴软接触镜，内服或滴用皮质类固醇或环磷酰胺，结膜下注射肝素等。手术切除角膜组织及附近球结膜下肥厚组织和上巩膜组织，配合冷冻效果明显，重型可用角膜病灶切除和板层角膜移植术。

【护理】

同前。

第十节 棘阿米巴角膜炎

棘阿米巴角膜炎由棘阿米巴原虫感染引起，是一种严重威胁视力的角膜炎。该病常表现为一种慢性、进行性的角膜溃疡，病程可持续数月之久。

已知棘阿米巴属有 17 种，主要存在于土壤、淡水、海水、泳池、谷物和家畜中，以活动的滋养体和潜伏的孢囊形式存在。其中 7 种和人类感染有关，可引起棘阿米巴角膜炎的有 5 种，以卡氏棘阿米巴最为常见。致病性棘阿米巴属从形态学难以对其进行细分和鉴定，近年来检测技术日新月异，核糖体指纹技术、线粒体 DNA 限制性片段多态性分析等技术引入棘阿米巴的检测当中。目前确定有 13 种基因型棘阿米巴，多数棘阿米巴角膜炎与 T4 型有关，T3、T6、T11 型在个别患者中致病。

【临床表现和诊断】

1. 病史

患者常有角膜外伤史，接触污水，以及有戴角膜接触镜史。应当注意，因棘阿米巴原虫普遍存在于自然界，所有有角膜外伤史或戴角膜接触镜史者均有感染棘阿米巴原虫的可能。特别是有些角膜接触镜佩戴者，对镜片的消毒处理常用自来水、自制生理盐水，或戴角膜接触镜游泳、洗澡，感染的可能性极大。

2. 临床表现

此病临床上不常见，且因其临床表现可类似单疱病毒角膜炎、细菌性角膜炎或真菌性角膜炎，诊断常有困难。

（1）病程特点和症状：单眼急性起病，慢性进行性病程有暂时性缓解再加重的特点。病初有异物感、畏光、流泪和视力减退。因原虫常侵犯角膜的三叉神经末梢，故眼痛较剧烈。

（2）角膜浸润：角膜病变在病程的不同时期，因病变浸入的层次和部位不同，以及病原体和机体的相互作用不同，有其相应的独特表现。病初，原虫在上皮细胞层内移行增殖，角膜表面粗糙、光泽差，角膜上皮病变表现散在或簇集的淡灰色点状，或长短不一的线状混浊呈辐射状、假树枝状排列，荧光素不着色或淡黄绿色。当上皮反复剥脱时，荧光素着色，但无浸渍。也可见微小囊状水肿并有上皮和上皮下微小囊泡。当病程进展时，病变可侵入角膜基质层，并可融合为盘状、地图状角膜炎，但混浊致密，实质层透明度减低，而水肿及实质层增厚不显著。在角膜周边部、旁中心部实质层可见有淡灰色纤细浸润线呈辐射状走向角膜边缘，这是因棘阿米巴滋养体摄取三叉神经末梢纤维而形成放射状角膜神经炎的缘故，此时角膜知觉减退。另一特征是环形角膜浸润，这是棘阿米巴滋养体释放多种酶，原虫抗原与宿主抗体形成抗原抗体复合物激活补体，使嗜中性粒细胞趋化而形成的。病程进展，则胶原液化坏死，形成角膜溃疡，甚至穿孔。

（3）并发症：病程进展至环形角膜炎、盘状角膜炎时，可并发虹膜睫状体炎、前房积脓，有时可伴发弥漫性或结节性巩膜炎，并发虹膜前后粘连、机化膜形成时，可发展成继发性青光眼、并发性白内障等。

3. 实验室及特殊检查

（1）刮片镜检：上皮病变区、溃疡面刮片，标本经不同处理和染色，在光镜下可找到棘阿米巴滋养体和（或）包囊。有些方法特异性很高，有的方法可快速诊断。

（2）免疫荧光法：采用间接免疫荧光抗体染色法可做出快速诊断。

（3）培养法：在非营养琼脂培养基表面滴种大肠杆菌液，再将病灶刮片标本接种于培养基中央，密封培养。因滋养体接种处向外摄食，在培养基表面可见波纹状行迹。

（4）角膜活检：当行角膜移植术时，将切下的角膜做活体检查，可查出原虫，也可将病变组织做棘阿米巴培养。

（5）对戴角膜接触镜患者的镜用系列物品做棘阿米巴培养有辅助诊断作用。

【治疗】

虽然目前尚无特效药，但下述治疗方法对保护眼球、保存一定视力尚属有效。

1. 抗阿米巴药物治疗

文献报道下列药物有效：0.1%羟乙磺酸丙氧苯脒、0.15%羟乙磺酸双溴丙脒、1%克霉唑、0.1%咪康唑。口服酮康唑、氟胞嘧啶、巴龙霉素等也有一定疗效。0.2%甲硝唑葡萄糖液滴眼效果良好。

2. 手术治疗

（1）清创术：在早期上皮病变时，用清创术联合局部应用0.1%羟乙磺酸氧苯脒药水和0.15%羟乙磺酸双溴丙脒药膏有一定疗效。

（2）角膜冷冻疗法：对顽固病例可用角膜冷冻疗法，滋养体对冷冻敏感，但包囊不易灭活。

（3）穿透性角膜移植术：对药物治疗无效或疗效甚微的严重病例，宜行穿透性角膜移植术，以防止角膜穿孔。但一般应尽可能推迟手术，饱和药物治疗后，待炎症消退、停药3个月后再行增视性角膜移植术。为防止复发，宜做大面积角膜移植。

3. 辅助药物治疗

（1）素高捷疗眼膏：素高捷疗眼膏能促进角膜上皮愈合，减轻组织自溶，加速角膜基质层组织愈合。在应用抗原虫药物的同时，可用本药滴眼。病情重者，每2小时滴眼1次；病情轻者，每日滴眼3~4次。

（2）纤维联结蛋白：纤维联结蛋白有与素高捷疗眼膏相似的作用，也可配合抗原虫药物局部应用。

【护理】

同前。

第十一节　角膜移植患者的护理

角膜移植是利用异体的正常透明角膜组织，取代置换混浊、病变的角膜组织，使患眼复明或控制角膜病变。该手术是目前同种器官移植中成功率最高的一种，是眼科中重要的复明手术之一。主要适应证为感染性角膜炎，尤其是单疱病毒角膜炎后的角膜瘢痕；其次是眼外伤后的角膜混浊、大泡性角膜病变、圆锥角膜、角膜营养不良或角膜变性等。

【护理】

1. 术前护理

（1）术前多数患者担心手术治疗效果，希望早日复明，并为术后因双眼包扎失去定向力而不安。故术前除热情向患者介绍病室环境，使其尽快熟悉、适应。同时说明手术的必要性和治疗方法及效果，消除患者对手术成功的顾虑，增强其治愈的信心，使患者主动配合医疗和护理。

（2）根据术中、术后可能遇到的问题进行床边指导，如指导患者练习床上活动、呼吸调整、眼球转动，指导患者用舌尖顶住上腭，并张口做深呼吸动作，以防咳嗽及打喷嚏。

（3）进行视功能、眼压、泪道检查；术前3日用抗生素眼药水滴眼，每日3～6次；术前结膜囊细菌培养、泪道冲洗；术前1小时冲洗结膜囊、滴1%毛果芸香碱眼药水缩小瞳孔，遵医嘱服药或加压降低眼压以软化眼球。

2. 术后护理

（1）患者术后需安静休息，下床活动时间遵医嘱或依手术、患者情况而定，一般手术当日可下床从事必要的日常活动，但因双眼包扎需细心照料，避免跌伤。

（2）活动要适度，避免低头和头部振动，尽量控制咳嗽、打喷嚏、呕吐等。勿用力挤按眼球和大声说笑，保持大便通畅，不可用力排便，以防眼内出血及伤口裂开。

（3）因患者术后包扎双眼，生活自理能力明显下降，故应协助完成起居饮食和日常生活。多食易消化、多纤维的半流质饮食。

（4）观察术眼及全身反应，注意术眼有无疼痛加重、分泌物增多，有无颌下淋巴结肿大、体温升高、恶心、呕吐等症状，如有异常应及时向医师汇报，配合处理。

（5）每日换药1次，注意观察分泌物形状、角膜透明度，伤口愈合情况及缝线有无松脱，换药时注意无菌操作，动作轻柔，且勿挤压眼球。

（6）角膜缝合根据病情于术后3个月后拆除缝线。

3. 术后并发症边观察与护理

（1）继发性青光眼：是术后常见的并发症，患者自觉眼胀、头痛，严重者出现恶心、呕吐，同时伴有术后视力下降，检查可见结膜充血明显，角膜植片高起、混浊，上皮水肿，口服降压药物如乙酰唑胺（醋氮酰胺）或静脉滴注20%甘露醇可减轻或缓解症状。

（2）缝线崩脱：可能因手术或术后继发青光眼所致。眼部有异物感、胀痛，检查可见植片不平整，应速通知医师，并协助加压包扎双眼。

（3）创口裂开：常发生于术后早期，多半有虹膜脱出，患者可有"热泪"流出的感觉，多因用力挤眼、碰伤或突然眼压增高所致。对疑有创口裂开者，应及时通知医师进行处理，检查时手法应轻柔，以免加重眼内组织的脱出。

（4）感染：虽属罕见并发症，但一旦发生将严重影响手术效果，甚至危及眼球的留存。常表现分泌物增多、畏光、异物感加重、角膜透明度下降，或伴有前房积脓。应协助行分泌物细菌培养加药敏检查，眼部应频繁滴用抗生素眼药水，密切观察病情变化。

（5）免疫反应：为该手术常见并发症，多发生于术后3~4周，表现为突然上皮水肿，基质层肿胀，植片透明度下降，应调整或加大激素等免疫抑制剂的应用，并密切观察病情变化。必要时口服免疫抑制剂以减轻反应。

【健康教育】

（1）告知患者出院后按时用药，教会患者正确的点眼方法。

（2）保持眼部清洁，注意用眼卫生。

（3）根据患者视力障碍的程度，帮助其制定生活自理方法。如指导患者利用残余视力，训练患者多运用听觉、触觉判断方向、距离等。

（4）向患者讲明排斥反应的特征，如突然出现眼红、充血、视物模糊等现象，应速就诊，以免延误治疗。

第四章　葡萄膜病患者的护理

第一节　葡萄膜炎

一、概述

目前，一般认为葡萄膜炎就是眼内炎症的总称。它包括葡萄膜、视网膜、视网膜血管和玻璃体的炎症，多发生于青壮年，常并发系统性自身免疫病，病情反复，可引起严重的并发症，是常见的一类致盲眼病。

【病因和发病机制】

葡萄膜炎的病因较为复杂，许多原因都可引起，但概括起来不外乎三方面：

（1）外因：如细菌、病毒、真菌等，通过穿破伤口或手术创口侵入眼内；还有机械性、化学性等损伤的非感染因素。

（2）内因：主要是病原体或其他毒素通过血液循环进入眼内，如细菌、病毒、真菌、原虫病、寄生虫病等均可引起。

（3）继发于邻近组织的炎症：如角膜炎、巩膜炎以及眶内蜂窝织炎等；也可继发于眼内某种眼病毒素的刺激或异性蛋白的刺激，如眼内恶性肿瘤、长期视网膜脱离、晶状体皮质出血、眼内反复出血等。

虽有上述分类，但临床上有的患者难以落实具体病因，且单一病因所致的葡萄膜炎很少，常在其发生过程中参与了免疫反应。因葡萄膜血管丰富，是眼部免疫性疾病容易发生的部位，故本病与免疫有着密切的关系，几种常见的速发型、细胞毒型、免疫复合型、迟发型等变态反应类型都可参与本病的发病。在一些葡萄膜炎的发生过程中，由于机体免疫调节功能紊乱，产生了针对自体成分的免疫反应。这种自身免疫反应可直接作用于葡萄膜引起炎症；也可以在机体抵抗病原体感染的同时，对葡萄膜组织发生的交叉反应；或者通过免疫复合物沉积于葡萄膜而引起的炎症。在一些感染、外伤等引起的葡萄膜炎中，由于预先存在感染、外伤等引起的葡萄膜损害，使隐蔽的致葡萄膜炎的抗原暴露，从而引起自身免疫反应和损害，加剧原有炎症，或使炎症得以持续和慢性化。因此，葡萄膜炎的主要发病机制是免疫反应。

【分类】

葡萄膜炎的分类有多种，按病因可分为结核性、梅毒性、病毒性、结节性、钩端螺旋体性、晶状体皮质过敏性等。按病程可分为急性、亚急性、慢性及陈旧性。按性质可分为化脓性与非化脓性，后者又可分为肉芽肿性与非肉芽肿性。但临床上常按解剖部位分为前部、中间、后部及全部葡萄膜炎，前部葡萄膜炎即炎症累及虹膜及睫状体冠以前的睫状体组织，中间葡萄膜炎即炎症累及睫状体扁平部、周边部视网膜、玻璃体基底部，后部葡萄膜炎即炎症累及脉络膜、视网膜，前、中、后均发生炎症则称全葡萄膜炎，简称葡萄膜炎。

二、前葡萄膜炎

前葡萄膜炎是指虹膜和睫状体的炎症，故又称虹膜睫状体炎。本病在葡萄膜炎中最多见，约占内因性葡萄膜炎中的一半，是临床上的常见病，可单眼为患，亦可双眼同时或先后发病。其病因复杂，病程长，且易反复发作。若治疗不及时或治疗不得当，常可引起并发症和后遗症而导致失明。

【病因】

除外伤、手术、感染因素外，多属内因性，仔细询问病史，或可发现风湿、结核、结节病等全身相关性疾病。

【临床表现和诊断】

1. 急性虹膜睫状体炎

1）症状：发病急，有疼痛、畏光、流泪等症状，重者可有眼睑痉挛等，视力有不同程度下降。

2）体征

（1）睫状充血或混合性充血。

（2）角膜后沉着物，呈灰白色，以角膜下方为最多，常呈尖向上底向下的三角形排列。

（3）房水混浊，Tyndall 征阳性。病情重者，前房内有棉絮状渗出物，甚至积脓。

（4）虹膜纹理不清或有结节。

（5）瞳孔缩小，对光反应迟钝或消失。若不及时散大，常可留下不同程度的虹膜后粘连，形成梅花形瞳孔。虹膜全部粘连时，称为瞳孔闭锁；渗出物在瞳孔区机化，称为瞳孔膜闭。

（6）晶体表面可见颗粒状或絮状渗出物附着。裂隙灯下玻璃体可呈现轻微的灰白色颗粒状混浊。

2. 慢性虹膜睫状体炎

起病缓慢。没有明显刺激症状，主要是视力减退。检查时可见角膜后羊脂状沉着物，病程迁延，后遗症较多。

【治疗】

1. 非甾体激素

选用吲哚美辛（消炎痛）25 mg，口服 3 次/天，也可用阿司匹林、保泰松等。

2. 抗生素应用

对于非化脓性葡萄膜炎，多不主张应用，但在化脓性葡萄膜炎或疑有病灶感染时，应当加用抗生素。

3. 抗前列腺素药

近年来证明急性葡萄膜炎时房水中前列腺素明显增多，使用此类药物可对抗前列腺素作用，抑制炎症反应。常用的有阿司匹林（口服 0.5 g，每日 3 次）和吲哚美辛（口服 25 mg，每日 3 次），或 0.5% 吲哚美辛眼药水滴眼。常见不良反应是消化道反应。

4. 免疫抑制剂

对顽固性、迁延不愈或皮质类固醇疗效较差病例，可试用免疫抑制剂，常用者有环磷酰胺、苯丁酸氮芥、环孢素等，使用这类药物时应注意全身不良反应。人工晶状体植入术后晶体前膜形成可配合应用氟尿嘧啶结膜下注射，效果良好。

5. 热敷

可促进眼内血液循环，使炎症产物吸收，兼有止痛作用。可戴有色眼镜以避免强光刺激。

6. 病因治疗

对找到病因者，应积极进行病因治疗，但临床上常难找出其原发病因，应注意慢性病灶、结缔组织疾病、免疫性疾病的存在。

7. 支持疗法

应大量应用维生素类。此外，ATP、辅酶 A、丙种球蛋白等，也可酌情应用。

8. 手术

早期针对一过性眼压升高，必要时可行前房穿刺术。后期因瞳孔闭锁而继发青光眼者，可在控制炎症下行虹膜贯通或激光打孔术。

【护理】

（一）药物治疗的监护

1. 散瞳剂眼药水

滴散瞳剂眼药水后，要按压内眦部 3～5 分钟，减少阿托品经鼻腔黏膜吸收引起的全身反应。中老年人、前房浅的患者为避免散瞳后房角堵塞，引起青光眼发作，可先用 1% 去甲肾上腺素散瞳，无眼压升高再用阿托品。小儿要用低浓度散瞳剂。

2. 注射散瞳合剂

抽取散瞳合剂时要选择 1 mL 的注射器，结膜下注射时要选择瞳孔未散开的部位，并告诉患者如果出现明显的心跳、面红、口干等症状属于药物的反应，休息片刻即可缓解。如出现口干欲饮水，继而心跳、面色潮红、头晕、烦躁不安、胡言乱语等症状要立即停药，及时通知医生，嘱患者卧床、多饮水、保温并静脉滴注葡萄糖液。

3. 糖皮质激素

应用糖皮质激素可出现青光眼、白内障、黄斑水肿等并发症，应注意观察眼压和眼底的变化；全身不良反应包括向心性肥胖、胃出血、骨质疏松等，应注意观察有无上述症状。

（二）心理护理

向患者介绍本病的特点，坚持用药的重要性，帮助患者掌握疾病的保健知识，树立战胜疾病的信心。

（三）健康教育

1. 指导患者热敷的正确方法，防止烫伤。

2. 本病易反复发作，因此应指导患者戒烟酒，季节变化时注意预防感冒，家中常备散瞳药，并妥善保管，一旦出现眼部不适及早到医院就诊。

3. 如明确有过敏物质，应避免与变应原接触。如有全身性自身免疫性疾病或眼部感染性疾病应积极治疗。

三、中间葡萄膜炎

中间葡萄膜炎是累及睫状体扁平部、玻璃体基底部和周边部视网膜的一种炎症，又称周边葡萄膜炎。发病年龄以 20～40 岁的青壮年为多，常累及双眼，可同时或先后发病。发病隐匿，病程缓慢。

【病因】

本病多与免疫因素有关，如对链球菌和常见的病毒有超敏反应，可并发本病，研究发现本病 60% 以上患者循环免疫复合物增加，因此认为睫状体与肾小球一样易发生免疫复合物疾病，但其确切病因不甚明了。

【临床表现】

发病隐匿，轻者，初发可无症状，或眼前有黑影飘动，偶尔可有眼球酸痛、视疲劳、雾视或暂时性近视。早期视功能不受影响，如出现黄斑囊样水肿、白内障等并发症，常可引起不同程度的视力下降。

检查可见房水闪光及细胞浮动，角膜后壁有细小点状沉着物附着。房角有时有灰黄色胶状渗出，周边可有散在粘连，虹膜一般无改变。后期晶状体后囊常有混浊。玻璃体早期有尘埃状混浊，中、晚期可有条状或雪球样混浊。眼底改变可见视网膜周边有两种渗出，一种为弥漫性炎症，有散在小灰白色渗出，愈后形成有色素的小病灶；另一种为局限性渗出，大片渗出形成雪堤状，常伴有新生血管，也常有周边部视网膜血管炎和静脉周围炎，若波及黄斑部与视盘，则视盘与黄斑部可出现水肿。

临床过程以良性型多见，数月后周边部渗出消失，仅留少许萎缩病灶。恶性型则眼底周边有大量渗出物，有来自睫状体的新生血管进入晶状体赤道部和后部形成睫状膜，此膜牵引视网膜可引起视网膜脱离。慢性迁延型周边部病灶长期不愈，反复发作，此起彼伏，玻璃体内形成大量机化膜，可致视网膜严重脱落而失明。

【诊断】

1. 发病隐匿，病程缓慢。轻者可无自觉症状，或仅感眼前有黑影飘动、雾视或暂时性近视；严重者可有不同程度视功能障碍。

2. 下方睫状体平部有雪堤样渗出病灶，病灶附近有新生血管及视网膜血管炎。

3. 玻璃体混浊，呈絮状或微尘状。

【治疗】

本病原因不明，尚无有效根治方法。可局部及全身使用皮质类固醇，还可应用免疫抑制剂如环磷酰胺、苯丁酸氮芥、环孢素 A 及冷冻治疗，必要时可行玻璃体切割术。

【护理】

参见前葡萄膜炎。

四、后葡萄膜炎

后葡萄膜炎，即脉络膜炎，是指由各种原因引起脉络膜、玻璃体后部以及视网膜组织炎性病变的总称。可单独发病，亦可与虹膜、睫状体炎症同时发生（称全葡萄膜炎）。因脉络膜与视网膜紧邻，当脉络膜发炎时，常易波及视网膜，引起脉络膜视网膜炎，甚至视神经视网膜炎。本病依其病灶的分布情况可分为局灶性、播散性和弥漫性。其主要自觉症状是视功能障碍和眼前有黑影飘动。

【临床表现】

1. 症状

主要取决于炎症的类型、受累部位及严重程度。眼前有黑影或暗点、闪光、视物模糊，视力下降。并发系统疾病，则有相关症状。

2. 体征

由炎症受累部位及严重程度而定。常见的有：

（1）玻璃体内炎症细胞和混浊。

（2）局灶性脉络膜视网膜浸润病灶，大小可不一致，晚期形成瘢痕病灶。

（3）视网膜血管炎，出现血管鞘、闭塞和出血等。

（4）黄斑水肿。

此外，还可发生渗出性视网膜脱离、增殖性视网膜病变和玻璃体积血等。一般无眼前段改变，但偶尔可出现前房闪辉、房水少量炎症细胞。

【并发症】

1. 浆液性视网膜脱离

常见于 Vogt – 小柳 – 原田综合征。

2. 视网膜血管炎、血管周围炎

多侵犯静脉，血管迂曲并有白鞘。眼底荧光血管造影可见渗漏。

【治疗】

首先进行病因学检查，能明确病因者，应针对病因治疗。抑制炎症反应一般大量应用皮质类固醇。

【护理】

参见前葡萄膜炎。

五、全葡萄膜炎

全葡萄膜炎，是指累及整个葡萄膜的炎症，常伴有视网膜和玻璃体的炎症。当全葡萄膜炎由感染引起时，称为眼内炎。国内常见的全葡萄膜炎主要为 Vogt - 小柳原田综合征、Behcet 病等，这些类型将在后面叙述。

第二节 其他葡萄膜病

一、特发性葡萄膜大脑炎

特发性葡萄膜大脑炎可表现为一种弥漫性渗出性葡萄膜炎，包括伏格特 - 小柳（Vogt - 小柳）及原田病两种。主要侵犯全身色素细胞，除表现为急性葡萄膜炎并损害视网膜色素上皮层外，在整个发病过程中，还会出现头痛、耳鸣、听力下降、眉毛、睫毛、头发变白，秃发，对称性白癜风等症。发病年龄以 30~40 岁为多，50 岁以上者较少见。发病率与性别无关。黄种人多见，容易反复发作，病程有达数年或数十年者。

【病因和发病机制】

确切原因不明，一般认为病毒感染可能性较大，也有人认为本病是以色素细胞为中心的自身免疫性疾病，或者是由病毒和免疫反应的综合因素所引起。

【临床表现和诊断】

1. Vogt - 小柳病

以虹膜睫状体炎为主，起病缓慢，约 50% 伴有脑膜刺激症状，如头痛、头晕、恶心、呕吐等。脑脊液压力可以轻度升高，蛋白含量增加。在脑膜刺激征出现 1 周内，即有前葡萄膜炎发生。发病 1 个月后出现毛发变白、脱发和白癜风。

2. 原田（Harada）病

以渗出性脉络膜炎为主。病变主要位于眼后段，双眼同时或先后发病。90% 有脑膜刺激征。眼底呈急性渗出脉络膜炎，脉络膜出现灰白色渗出性病灶、视网膜水肿、视网膜下积液而导致继发性局限性视网膜脱离。亦有听力下降、毛发变白、白癜风等。本病病程长，多复发。如不及时治疗，可导致失明。

【治疗】

本病无特殊疗法，主要是对症治疗，控制炎症反应。

1. 局部用药同一般葡萄膜炎，注意防止并发症。

2. 皮质类固醇应早期全身用药，用量要足。早期用大量皮质激素时减量要快，以后缓慢减量，一个月内避免急剧减药。最后维持量要长，不少于 3 个月。在减药过程中如有复发可加局部用药。

【护理】

同前。

二、交感性眼炎

交感性眼炎是穿通性眼外伤或眼内手术眼发生了肉芽肿性全葡萄膜炎（称诱发眼），

经过一段时间，另一眼也发生了同样性质的全葡萄膜炎（称交感眼），其间隔时间从 2 周到 2 月不等（最早可在 10 天，最晚可在 50 天后发病），但大多数在 2 个月以内发病。本病是一种自身免疫性疾病，治疗不及时可致双目失明。早期摘除已失明而又无保留价值的外伤眼，可预防交感性眼炎的发生。

【病因】

本病与病毒感染和自身免疫因素有关。近年来研究认为是一种迟缓型自身免疫性反应，抗原是色素组织。也有人认为是对视网膜 S 抗原的过敏反应。但确切病因不明。

【临床表现和诊断】

有受伤眼（诱发眼）眼球穿孔伤或内眼手术史。

1. 临床表现

（1）诱发眼：眼穿通伤后，未能迅速恢复正常，眼前节葡萄膜炎症加剧，或愈后复发。常常有畏光、流泪等刺激症状，角膜后出现羊脂状 KP，虹膜发暗、增厚，瞳孔边缘可见灰白色小结节（Koeppe 结节）。虹膜睫状体炎呈慢性、进行性。如能看见眼底，可发现视盘充血、后极部视网膜水肿、浆液性视网膜脱离。

（2）交感眼：在发病早期症状轻，因睫状体炎症使睫状肌受累，而致调节功能障碍。病情呈慢性进行性，眼疼和视力障碍渐加重。结膜出现睫状充血或混合性充血，房水闪光阳性，出现羊脂状 KP，表现为成形性虹膜睫状体炎，易发生虹膜后粘连、瞳孔闭锁或膜闭。有时病变由眼球后部开始，视盘充血，视网膜水肿，周边部可见黄白色点状渗出斑，重者伴浆液性视网膜脱离。

（3）全身改变：少数病例伴有全身症状，如白发、白眉、白癜风、脑膜刺激征及听力障碍等。

（4）并发症：晚期可并发视神经萎缩、白内障、青光眼等病变而造成严重视功能障碍，重者甚至丧失视功能。

2. 实验室及其他检查

可选用裂隙灯及眼底镜检查双眼，有助于早期诊断。

【治疗】

1. 全身用药

（1）激素：应早期给予足量的肾上腺皮质激素，抑制炎症反应，常用氢化可的松每日 200 mg 或地塞米松每日 15 mg，静脉滴注。症状消除后，口服泼尼松 10 mg，每日 3 次，待病情稳定后，口服泼尼松维持量（每日 5～10 mg）至炎症完全控制，可用半年。亦可应用促肾上腺皮质激素 25～50 mg，加入 5% 葡萄糖溶液 500～1 000 mL，缓慢静脉点滴，8～12 小时滴完，每日 1 次，10 天为 1 疗程，炎症控制后逐渐减量，每次减量不可超过前次用量 1/3～1/2，直至炎症完全消退方可停用。

（2）免疫抑制剂：应用皮质类固醇疗效欠佳时，可配合应用免疫抑制剂，如环磷酰胺等。

（3）抗生素：应用抗生素控制炎症。

（4）非皮质类固醇消炎药物：如吲哚美辛或布洛芬。

2. 局部用药

如地塞米松眼药水与抗生素眼药水滴眼，1%阿托品滴眼充分散瞳。

3. 手术治疗

伤眼损伤严重者，无恢复视力可能，或无光感者，应予摘除。

【护理】

同前。

三、急性化脓性葡萄膜炎

化脓性葡萄膜炎是一种病势凶猛、发展迅速的化脓性眼病，是由化脓性细菌所致，病变可从葡萄膜的前部或后部开始，随即迅速蔓延而成为全葡萄膜炎。若炎症波及视网膜和玻璃体称为眼内炎。如不及时治疗，可迅速发展为全眼球炎，此时眼痛剧烈难忍，眼睑结膜高度充血水肿，眼球突出，运动受限，视力完全丧失。必须积极治疗，以免引起颅内感染而危及生命。

【病因】

分外源性和内源性两大类。

1. 外源性

致病菌从眼球伤口进入眼内，可发生在穿孔性外伤，手术后引起的细菌性眼内炎，最常见的是革兰染色阴性的绿脓杆菌引起。外伤性眼内炎常由需氧菌引起，但外伤后由真菌、厌氧菌和多种微生物致病者，比手术后感染更为常见。一般情况下，在伤后及术后 24～48 小时出现炎症，但目前术后常规结膜下注射抗生素和皮质类固醇，故眼内炎可延至术后 2～5 天出现，若术后 24～48 小时疼痛加剧的患者，应考虑为毒性较大的微生物感染。真菌性眼内炎在术后或伤后 2～3 周出现症状。

2. 内源性

内源性（或转移性）眼内炎是致病菌从身体其他部分的化脓性病灶经过血流到达眼内。内源性感染性眼内炎，多以真菌感染为特征，通常起病隐匿，进展迟缓。内源性细菌性眼内炎罕见，多由金黄色葡萄球菌引起。一般认为细胞免疫受抑制是一个十分重要的潜在性危险因素。

【临床表现和诊断】

1. 化脓性脉络膜炎

主要侵犯脉络膜及玻璃体，初期眼外可无炎症表现，但视力可丧失，玻璃体产生脓肿，从瞳孔区可见玻璃体呈黄色反光为白瞳症之一。如是儿童，应与视网膜母细胞瘤相鉴别，炎症若未控制，玻璃体脓肿未消除，炎症可蔓延至整个葡萄膜而产生眼内炎。

2. 化脓性眼内炎

多因穿孔性眼外伤、眼内容脱出或眼内异物存留，微生物沿伤口进入眼内，很快扩展为全葡萄膜炎。

（1）内源性眼内炎：病变往往以后葡萄膜炎表现开始，并迅速向前蔓延。玻璃体有炎症细胞及渗出物，使玻璃体呈现黄色浓密混浊。视网膜有炎症病灶。前房积脓、瞳孔后粘连、视力迅速下降，但眼部可无明显刺激症状。

（2）外源性眼内炎：炎症往往在细菌进入眼内 36 ~ 48 小时即开始，患者突然感觉眼痛，视力严重下降，眼睑红肿，结膜充血、水肿，伤口有脓性分泌物，前房与玻璃体内积脓，角膜水肿混浊，虹膜充血，视力随之迅速消失。真菌感染时，症状出现较迟，常在伤后数星期出现，炎症反应较轻。玻璃体前部出现膜样混浊或脓样渗出物，随后炎症可向玻璃体后部蔓延或向前房发展。当怀疑为真菌感染时可做前房穿刺或从玻璃体腔内吸出脓液做涂片检查及培养，以明确诊断与选择适合的抗生素。

3. 全眼球炎

全眼球炎是指眼内急性化脓性炎症已累及巩膜并向眼眶内蔓延的一种严重眼球感染。致病原因主要为化脓性细菌。眼内炎症通过巩膜导水管，使感染向眼球筋膜和巩膜组织扩散，并使眶内组织亦产生化脓性炎症。患者往往先有眼内炎，因患者抵抗力低下，细菌毒力强，或治疗不当而进一步发展所致。潜伏期只数小时即出现急性症状：眼睑高度红肿，球结膜高度充血、水肿，角膜坏死，眼球突出、固定，眼球伤口内可见脓性分泌物流出，剧烈眼痛、头痛、难以忍受。常伴有体温升高、头痛、寒战等全身中毒症状。炎症向颅内蔓延，可出现海绵窦炎及海绵窦综合征。眼内可全部由脓性渗出物所填充，角膜、巩膜可坏死穿孔，此时脓液排出，症状减轻，眼球萎缩。

【治疗】

1. 抗生素应用

为了尽快而有效地控制炎症，抢救视力及眼球组织，诊断一旦确立，应立即应用有效抗生素。抗生素使用取决于细菌培养和药物敏感试验结果。早期应尽量给予广谱有效的抗生素，或基于房水或玻璃体细菌革兰染色结果而使用抗生素。

（1）结膜下注射抗生素：革兰阳性菌，头孢唑啉 100 mg/0.25 mL。革兰阴性菌，庆大霉素 2 万 U，妥布霉素 5 ~ 12 mg，丁胺卡那霉素 25 mg，也可用第三代头孢类抗生素头孢噻甲羧肟 50 ~ 100 mg。

（2）全身抗生素应用：庆大霉素 1.5 mg/（kg·d），或 80 mg/次，8 小时 1 次肌内注射或静脉滴注。丁胺卡那霉素 0.2 g，肌内注射或静脉滴注，每日 2 次。头孢唑啉 0.5 ~ 1.0 g，每日 3 次静脉滴注。或头孢噻甲羧肟 1.0 g 静脉滴注，每日 2 次，儿童 30 ~ 100 mg/（kg·d），分 2 ~ 3 次给予，严重感染可增至 150 mg（kg·d）。非霉菌感染者可合并应用皮质激素，如泼尼松 60 ~ 100 mg，每日 1 次；或地塞米松 10 ~ 15 mg，每日 1 次。

（3）玻璃体内注射抗生素：庆大霉素 0.1 ~ 0.5 mg。妥布霉素 0.1 ~ 0.2 mg。丁胺卡那霉素 0.1 ~ 0.5 mg。头孢唑啉 0.5 ~ 1 mg。头孢噻甲羧肟 0.1 ~ 0.5 mg。任选一种，给药量应小于 0.3 mL。多数医生不主张重复用药。

抗霉菌治疗目前尚缺乏安全有效的药物。全身用药有两性霉素 B、酮康唑和氟胞嘧啶。两性霉素 B 和氟胞嘧啶全身应用不良反应大，眼内穿透力差，不能有效对抗眼内霉菌，故最好的治疗方法是不失时机地进行玻璃体切割术。用药剂量：氟胞嘧啶 37.5 mg/kg，每 6 小时口服 1 次。静脉滴注两性霉素 B 从小剂量 0.10 ~ 0.25 mg/kg 开始，逐渐增至 1.0 mg/kg，每日 1 次；玻璃体给药为 1 ~ 5 mg/次，眼药水为 0.25%。

2. 手术治疗

前房有大量渗出物时，可行前房冲洗并注入抗生素。眼内炎应尽早进行玻璃体切除，并用抗生素和皮质类固醇玻璃体内注射。经抢救炎症仍不能控制，则视力丧失，症状不能解除，可行眼球摘除或眼内容摘出，全眼球炎时应在全麻下行眼内容摘出。

【护理】

同前。

第五章　晶状体病患者的护理

晶状体为一富有弹性的双凸形透明体，位于虹膜和瞳孔之后、玻璃体之前，借晶状体悬韧带悬挂于睫状体环间，后面栖于玻璃体膝状窝内，间有后囊——玻璃体韧带相连。晶状体直径为 9～10 mm，厚为 4～5 mm，前表面中央为前极，后表面中央称为后极。前面的突度小于后面，前后表面的曲率半径分别为 9 mm 和 5.5 mm。晶状体前、后两面相接合处为赤道部。晶状体的屈光指数为 1.4371，容积约为 0.2 mL，屈光力为 17.35 D。

晶状体的组织结构是由晶状体囊、前上皮层和晶状体纤维所组成。晶状体囊为具有弹性的薄膜，前囊厚于后囊，周边部比中央部厚。晶状体的前上皮层仅存在于前囊和赤道部，前上皮逐渐发育成为晶状体纤维，人的一生，晶状体纤维不断增生，新生的纤维在外表，形成较软的皮质，先存的纤维被挤至中央，并逐渐形成致密、硬化的核。在出生时，仅可辨质软的胚胎核、婴儿核，随年龄的增长，逐渐形成成人核，并逐渐增大。色调由无色变为黄色。

连接晶状体与睫状体的晶状体悬韧带为透明而坚韧的直行细小纤维，又称 Zinn 小带。

晶状体是一种无血管且与周围组织无直接联系的透明组织，其营养主要来自房水，虽具有复杂的代谢过程，但其病理变化较单纯。晶状体疾病主要有两类：一类是晶状体失去透明性而产生混浊，即白内障；一类是晶状体离开正常位置，即晶状体脱位。以上两类晶状体疾病，均可引起严重的视力障碍，特别是白内障，不仅是临床常见病，更是致盲的主要原因。因此，本章重点讨论白内障。

第一节　白内障概述

晶状体无血管，主要是通过其囊吸收房水中的营养物质和排出新陈代谢产物，通过复杂的代谢过程以维持其透明性。当某种原因引起晶状体囊渗透性改变及代谢紊乱时，都会引起晶状体混浊，称为白内障。造成晶状体混浊的原因还不完全清楚，白内障形成的机制尚有待于继续研究和探讨。白内障是常见眼病，居致盲原因的首位，白内障的防治是防盲治盲的重点。

【病因和分类】

晶状体处于眼内液体环境中，任何影响眼内环境的因素，如衰老、物理损伤、化学损伤、手术、肿瘤、炎症、药物（包括中毒）以及某些全身性代谢性或免疫性疾病，都可以直接或间接破坏晶状体的组织结构、干扰其正常代谢而使晶状体混浊。此外，晶状体或眼球的发育异常以及某些先天性全身性综合征，都可以导致晶状体的形成异常而致白内障。

白内障的成因，尤其是老年性白内障的发病机制，除某些糖尿病性白内障外，多数还不十分清楚。一般认为白内障是综合因素所致，与老化、遗传、免疫、辐射、过度调节、全身及局部代谢紊乱等因素有关。

白内障有如下多种分类方法：

1. 根据病因分为外伤性、并发性、代谢性、药物及中毒性、发育性、后发性白内障。

2. 根据发生年龄分为先天性、婴儿性、青年性、成年性、老年性白内障。

3. 根据混浊部位分为皮质性、核性、囊下性、囊性白内障。

4. 根据混浊程度分为未熟期、肿胀期、成熟期、过熟期白内障。

5. 根据混浊的形态分为点状、冠状、板层状、其他形态白内障。

6. 根据是否进展分为静止性、进行性白内障。

【临床表现】

1. 症状

（1）视力下降：是白内障最明显而又非常重要的症状。晶状体周边部的轻度混浊一般不影响视力，但在中央部的混浊，即使范围小、程度轻，也可以严重影响视力。在强光下，瞳孔收缩，进入眼内的光线减少，此时视力反而不如弱光下。晶状体混浊明显时，视力能下降到仅有光感。

（2）对比敏感度下降：白内障患者在高空间频率上的对比敏感度下降尤为明显。

（3）屈光改变：核性白内障可由于晶状体核屈光指数增加，晶状体屈折力增强，产生核性近视。原有的老视减轻。如果晶状体内部混浊程度不一，尚可产生晶状体性散光。

（4）单眼复视或多视：晶状体内混浊或水隙形成，使晶状体各部分屈光力不均一，类似棱镜的作用，产生单眼复视或多视。

（5）眩光：晶状体混浊使进入眼内的光线散射所致。

（6）色觉改变：混浊晶状体对光谱中位于蓝光端的光线吸收增强，使患者对这些光的色觉敏感度下降。晶状体核颜色的改变也可使患眼产生相同的色觉改变。

（7）视野缺损：晶状体混浊使白内障患者视野产生不同程度的缺损。

2. 体征

晶状体混浊可在肉眼、聚光灯或裂隙灯显微镜下观察并定量。不同类型的白内障具有其特征性的混浊表现。对晶状体周边的混浊需散瞳后方可看到。

3. 晶状体混浊的描述

晶状体混浊分类系统 II（LOCS II）是美国国立眼科研究所资助的一项分类方法，用于活体白内障分类以判断晶状体混浊的范围和程度，广泛应用于白内障研究、流行病学调查和药物疗效评价等。其方法是将瞳孔充分散大，采用裂隙灯照相和后照法，区别晶状体混浊的类型，即核性（N）、皮质性（C）和后囊膜下（P）以及核的颜色（NC）。通过与相应的一组标准照片的比较，记录相应的等级（表 1－5－1）。

4. 晶状体核硬度分级标准

晶状体核硬度的准确评价对超声乳化吸除术选择适应证和手术方式有重要意义。临床上，根据核的颜色进行分级，最常用的为 Emery 核硬度分级标准。该标准将核硬度分为以下 5 级：

Ⅰ度：透明，无核，软性。

Ⅱ度：核呈黄白色或黄色，软核。

Ⅲ度：核呈深黄色，中等硬度核。

Ⅳ度：核呈棕色或琥珀色，硬核。

Ⅴ度：核呈棕褐色或黑色，极硬核。

表 1－5－1 LOCS II 晶状体混浊分类标准

晶状体部位	混浊情况	LOCS II 分类
核（N）	透明，胚胎核清楚可见	N_0
	早期混浊	N_1
	中等程度混浊	N_2
	严重混浊	N_3
皮质（C）	透明	C_0
	少量点状混浊	C_{tr}
	点状混浊扩大，瞳孔区内出现少量点状混浊	C_1
	车轮状混浊，超过两个象限	C_2
	车轮状混浊扩大，瞳孔区约50%混浊	C_3
	瞳孔区约90%混浊	C_4
	混浊超过 C_4	C_5
后囊膜下（P）	透明	P_0
	约3%混浊	P_1
	约30%混浊	P_2
	约50%混浊	P_3
	混浊超过 P_3	P_4

第二节 年龄相关性白内障

年龄相关性白内障常多见于 40 岁以上的中老年人，其发病率随着年龄的增长而增加，因为它在老年人中发生较多，故常称为老年性白内障。随着我国社会人口老龄化程度的增加，这类年龄相关性白内障的发病率已出现逐渐增加的趋势。在所有的白内障患者中间，这类白内障占 50% 以上，是常见的致盲原因之一。

此类白内障全身或局部常常没有明确的病因而仅有晶状体的混浊变性，一般常为双侧性，但双眼的混浊程度和发病时间可有一定的差异。

根据晶状体混浊发生的部位，年龄相关性白内障可分为皮质性、核性及囊膜性三种类型，而以皮质性白内障最为常见。

【病因】

关于本病的成因，还不十分清楚。一般认为本病是在全身老化、晶状体代谢功能减退的基础上，加上多种因素的作用形成。近年的研究说明，遗传、紫外线、全身疾病及营养状况等因素均与之有关。

年龄相关性白内障的病理过程可分 4 期。初发期：晶状体皮质内有楔形混浊。膨胀期：晶状体水分增加肿胀，前房变浅。成熟期：整个晶体状混浊，前房恢复正常。过熟期：晶状体液化成乳状，核沉于囊底。

【临床表现】

45 岁以上的患者，眼部无其他病理改变而视力渐进性下降，最后仅存光感。

老年性白内障自觉症状为进行性视力减退，多为双眼发病，早期自觉眼前的固定性黑点，并常有单眼复视、多视现象。根据晶状体混浊开始发生的部位不同，分为皮质性、核性和后囊膜下性 3 类。

1. 皮质性白内障

是最常见的类型，临床上根据其病程可分为 4 期。

（1）初发期：前后皮质周边部出现楔形混浊，其基底在赤道部，尖端向着中心。最初多发生在下方，继之两侧及上方也出现类似混浊，以后形成车辐状混浊。此时晶状体大部分透明，瞳孔区未受侵犯，一般不影响视力。散瞳后裂隙灯下可见楔形混浊，最早的现象是晶状体纤维板层分离，呈羽毛状，有时出现空泡。检眼镜彻照法检查可见红光反射中有车辐状暗影。此期混浊发展缓慢，可经数年才达下一期。

（2）膨胀期或称未熟期：混浊逐渐加重的同时，皮质吸收水分肿胀，晶状体体积增大，推虹膜向前使前房变浅。晶状体呈不均匀的灰白色混浊，因晶状体前皮质层尚未完全混浊，虹膜瞳孔缘部与混浊的晶状体皮质之间尚有透明皮质，用斜照法检查时，光线投照侧的虹膜阴影投照在深层的混浊皮质上，在该侧瞳孔内出现新月形投影，称虹膜投影，为此期的特点。视力明显减退，眼底已不能窥入。

有闭角型青光眼素质者，因前房变浅可能引起青光眼急性发作，应告知患者注意，做散瞳检查时也应特别注意。

（3）成熟期：晶状体全部变成乳白色混浊，虹膜投影消失。此期视力仅有眼前手动或光感，但光定位良好。此时是白内障摘除术最合适的时期。

（4）过熟期：经过成熟期后若不施行白内障摘除术，混浊的晶状体纤维分解溶化成乳白色液体，发黄的硬核沉到底部，称为莫干氏白内障。此时由于晶状体核移位而导致睫状体炎或继发青光眼。如果晶状体囊膜破裂，晶状体皮质流入前房可引起晶状体变应性眼内炎。皮质长久存留在前房可引起小梁阻塞而产生继发性青光眼。

2. 核性白内障

此型发病较早，一般 40 岁左右开始，进展较慢，没有皮质性白内障的明显分期。常需数年至数十年，多发生于高度近视及常处紫外线照射环境的人，晶体混浊多从胚胎核开始，渐向成年核发展，呈黄褐色或深褐色。皮质常较透明，虹膜新月形投影清晰，散瞳后可窥见部分眼底，但眼底常扭曲变形，色泽变红，详细结构不易辨清，在强光下因瞳孔缩小可使视力下降。

3. 后囊膜下白内障

混浊始于后极部囊膜下浅层皮质，呈盘状。由于混浊位于视轴区，故早期即影响视力，常与核性及皮质性白内障同时存在。

【实验室及其他检查】

1. 裂隙灯检查

裂隙灯检查早期即可发现晶状体皮质的辐射状混浊，随着病程的发展可判断晶状体的混浊程度以及白内障的性质、核硬化的情况等，对于选择合适的手术时机非常重要。

2. 斜照法

根据虹膜投影的宽窄来判断白内障成熟的程度，白内障早期虹膜投影宽，随着晶状体混浊加重，虹膜投影变窄，至白内障成熟期时虹膜投影消失。斜照法是判断白内障摘除手术时机的最简单有效的方法。

3. 其他检查

在决定施行白内障摘除手术时应做术前常规检查，包括血常规、血糖、肝肾功能及心电图、胸透等检查。

【诊断】

1. 年龄相关性皮质性白内障诊断标准

1）初发期

（1）前后皮质周边部有楔形混浊，基底在赤道方向，尖端指向中央区，混浊之间皮质透明。

（2）散瞳后前后皮质内可见空泡、裂隙或板层分离呈羽毛状。

（3）彻照法检查时可见红光反射中呈车辐状黑色楔形混浊暗影。

（4）瞳孔区混浊不明显，视力多不受影响。

（5）初期混浊发展很慢可达数年，少数病例可停止发展。

2）膨胀期

（1）晶状体呈不均匀的灰白色混浊，原楔形混浊互相融合，但仍可看出放射状条纹，裂隙灯下可见放射状条纹位于皮质深层。

（2）晶状体膨胀，前囊膜紧张饱满，前房变浅。因晶状体皮质尚未完全混浊，斜照法检查虹膜投射阳性。

（3）视力显著减退，眼底影像模糊或无法窥入。

（4）有青光眼素质者可引起眼压升高。

3）成熟期

（1）晶状体完全混浊呈乳白色，虹膜投影消失，晶状体膨胀消退，前房恢复正常深度。

（2）眼底无法窥入。

（3）视力常降至指数或手动，但光感、光定位和色觉正常。

4）过熟期

（1）晶状体体积变小，囊膜出现皱缩，前房加深，虹膜震颤。

（2）晶状体皮质呈乳白色液化状态，棕黄色硬核下沉，上方前房加深，称为 Morgagnian 白内障。

（3）核下沉后视力可有部分改善。

（4）液化皮质漏出可引起晶状体变应性葡萄膜炎和晶状体溶解性青光眼。

（5）剧烈震动可致囊膜破裂，核脱出而致继发性青光眼。

2. 年龄相关性核性白内障诊断标准

（1）发病较早，进展缓慢，可持续数年至数十年。

（2）混浊开始于胚胎核或成人核。

（3）散瞳后彻照法检查，在周边环状红色反光中心有一盘状暗影。

（4）早期视力不受影响，随着晶状体核密度增加，屈光指数也增加，常出现近视，但远视力减退缓慢。

（5）核的混浊开始呈灰黄色，以后逐渐加重呈黄褐色、棕色或黑色。

3. 年龄相关性后囊膜下白内障诊断标准

（1）早期后囊膜下出现盘状混浊，为许多致密的棕黄色小点组成，呈锅巴样，中央最致密，周边渐疏松，边缘整齐。

（2）视力下降比较明显，但暗环境下视力有所改善。赤道部皮质内可见楔形混浊，并逐渐发展至成熟期白内障。

【治疗】

手术前要细查眼部及全身情况。对于光感良好，光定位准确，红绿色分辨良好，眼压正常，眼部及全身无其他重要疾病者，方可手术。术后需佩戴 +10D 左右的凸透镜，以提高视力。

第三节 先天性白内障

先天性白内障是一种在胎儿发育过程中，晶状体发育障碍的疾病。一般在出生前后即已存在，少数于出生后才逐渐形成。表现为双眼对称性晶状体混浊，其混浊的形态和部位各种各样但都比较局限，一般不再发展，常伴有眼部和全身先天畸形。本病多不影响视力，少数晶状体混浊较重者可阻碍视觉发育，日久则发展为弱视。根据本病的临床表现，与中医学"胎患内障"相似。

【病因】

本病的病因有两大类：一是由遗传因素所决定，多属常染色体显性遗传；二是孕期母体或胚胎的全身病变对胚胎晶状体的损害，包括母亲孕期头 3 个月的病毒感染，如风疹、水痘、腮腺炎等，或母孕期营养失调、缺乏维生素 A 和钙，或母体代谢紊乱，如甲状旁腺功能障碍等。

【临床表现】

先天性白内障多为双侧，静止性，少数出生后继续发展。因晶状体混浊的程度、范围、位置不同，可有不同的表现。轻者可无任何症状，仅在眼科检查中偶被发现（如点状混浊）。位于瞳孔区或附近者，多影响视力。对不能主诉的婴幼儿，表现为瞳孔区发白，反应迟钝。

1. 前极性白内障

因胚胎期晶状体泡未从表面外胚叶完全脱落所致。晶状体正中前囊膜下点状混浊，混浊范围小，静止性，对视力无影响。

2. 后极性白内障

为胚胎期玻璃体血管未完全消退所致。晶状体后囊中央呈盘状混浊，少数病变为进行性，多数为静止性，对视力有一定影响。

3. 花冠状白内障

晶状体皮质深层周边部，出现短棒状、圆点状混浊，放射状排列形似花冠。花冠状白内障多在 20 岁左右发生，与遗传有关。病变一般静止不变，且不影响视力。

4. 绕核性白内障

又称板层白内障。混浊发生在胎儿核和婴儿核，核周围有许多带形混浊包绕，混浊的周边较厚，中央较薄，多为双眼，静止性。

5. 核性白内障

较常见，胚胎核及胎儿核均受累，呈灰白色混浊，周围皮质完全透明。混浊范围可完全占据瞳孔区，故视力障碍严重。但散瞳后视力可明显提高。

6. 全白内障

双侧对称的晶体完全性混浊，常合并其他眼部畸形。

7. 膜性白内障

先天性全白内障的晶状体纤维在宫内发生退行性变时，白内障内容全部液化，逐渐被吸收而形成膜性白内障。前后囊膜接触机化，两层囊膜间可夹有残留的晶状体纤维或上皮细胞，使膜性白内障呈厚薄不匀的混浊。可单眼或双眼发生，视力损害严重。

8. 其他

缝性白内障，为常染色体显然遗传，晶状体前后缝出现各种形式的混浊，多为局限性，不发展，对视力影响不大。纺锤形白内障，为贯穿晶状体前后轴、连接前后极的纺锤形混浊。珊瑚状白内障，较少见，多有家族史，为常染色体显性或隐性遗传，皮质呈珊瑚状混浊，一般不发展，对视力有一定影响。

许多先天性白内障患者常并发其他眼病或异常，如斜视、眼球震颤、先天性小眼球、视网膜和脉络膜病变、瞳孔扩大肌发育不良，以及晶状体脱位或缺损、先天性无虹膜、先天性虹膜缺损、先天性脉络膜缺损、瞳孔残膜、大角膜、圆锥角膜、永存玻璃体动脉等。

【实验室检查】

先天性白内障有不同的病因，临床表现也各不相同，下列实验室检查有利于先天性白内障的病因诊断。

1. 染色体核型分析和分带检查。

2. 查血糖、尿糖和酮体，有助于糖尿病和新生儿低血糖的诊断。

3. 查尿常规和尿氨基酸，以明确并发肾脏的某些先天性白内障，如 Lowe 综合征，Alport 综合征等。

4. 尿苯丙酮酸阳性，尿氯化铁试验阳性，有助于明确苯丙酮尿症的诊断。

5. 甲状旁腺功能减退时，查血清钙降低，血清磷升高，当血清钙低于 1.92 mmol/L 时可发生低钙性白内障。

6. 查半乳糖激酶和半乳糖-1-磷酸尿苷酰转移酶，有利于半乳糖血症的诊断。

7. 同型胱氨酸尿症，应做同型胱氨酸尿的定性检查，氢硼化钠试验阳性可以确诊。

8. 氨基酸测定，应用氨基酸分析仪测定血氨基酸水平，可以诊断某些代谢病并发先天性白内障。

9. 风疹综合征，母亲感染风疹病毒后，取急性期或恢复期血清，测血清抗体滴度，高于正常 4 倍，则为阳性结果。

此外，B 型超声、视网膜电流图、视觉诱发电位等检查，可以预测白内障手术后视力恢复的情况。

【诊断】

1. 患儿出生后即存在不同程度的晶状体混浊。可与其他先天性眼病或全身先天畸形同时存在。

2. 双眼患病，多数静止不变。

3. 无眼外伤或其他可以导致晶状体混浊的局部或全身性疾病。

【治疗】

1. 如为静止性且对视力影响不大者，一般不需治疗，如点状白内障、花冠状白内障,前极白内障等。

2. 白内障遮挡瞳孔区,影响视功能者,宜尽早施行手术。绕核性白内障,散瞳后晶体周边透明带较宽,可行光学虹膜切除术;若透明带较窄及全白内障者,宜做晶体刺囊针或囊外摘除术。

1)手术时机:由于白内障的病因不同,先天性白内障表现出错综复杂的形态学特点,其白内障眼的预后视力在很大程度上取决于手术时机的选择,一方面即为在视觉形成期之前能尽最大可能地使患儿获得发育所需的视觉刺激,防止弱视,同时又尽可能减少对眼球结构发育的影响,减少并发症。3 岁以下的儿童无法主观判断患儿的视力,需通过检查白内障的形态、患儿的视觉固视反射、视觉电生理、B 超扫描检查及患儿对外界环境的反应能力来对视力做综合判断,这对估计手术预后极为重要。先天性、完全性或位于视轴上的致密白内障、散瞳后不能使视力增进及晶状体混浊直径大于 3 mm 者应及时手术。目前认为在患儿身体情况允许的条件下应尽早手术,最好是在眼球震颤发生之前进行,特别是单眼白内障,如果没有在非常早期手术,并立即进行光学矫正和遮盖治疗,单眼患儿获得有用视力的可能性极小,手术时机对于单眼白内障来说是非常关键的,在实施手术之前应使家长清楚白内障手术眼今后只能作为辅助眼,不会有很好的视力。多数医生认为应在出生后 4 个月内完成手术。双眼白内障患儿第二只眼的手术应在第一眼手术后 48 小时内完成,尽量间隔不超过 1 周,以防止术后因单眼遮盖而诱发形觉剥夺性弱视。对尚有一定视力的局限性晶状体混浊,可不急于手术,因为由于摘除晶状体所造成的无晶状体的弱视可能比很弱白内障引起的弱视更严重。因此,对于局限性白内障须采取促进视觉发育的具体措施,注意随访,待稍大些后再手术。由于先天性白内障多数是在出生时就有,但往往不能被及时发现,为避免这种人为的漏诊,应在婴儿出生后做常规眼科检查,尤其对出生后有吸氧史的患儿更应注意随访。

2)手术方式和技巧

(1)切口的制作和关闭:可选择标准巩膜隧道切口和透明角膜切口,在关闭切口时可向前房内注入消毒空气,使前房形成,必要时缝合一针。

(2)连续性环形撕囊:连续性环形撕囊在先天性白内障手术中对于减少虹膜粘连、瞳孔变形、人工晶状体夹持和后囊混浊均非常重要。由于儿童的囊膜弹性较大,最好应用撕囊镊来更好控制撕囊的方向。前囊的撕囊方法即首先在 10 点钟处破囊,形成一个小瓣,用撕囊镊夹住前囊瓣顺时针撕开,若前囊瓣向周边撕开,应及时向中心牵拉,前房变浅时要向眼内补充粘弹剂,完成整个连续性环行撕囊,前囊孔大小直径以遮盖人工晶状体视部 0.5 mm 为佳。如果前囊有部分钙化或因在撕囊过程中晶状体核随前囊滚动造成撕囊困难时,可在前囊中央剪开或截开一个孔洞,注吸皮质后再沿着原孔洞撕囊。手术中切除后囊中央部分在很大程度上减少了后囊混浊发生的可能性。后囊的撕囊步骤为:前房及囊袋内再次注入粘弹剂,在后囊上钩成一三角形的小瓣,通过该处向后囊与玻璃体前界膜之间注入粘弹剂,向后推压玻璃体,用撕囊镊夹住后囊瓣,类似于前囊环形撕囊办法,完成后囊连续性环形撕囊,在此过程有时需要再次注入粘弹剂,但应小心谨慎,不要将后囊瓣向后推,夹持后囊瓣的位置应接近其根部,使之成为一直径小于人工晶状体视部 1.0 mm 的圆形裂孔。如果同时施行前部玻璃体切除手术,可在后囊中央钩起一个孔洞，然后用玻切头伸到后囊孔中央进行切割，将后囊孔扩大。

（3）人工晶状体植入术：先天性白内障的流行手术方式是前囊连续性环形撕囊联合囊袋内人工晶状体植入术，必要时应用后囊撕囊术和前部玻璃体切除。早期植入人工晶状体能提供全天光学矫正且不用摘换，可有效地防治先天性白内障术后的弱视，但对于儿童人工晶状体植入的适宜年龄、人工晶状体长度及屈光度的选择和人工晶状体植入部位都是学者们关注的问题。根据婴幼儿眼发育进程和实际临床观察，3岁以前婴幼儿眼迅速发育，眼轴长度及屈光力变化大，并发症多，不宜植入人工晶状体，而3岁以后眼球已接近成人，前后径长22.5～23.0 mm，角膜直径已接近成人状态，以后变化较少且慢，因此以3岁左右开始植入人工晶状体为宜。理想的人工晶状体度数不仅能在术后近期获得较好的视力；在眼球发育完成、屈光状态稳定后也能接近正视。在实际选择人工晶状体屈光度数时，应顾及这两方面。多数学者建议术时保留部分远视，术后用框架眼镜矫正。正常儿童双眼的发育是从远视趋向正视或近视，而人工晶状体屈光度不能变化，植入后由眼轴变长、角膜曲率减少造成的屈光度变化比较大，即儿童人工晶状体近视化进程明显加快，甚至到青春期后需要更换人工晶状体。其近视加快的原因可能是眼球遭受手术损伤，球壁薄弱、抵抗力下降，且人工晶状体襻对睫状体刺激，睫状肌痉挛使眼前后径更快增长，此外常规成人长度的人工晶状体植入到婴幼儿眼球内势必会对眼内组织结构产生较大压力。目前使用最为普遍的是PMMA人工晶状体，其安全性和稳定性已在多年的儿童人工晶状体植入术中得到证实，随着人工晶状体材料和构型设计的改进，其新型人工晶状体的良好组织相容性使之在儿童白内障治疗中得到广泛应用，如经肝素处理的人工晶状体可降低术后炎症反应，预防色素细胞及炎症细胞在人工晶状体视部附着，在先天性白内障术中使用可减少术后并发症。此外，丙烯酸酯折叠型人工晶状体具有特有的方形边缘设计和显著的生物黏附作用及弹性，更易经小切口植入儿童较小的囊袋，术后并发症明显减少，具有广阔的应用前景。人工晶状体在儿童眼内存留时间长，故囊袋内植入最为稳定和安全，囊膜可将人工晶状体与周围血管组织隔开，减少人工晶状体移位导致偏中心，防止虹膜粘连和葡萄膜炎。也可将人工晶状体视部经后囊孔放大后囊的后方，术后前后囊周边部在人工晶状体前形成的并列对合，囊袋封闭如同形成Soemmering环，这种方法可预防术后视轴混浊，但需娴熟的手术技巧，并且如果发生屈光参差需要置换人工晶状体时，其手术难度将非常大。当条件不允许或二次植入、无法行囊袋内植入时，可行睫状沟固定，但并发症较囊袋内植入为多。原则上一般不植入前房型人工晶状体。

先天性白内障术后的视功能训练。先天性白内障形成的弱视均因白内障的遮挡使黄斑得不到足够的光线刺激，严重妨碍视觉发育过程而引起形觉剥夺性弱视。因此先天性白内障手术后应当结合儿童的特点，尽量提高视力，加紧进行患眼的视功能训练。

（1）屈光矫正：睫状肌麻痹后检影验光，佩戴正确合适的矫正眼镜，是首要关键，亦有在1岁以后的幼儿术中植入人工晶体进行屈光矫正。

（2）遮盖法：这种传统的治疗是有效和重要的，遮盖法可分为完全（全日遮盖）和部分遮盖（每日遮盖几小时），强迫弱视眼看东西使其得到锻炼从而提高视力。

（3）光学药物压抑法：远视眼弱视儿童适合，是一种能保持双眼视功能的变相遮盖疗法，常用阿托品滴眼麻痹调节功能，佩戴过矫或欠矫眼镜，保持双眼视。

（4）精细动作训练：如用细线将很多珠子——穿成一串的穿珠训练，在画上用大头针刺点训练等。

（5）药物疗法：即用左旋多巴和神经化学疗法治疗。

应结合矫正方法并考虑儿童特点，尽量提高视力。眼镜矫正是较常用的方法，具有容易调整和非接触的优点，而单眼无晶体眼的儿童则可以用角膜接触镜的方法也是获得良好视力的一种途径。

第四节　外伤性白内障

外伤性白内障是指眼部受到钝挫伤、穿通伤、辐射性损伤及电击伤等引起的晶状体混浊。临床上除表现为不同程度的晶状体混浊外，常伴有眼部或其他组织器官的损伤。其预后的好坏与损伤的程度有关。根据本病的临床表现，与中医学"惊振内障"相似。

【病因】

关于本病的成因，西医学认为多因眼部钝挫伤、穿通伤致晶状体囊膜破裂，房水进入晶状体内，造成晶状体纤维混浊、肿胀；或由于机械性外力损伤晶状体和脉络膜，使晶状体代谢障碍而发生混浊。另外，辐射线和电击等物理性因素，可对晶状体及其他眼内组织产生热、电离、电解等作用，而使晶状体混浊。

【临床表现】

有眼外伤史及其相应的眼部表现。

因受伤的性质、程度和时间的不同，晶状体的混浊可有不同的形态。

1. 穿通伤所致者

起病急剧，钝挫伤所致的则起病较缓。

2. 钝挫伤所致者

轻者，仅可见晶状体前囊表面细小色素环，大小与瞳孔相似，称 Vossius 环，它由虹膜脱落的色素颗粒组成，可于数天内消失，其相应部位晶状体囊下可见环形混浊，一般对视力无影响。挫伤亦可引起晶状体囊膜渗透功能失调，最初在晶状体前、后囊下皮质出现点线状或羽毛状混浊，进而形成类似并发性白内障的菊花状混浊。严重者可发生晶状体囊膜破裂，房水进入晶状体内，晶状体可在短时间内呈现混浊。

3. 穿通伤所致者

由于晶状体囊膜穿破，房水进入皮质内而引起晶状体混浊。若穿通伤口小，破后立即自行闭合，晶状体仍保持完整状态，故仅出现局限性混浊。如果破孔大，可使晶状体皮质迅速混浊，混浊的晶状体皮质溢入前房可继发葡萄膜炎或青光眼。

4. 辐射性所致者

混浊首先出现在后极部皮质浅层，呈点状、线状、格子状或盘状，边界不整齐，有的呈金铂结晶样反光。混浊沿轴心扩展，最终整个晶体混浊。

5. 电击性所致者

晶状体前后囊和囊下皮质出现灰白色或尘埃样混浊，多集合成放射状或片状，中间杂有小空泡，可在数周内发展为全白内障，少数可为静止性。雷电击伤者多为双眼，触电损伤多为单眼。

【诊断】

1. 有眼部钝挫伤、穿通伤、辐射伤、电击伤等外伤史。

2. 有不同程度的晶状体混浊。

3. 有不同程度的视力障碍。

4. 可伴有眼部或其他组织器官的损伤。

【治疗】

1. 晶体局限性混浊，对视力无严重影响者，可药物治疗，随访观察（参阅老年性白内障）。

2. 晶体弥漫性混浊，视力严重障碍者，应择期摘除晶体，并尽可能做人工晶体植入术。

3. 晶体皮质散入前房，引起继发性青光眼或葡萄膜炎者，应立即行晶体摘除，并尽可能除净皮质，同时按青光眼或葡萄膜炎治疗（参阅有关章节）。

4. 年龄较小者，如晶状体已破裂，但未发生青光眼或虹膜睫状体炎，可观察一段时间，有时会自行吸收。

第五节　并发性白内障

并发性白内障是由于眼部的炎症或退行性病变，影响晶状体的营养和代谢而引起的晶状体混浊。以葡萄膜炎并发白内障较为多见。

【病因】

本病由葡萄膜炎、青光眼、眼压过低、视网膜色素变性、视网膜脱离、高度近视、化脓性角膜溃疡、陈旧性眼外伤等眼病，使晶状体囊膜的通透性发生改变，引起晶状体代谢障碍而逐渐发生混浊。

【临床表现】

并发性白内障有两类：一类是眼前部炎症引起虹膜后粘连，常在粘连处附近出现局限性晶状体囊下混浊。一类是眼后段炎症或长期循环障碍与营养不良引起，因晶状体后囊中央部最薄且无上皮细胞，故炎症与变性产物容易经此后极部侵入，初期出现晶状体后极部囊下颗粒状灰黄色混浊，以后混浊向晶状体中心及四周发展，后囊下皮质出现放射性带状混浊，形如梅花，混浊不均匀，边界不清，呈蜂窝样。混浊继续扩展，先向前皮质蔓延，再扩展至全皮质，继之水分吸收，囊膜变厚，整个晶状体收缩，以致呈钙化现象。由青光眼引起者多由前皮质及核开始，高度近视引起者多为核性混浊。本病视力的好坏依原发病的轻重及晶状体混浊的程度而定。

【诊断】

1. 有慢性葡萄膜炎、青光眼、高度近视等原发眼病史。

2. 晶状体混浊出现于原发眼病之后，且混浊的程度与原发眼病的轻重呈正比关系。

3. 有不同程度的视力下降。

【治疗】

1. 药物治疗

治疗原发病，如眼压高可用乙酰唑胺口服降眼压，同时也可局部点噻吗洛尔眼药水。如虹膜睫状体炎可局部用阿托品眼药水、糖皮质激素眼药水点眼，全身可口服糖皮质激素、吲哚美辛等。

2. 手术治疗

只要炎症及眼压已被控制，视功能尚好者，可行手术治疗。

第六节　糖尿病性白内障

糖尿病性白内障是并发于糖尿病患者的晶状体混浊，属于代谢障碍性白内障，占糖尿病患者的 $60\% \sim 65\%$。主要发生于青少年患者。

【病因】

糖尿病患者由于血糖升高，晶状体内的葡萄糖含量亦随之增高，致使醛糖还原酶活性增加，葡萄糖被转化成山梨醇，由于山梨醇在晶体内堆积，使渗透压增加，晶体吸收水分，形成纤维肿胀变性，最后产生混浊。醛糖还原酶抑制剂，如黄酮类药物可阻断葡萄糖转化为山梨醇，从而防止糖尿病性白内障的发生。

【临床表现】

多发生在 40 岁以下年轻人，发病急骤，发展快，晶体前囊下皮质出现水肿、空泡和斑点、片块状混浊，可在数周或数月内发展到全混浊。晶体混浊为双侧对称性，尤易发生于血糖控制不佳者。此类白内障较少见。发生于老年糖尿病患者，其发展经过与老年性白内障相似，但糖尿病患者的白内障发病率较健康老人为高，且发病年龄也较早。

【实验室及其他检查】

1. 血糖测定。

2. 图形视网膜电图检查，以了解视网膜功能，对评估术后预后有一定价值。

【治疗】

糖尿病性白内障成熟期者，可做白内障摘除术，但术前应控制血糖、血压，并注意预防术后感染，严格注意无菌操作。

第七节　后发性白内障

后发性白内障又称继发性白内障，是白内障囊外摘除术、线状摘除术、针吸术或晶状体外伤大部分皮质吸收后，未完全吸收的残余囊膜、皮质及脱落在晶状体后囊上的晶状体上皮细胞和晶状体纤维增生，在瞳孔区形成半透明或不透明的膜性组织。近年来，由于白内障囊外摘除术、抽吸术及超声乳化术的日益普及，后发性白内障也较为常见。

【病因】

由于白内障手术或晶状体外伤后，皮质吸收不全，以致残余皮质吸水而肿胀；或囊膜上皮细胞增生变性，再加上炎症反应、出血、胆固醇及钙盐沉积等因素，在瞳孔区形成膜组织。

【临床表现】

患者均有白内障手术史或外伤史。

有视力不同程度的障碍。瞳孔区有混浊或半透明的厚薄不一的膜状物，可与虹膜或前玻璃体粘连，其上可有新生血管。

【诊断】

1. 有白内障囊外摘除或抽吸术或晶状体外伤史。

2. 晶状体后囊混浊，并有厚薄不等的白色机化膜状组织。

3. 常伴有虹膜后粘连。

4. 视力障碍，其障碍程度取决于机化物的厚度及有无并发症。

【治疗】

1. 膜样组织薄者可做截囊术，厚者做膜剪开或剪除术。有条件者可做 YAG 激光膜切开术。

2. 术后局部滴或结膜下注射皮质类固醇、滴吲哚美辛，以预防炎症反应。

第八节　中毒性白内障

中毒性白内障是因接触某些有害化学物质，或应用某些药物后引起的晶状体混浊。

【发病机制】

人体因接触了某些有害化学物质，如苯及含苯化合物，其中包括硝基苯、乙苯、苯酚、萘及萘酚等；长期应用某些药物，如皮质类固醇、氯丙嗪、抗肿瘤药物、缩瞳药、口服避孕药物，或应用了含有某些金属的药物如氧化锌等，均可以影响晶状体新陈代谢而造成不同类型和形态的晶状体混浊。其特点为发展快，先侵犯皮质而后到达核，混浊呈颗粒状、条状，有彩色反光和金属光泽。

【临床表现】

1. 有接触有害化学物质、长期应用某些含有金属的药物或应用某些药物史。

2. 裂隙灯下观察晶状体有点状及条状混浊，有彩色和金属反光，有些还伴有眼压升高或伴有视网膜和视神经中毒性改变。

3. 白内障发展迅速，多双眼发病。

【特殊检查】

眼科电生理检查和视野：明确有无视网膜及视神经中毒性病变。

【鉴别诊断】

注意与并发性白内障相鉴别。并发性白内障除晶状体混浊外，眼部有原发病的病理改变。

【治疗】

应积极预防职业中毒性白内障，如戴口罩、面罩和穿工作服。长期服用和接触可能致白内障的药物和化学药品者，应定期检查晶状体，如发现有药物和中毒性白内障发生，应停药和脱离与化学药品的接触，可口服维生素 C、维生素 B$_2$ 等。当白内障明显影响工作和生活时，可手术摘除白内障并植入人工晶体。

第九节　白内障的治疗与护理

一、白内障药物治疗

多年来，人们对白内障的病因和发生机制进行了大量研究，针对不同的病因学说应用药物治疗白内障。

1. 辅助营养类药物

发生白内障的晶状体多有游离氨基酸，某些微量元素如钙、镁、钾、硒等以及多种维生素营养障碍。治疗药物包括一些无机盐配方、游离氨基酸配方和维生素 C、维生素 E 等。

2. 醌型学说药物

如卡他灵、法可林等滴眼剂的使用可阻止醌型物质的氧化作用。

3. 抗氧化损伤药物

由于已知正常晶状体中谷胱甘肽的含量很高，在年龄相关性白内障时其含量明显下降，而实验性白内障则可因为谷胱甘肽的含量增加而使晶状体趋于透明，因此谷胱甘肽滴眼剂常用于早期白内障的治疗。

4. 其他药物

醛糖还原酶抑制剂用于糖尿病性白内障和半乳糖性白内障治疗。

5. 中药

石斛夜光丸、障眼明、麝珠明目液等。

二、白内障的手术治疗

由于药物治疗不能逆转晶状体的混浊，而手术治疗是白内障患者复明的有效手段，由于显微手术技术的发展，显微手术器械设备质量的提高和人工晶体的应用，以人工晶体植入为代表的白内障手术技术得到了突破性的进展。

（一）手术适应证

1. 视力的原因

当白内障引起的视力下降影响到患者工作、学习和生活时，即可进行手术。由于不同的患者对视力的需求明显的不同，因此很难确定一个视力标准作为白内障手术的适应证。由于矫正视力低于 0.3 时，该眼就属于低视力眼，因此进行手术是有理由的。无论何时决定进行白内障手术时，应当考虑患者的利益和技术条件。

2. 医疗的原因

因白内障引起眼部其他病变，如晶状体源性青光眼时，或影响其他眼病，如糖尿病性视网膜病变的治疗时，应进行白内障手术。

3. 美容的原因

虽然患眼已丧失视力，但成熟或过熟的白内障使瞳孔区变成白色影响美容时。

（二）术前检查

1. 全身

（1）血压。应控制在正常或接近正常范围。

（2）血糖。对于糖尿病患者应控制在 8.3 mmol/L 以下。

（3）进行心电图、胸部 X 线片和肝功能等检查，排除严重的心、肺和肝疾病。

（4）血常规、尿常规及凝血功能检查。

2. 视力检查及小孔视力检查

视力常常是决定白内障手术的主要依据，白内障患者术前应详查视力，包括远近视力，以估计白内障损害视力的程度。术者应仔细检查晶状体混浊程度是否与视力损害相一致。晶状体后极部为光学的结点，此处发生轻度混浊，远近视力均可明显下降，有后囊下白内障和核性白内障的患者，在暗处的视力明显好于明亮处的视力。对于核性白内障，虽然远视力明显下降，仍可保持相当好的近视力。当视力下降与白内障的发生程度不相符时，宜仔细检查矫正视力。如仍有疑问，则需查找视力损害的其他原因。如果患者在患病前视力良好，而晶状体混浊与视力下降相适应，则术后视力多数良好。

检查小孔视力时，仅利用角膜、晶状体等屈光间质的很小一部分，可去除这些屈光间质可能影响视力的一些因素，如角膜散光、混浊晶状体可使光线散射等。检查的结果常较不用小孔检查时所得的结果好。在白内障的情况下，用小孔检查视力使光线更容易透过尚透明的晶状体部分到达黄斑，小孔视力更直接地检查了黄斑功能，在一定程度上反映了白内障手术可能获得的视力。但由于患者通过小孔看视力表时，光线通过小孔到达黄斑的光线量相对不足，使在标准照明度的情况下可能看到的一些目标，因照明度不足而显得模糊，白内障时混浊的晶状体也可以阻止光线通过。因此，小孔视力并不能完全代表黄斑功能。

3. 视觉分辨检查

视觉分辨检查主要包括光感、光定位及色觉检查。光感、光定位检查是术前分析患者视功能的先决条件。如光感消失，则无手术价值。如有光觉而光定位不准，说明视神经或视网膜仅存在极有限的功能，术后改善视力的希望较小；如光定位各象限准确，说明眼底没有严重的病变。但光定位好并不完全代表黄斑的功能正常。色觉异常常因黄斑变性、青光眼性视神经萎缩、严重的玻璃体视网膜病变所致。色觉实验良好虽大致说明黄斑的功能不同程度地存在，但并非绝对如此，仍可能不具备正常的黄斑功能。

4. 固视（视力）性质分析法

中心固视是用中心凹注视物体的功能，若病眼不能用中心凹注视目标，而用中心外视网膜一点注视目标，则叫中心外固视或偏心固视，二者的区别在于是否存在中心凹功能。固视性质分析可判定黄斑功能的有无，偏心固视意味着中心凹无功能，主要为视神经病、黄斑病和弱视，矫正视力多在 0.2 之下。常用角膜荧光检查法。

5. 视网膜视力（激光干涉视力）检查

利用激光的相干性，将两束 He－Na 波长为 633 nm 的激光，聚焦于眼的结点，这两束激光通过眼的屈光介质时，因有光程差的存在，到达视网膜上便形成红、黑相间的干涉条纹，当调节这两束激光束间的距离，干涉条纹的粗细及数量也发生变化。视网膜分辨率是指每度视角能分辨的条纹数，将视网膜分辨率转换成视网膜视力。此检查不受屈光状态的影响，激光束均能在视网膜上形成干涉条纹，对一定程度的屈光介质混浊，激光束仍能通过，测定方法简便。

6. Lotmar 视力计

1935 年，LeGrand 首先提出在视网膜上形成干扰光栅测量视网膜功能。Lotmar 发明了以白光测量视网膜功能的无色干扰仪。白光被发射为两个可以旋转的相等光栅，形成 moire 条纹，此条纹分裂为单一的连续光，由其光学部分从两点光源处产生两束连续光，两束光在视网膜重合处形成干扰条纹。在视网膜某一点处，当两束光位于同一相位时，可见最大的明亮的白色或红色线条，若两束光不在同一相位，则见最小的黑色线条。当改变两点光源之间的分离时，光栅频率随之改变，小的分离产生低条纹频率。Lotmar 视力计的频率变化范围，从每视角 30 个条带到 3 个条带。研究表明，尽管 Lotmar 视力计对白内障成熟或接近成熟时，术前预计术后视力不可靠，但对不成熟白内障的估计是满意的，并能判断是否患有黄斑病变。

7. 眼压

术前检查眼压，有助于了解白内障是否并发有原发性青光眼、原有青光眼术后或用药下眼压的控制情况、是否继发膨胀期青光眼、晶状体溶解性青光眼等，这对选择术式、了解预后等有帮助。同时，由于白内障术前需散瞳检查，术前测眼压可以减少发生医源性青光眼的危险。

8. 裂隙灯检查

（1）结膜：检查结膜是否存在感染性炎症，青光眼滤过泡情况，若有遮盖瞳孔区的胬肉影响手术时，宜先行胬肉切除术。

（2）角膜：了解角膜透明度有助于评价术后视力效果，有无角膜的混浊存在及其部位、大小和程度，有无角膜的炎症、瘢痕、新生血管、变性和营养不良，角膜的病变不但会影响手术的正常操作，也关系到手术的预后。

（3）前房：房水的闪辉提示葡萄膜炎症的存在，浅前房应意识到有否闭角性青光眼的存在。

（4）瞳孔和虹膜：正常瞳孔应是双侧大小基本相等，圆形，直径3 mm左右，在光线直接照射下，迅速缩小（瞳孔直接对光反射），光线照射同侧瞳孔缩小的同时，对侧瞳孔也缩小（瞳孔间接对光反射）。白内障的存在不应影响到正常的瞳孔反射，如检查时发现患眼静止时瞳孔异常，如双眼瞳孔大小不等，又没有外伤或手术史可造成双眼瞳孔大小不等的情况，或发现瞳孔对光反射的异常，说明患眼视力下降的原因除白内障外，很可能有其他疾病。瞳孔若能充分散大，手术较容易进行，只能中度散大时，手术即有困难。不能散大的瞳孔，如长期用缩瞳药的青光眼患者，葡萄膜炎的虹膜后粘连，术中要做瞳孔开大术。但是，瞳孔对光反射并不能针对性检查黄斑功能，即在黄斑不严重损伤的情况下，静态瞳孔及瞳孔对光反射都可以完全正常。

检查虹膜是否有新生血管，如有，提示有虹膜睫状体炎、视网膜中央静脉阻塞、糖尿病或眼底广泛性出血的可能性。虹膜震颤提示晶状体的异位或脱位。观察晶状体前和虹膜上是否有白色的碎屑，排除基底膜剥脱综合征，以防手术中悬韧带断离而出现手术并发症。

（5）晶状体：术前宜散瞳检查晶状体，检查的内容包括晶状体混浊的部位与程度，晶状体囊膜情况以及有无晶状体脱位等。检查过程中要注意晶状体核的硬度，软核和轻度硬化的核，可安全地进行晶状体乳化术，对于硬核和过熟的核则增加手术的难度。

9. 眼底镜检查

眼底镜检查是指利用直接眼底镜及间接眼底镜，检查未成熟白内障时混浊晶状体对患眼视力的影响程度，并判断除白内障外，有无其他眼底疾病可引起患眼视力下降。

10. 超声波、X线、CT检查及荧光眼底造影

超声波检查特别是B超检查，测量眼解剖结构上的改变，可大概判断视杯大小、黄斑区有无隆起、眼球轴长及大小，视网膜脱离及眼内肿瘤。眶X线检查，眶CT检查及头颅CT检查，常可以帮助排除一些对视力损害较大的疾病，如脑部肿瘤等，对粗略地判断成熟期白内障手术的预后有一定的意义。当眼底镜及三面镜检查后仍不能确定病变性质时，或需要更准确地确定血管性疾病的范围时，或患者有糖尿病病史或其他疾病史可能影响到视网膜脉络膜血供时，做荧光血管造影检查可帮助判断这些疾病对患眼视力的影响。眼底荧光造影还可作为对患眼疾病研究的档案资料，在手术后重复荧光造影检查时，确定疾病有无进展。并不是每个患者都要常规地进行这些检查，只有当病史或体征提示有上述疾病的可能时，才选用有关的检查。

11. 角膜曲率和眼轴长度的测量

角膜曲率和眼轴长度对于人工晶体度数的计算是不可缺少的参数，可从曲率计或眼部A超检查中获得。

12. 角膜内皮镜检查

眼前部手术都有不同程度的内皮细胞丧失，而白内障手术的特殊解剖学基础，手术

时间、术中的器械机械刺激，低质量灌注液和黏弹性物质的化学刺激和某些非专门为眼内手术而设计的制剂的应用等，都可加重角膜内皮细胞的丧失，角膜内皮严重损伤的直接结果是导致角膜的失代偿，因此，白内障手术前例行角膜内皮镜检查角膜内皮，对于了解其生理储备能力，判断手术预后是极为重要的。

新生儿角膜内皮细胞计数高达 7 500 个/mm^2，青年人的细胞计数因人而异可在 2 500 ~ 4 500 个/mm^2，而老年人则可在 1 500 ~ 2 750 个/mm^2 之间波动。导致失代偿的角膜内皮细胞临界密度计数为正常的 10% ~ 15%，即只有 300 ~ 500 个/mm^2。在这个水平以下时，角膜因内皮细胞失代偿而产生水肿。

13. 眼电生理检查

黄斑部视网膜功能、视网膜遗传性变性疾病和视网膜脱离等使用视网膜电图（ERG）检查具有重要的临床意义。

（三）手术方法

1. 白内障囊内摘除术（ICCE）

将包括囊膜在内的晶状体完整摘除，可不用显微手术镜完成手术，操作较简单。术后瞳孔区透明，不会发生后发性白内障。但发生玻璃体脱出和视网膜脱离等并发症的机会较其他手术多，有时可发生玻璃体疝、继发性青光眼或角膜损伤。

2. 白内障囊外摘除术（ECCE）

摘除白内障，但保留晶状体后囊膜，可减少眼内结构的颤动，减少玻璃体脱出、视网膜脱离和黄斑囊样水肿等并发症，避免术后发生玻璃体疝、玻璃体与角膜内皮层接触所致的角膜内皮损伤。并为后房型 IOL 的植入准备了条件。现代 ECCE 应在手术显微镜下、用显微手术器械完成。既往采用较大的手术切口完成，现在多采用 7 mm 以下的小切口。术后发生后发性白内障的可能性较大。

3. 超声乳化白内障吸除术

采用角巩膜小切口进行手术，应用超声乳化仪将硬的晶状体核粉碎成乳糜状后吸出。由于手术切口小，伤口愈合快，视力恢复迅速。

4. 激光乳化白内障吸除术

是近年发展起来的一项手术技术，应用激光对混浊的晶状体核和皮质进行切割，然后吸除。目前已有 Nd：YAG 激光、Nd：YLF 激光、Er：YAG 激光等激光乳化仪的研制，并已初步应用于临床。激光乳化白内障同样可以在小切口下完成，与超声乳化相比，尚具有切口更小、对眼内组织损伤更少、更安全有效等优点。

5. 人工晶体植入术

Ⅰ期（白内障摘出后立即进行）或Ⅱ期植入人工晶体用于矫正无晶状体眼或屈光不正。人工晶体按植入眼内的位置主要可分为前房型和后房型两种：按其制造材料可分为硬质和软性（可折叠）两种，均为高分子聚合物，具有良好的光学物理性能和组织相容性。折叠式人工晶体可通过 3 mm 左右的小切口植入眼内，通过"记忆"恢复形状，因此手术切口较植入硬质人工晶体减小一半。

人工晶体植入后可迅速恢复视力，具有物像放大倍率小、周边视野正常等优点，但人工晶体无调节能力，不能适应人眼可同时视远、视近的要求。多焦点人工晶体能为患者提供良好的远视力、近视力。保留前、后囊膜的注入式人工晶体将保留人眼的调节力，最接近人体的生理自然，是人工晶体研制的方向。

三、白内障护理

（一）术前准备

1. 执行眼科疾病术前一般护理常规。

2. 注意体温、脉搏、呼吸、血压、咳嗽、心电图的变化以及有无腹泻、便秘和其他疾病。

3. 冲洗泪道，如有泪囊炎症，应待炎症控制后再行手术。

4. 协助医师做术前全身及眼部检查。

5. 术前 1 天患侧剃除鬓发。

6. 术前 1 天晚及术日晨各服乙酰唑胺 0.5 g，或术前 1 小时给予 20% 甘露醇 250 mL，静脉快速滴注，降低眼压。

（二）术后护理

1. 执行眼科疾病术后一般护理常规。

2. 绝对卧床 3 ~ 5 天，并嘱患者勿移动头部。

3. 观察伤口渗液性质、颜色、气味。如分泌物多、渗血、眼痛剧烈，应通知医生。

4. 保持大便通畅，大便时避免用力。

5. 拆线后戴保护眼罩，嘱患者勿揉眼，勿猛烈地瞬目。

6. 有前房积血时取半卧位，双眼包扎。

【健康教育】

（1）老年人应树立乐观积极的生活态度，生活规律，起居有常，运动健身，经常活动，打太极拳等。

（2）积极治疗一些相关的全身疾病，如糖尿病、高脂血症、高血压病、肺心病等。

（3）戒烟酒对预防白内障的发生是有益的，烟草中的有害物质对人的视神经和视网膜有直接的损害作用，酒精可降低人体对毒物质的解毒作用，影响人体的正常代谢活动，所以老年人应戒除烟酒。

（4）在饮食方面，应注意适当增加营养，常食易消化而营养丰富的食品，避免饮食太咸和摄入太多的糖类，多食富含维生素 E、维生素 C、维生素 B_1、维生素 B_2 及微量元素硒和锌的食物，如新鲜的水果、蔬菜、海味、蛋类、牛奶、核桃、赤小豆粥、莲子粥、猪肝、羊肝、鸡肝等。

（5）避免阳光直射眼睛，在阳光下最好戴防护眼镜，以保护晶状体，预防发生白内障。

（6）平时应注意眼睛的保养，不过分使眼睛劳累，可经常进行眼部的保健按摩。

（7）老年人发现眼睛有异常情况时，应及时去医院诊治，手术前要进行必要的全身检查，如有糖尿病要把血糖控制到正常水平，以免增加术后感染的机会，影响切口的愈合。

（8）手术后 7 天内要少活动多平卧，避免头部的震动和碰撞眼睛，避免用力咳嗽，保持大便通畅，手术后若有眼部疼痛进行性加重或视力突然减退等情况，要及时请医生检查及处理。

第六章　青光眼患者的护理

第一节　概　述

青光眼是以眼球内的压力（眼压）持续或间断增高，引起视盘萎缩和凹陷、视野缺损以及视力下降为主要特征的眼病。是临床上的常见病，占致盲眼病的第四位。据统计，我国人群中青光眼的发病率为 0.21% ~ 1.64%，40 岁以上的发病率约为 2.5%。随着我国人口平均寿命的延长，其致盲人数在全盲人中所占比例逐年增高，因而加强对青光眼的早期诊断、早期治疗显得更有意义。

我国正常人眼压是 10 ~ 21 mmHg[*]。从统计学的观点来分析，有 4.55% 的正常人眼压超过 21 mmHg（平均值 ±2 个标准差），0.27% 的正常人眼压超过 24 mmHg（平均值 ±3 个标准差）而没有青光眼状态。换言之，这些人的眼压虽然超过一般正常人的高限，视神经却未遭受任何损害。因此不能简单地机械地用一个数值作为划分病理性眼压的标准，而应该将眼压分正常、可疑病理及病理三个范围。

认识正常眼压及病理性眼压的界限，对青光眼的诊疗有一定意义。当 24 小时眼压差超过 8 mmHg，高压超过 21 mmHg 或两眼眼压差大于 5 mmHg 时，应视为异常。临床上需要进一步检查解释。

眼压是眼球内容物作用于眼球壁的压力。生理性眼压的稳定性，是维持角膜透明度、含水量和屈折率及眼球稳定的球形，提供良好的屈光状态，并保持眼内组织正常代谢的必要条件。决定眼压的因素有三：眼内容物容积，房水生成率和房水排出率，三者均可影响眼压值。由于正常情况下，三者均处于动态平衡，眼压得以维持正常，并保持稳定，任何一者发生改变，都可能导致平衡失调而引起眼压异常，其中以房水排出阻力增加、房水排出率减少而引起眼压增高最为重要。

根据病因学、解剖学和发病机制等，青光眼有多种分类方法，临床上通常将青光眼分为原发性、继发性和发育性三大类：

　＊　1 mmHg = 0.133 kPa。

1. 原发性青光眼

这类青光眼的发病机制经过长期的研究，已逐步了解但未完全阐明。

2. 继发性青光眼

由眼部其他疾病或全身疾病等明确病因所致的一类青光眼。

3. 发育性青光眼

为眼球在胚胎期和发育期内房角结构发育不良或发育异常所致的一类青光眼。

第二节　原发性青光眼

原发性青光眼是主要的青光眼类型，一般是双侧性，但两眼的发病可有先后，严重程度也常不相同。依据前房角解剖结构的差异和发病机制不同，传统上将原发性青光眼分为闭角型青光眼和开角型青光眼二类，虽然最终都表现为典型的青光眼性视神经病变，但其临床表现过程及早期治疗原则有所不同。

原发性闭角型青光眼是因原先就存在的异常虹膜构型而发生的前房角被周边虹膜组织机械性阻塞，导致房水流出受阻，造成眼压升高的一类青光眼。原发性闭角型青光眼的发病有地域、种族、性别、年龄上的差异：主要分布在亚洲地区，尤其是在我国；黄种人最多见，黑人次之，白人最少；女性多见，男女之比约为1∶3，与正常女性的前房角较窄的解剖结构有关；多发生在40岁以上，50~70岁者最多，30岁以下很少发病。我国目前原发性闭角型青光眼的患病率为1.79%，40岁以上人群中为2.5%，与原发性开角型青光眼的比例约为3∶1，是我国最常见的青光眼类型。

一、急性闭角型青光眼

急性闭角型青光眼是一种以眼压急剧升高并伴有相应症状和眼前段组织改变为特征的闭角型青光眼，故又称急性充血性青光眼。多见于50岁以上人群，女性更常见，男女之比约为1∶2，常双眼先后或同时发病。具有家族性、遗传性及双眼性特征。

【病因和发病机制】

1. 解剖因素

本病的病因目前尚不明确。眼球局部的解剖结构变异，被公认是主要发病因素，这种解剖变异具有遗传倾向。在小角膜、短眼轴、浅前房、窄房角和晶体增厚的解剖学基础上，晶状体与虹膜的接触面增大，房水从后房流经晶状体与虹膜之间的阻力就会增大，产生病理性瞳孔阻滞，后房房水经虹膜—晶体间隙进入前房的阻力增加，后房压力增高，晶体虹膜前移、周边部虹膜薄弱而前膨。随着年龄增长，晶状体厚度增加，前房更浅，瞳孔阻滞加重，发病率增高。如果周边虹膜与小梁网发生接触，房角即告关闭，眼压急剧升高，即可发生本病。

2. 诱发因素

情绪激动、精神创伤、过度劳累、气候骤变、暴饮暴食、黑暗环境及药物散瞳等因素可诱发本病。一般认为，本病的发生与神经体液调节失常、血管舒缩功能失调、葡萄膜充血、血管渗透性增加、房水增多、虹膜前移，致使房角阻塞加重有密切的关系。而其诱因大多可影响血管神经的稳定性。

【临床表现】

常见于女性。年龄在40岁以上，特别是50~70岁者居多。情绪波动、过劳、气候突变、长时间在暗处等常为发病诱因。根据临床经过可分六期：

1. 临床前期

指具有闭角型青光眼的解剖结构特征：浅前房、窄房角等，但尚未发生青光眼的患眼。这里有二种情况：一类是具有明确的另一眼急性闭角型青光眼发病史，而该眼却从来未发作过。临床资料表明二眼发作间隔最长者可达数十年。另一类是没有闭角型青光眼发作史，但有明确的急性闭角型青光眼家族史，眼部检查显示具备一定的急性闭角型青光眼的解剖特征，暗室激发试验可呈阳性表现。这些眼，均被认为是处于临床前期。存在着急性发作的潜在危险。

2. 前驱期

自觉症状和他觉症状均较轻微，表现为一过性虹视、雾视及眼胀，若即刻检查可发现眼压轻度升高，角膜轻度水肿，经休息后症状消失。

3. 急性发作期

此期房角完全关闭，眼压急剧升高，眼球静脉出口受压，回流障碍，使眼球各组织处于淤血水肿状态，眼压更为升高。临床表现为：

（1）疼痛伴恶心呕吐：剧烈眼痛及偏头痛，并沿三叉神经分布放射到前额、耳部、鼻窦及牙齿。并有畏光流泪等。由于迷走神经刺激常有恶心呕吐，有时有腹泻，从而掩盖眼痛及视蒙，误认为胃肠道疾病。此外因眼心反射产生心搏过缓、盗汗和畏寒，被误认为感冒等。

（2）眼压升高：一般在50~80 mmHg，严重者可为100 mmHg以上，指压眼球坚硬如石，是诊断急性闭角青光眼的主要依据，必须紧急处理，否则有迅速失明的危险。

（3）视力下降、虹视：因突然升高的眼压使角膜板层伸张，角膜上皮水肿和小泡形成，呈雾状混浊，患者看灯光时产生虹视现象，影响视力，同时眼压急剧升高使视网膜及视神经缺血，视力严重下降，如不及时抢救可致失明。

（4）瞳孔散大：眼压升高使瞳孔括约肌麻痹，瞳孔散大，这是青光眼与虹膜睫状体炎的重要区别之一。持续眼压升高常因上方房角粘连较著，牵拉虹膜使瞳孔轻度上移，而成垂直椭圆形的散大，固定不动。因为屈光间质含水量增加，在暗黑色的背景中，瞳孔呈一种如深海般的绿色反光，此即青光眼名称的由来。

（5）眼部充血：眼压急剧升高约1小时，静脉回流障碍，便出现充血，先出现虹膜血管充盈，以后表层巩膜血管淤血，呈混合性充血。并有球结膜水肿，严重时出现眼睑水肿。

（6）前房变浅及房角闭塞：裂隙灯检查可见虹膜根部几乎与周边角膜相贴，如果角膜清晰可用前房角镜检查，证实房角关闭。

（7）眼底检查：急性发作时因屈光间质水肿混浊，眼底常不能看清。眼压下降后，眼底可见视盘充血和水肿，视网膜血管充盈，动脉有搏动，有时可见出血。

（8）虹膜节段性萎缩：眼压较高情况下，可使局部虹膜血液供应中断，导致缺血和萎缩，常见于上部虹膜，呈扇形。由于色素脱落，在角膜后面和虹膜前面常常见到尘埃状色素沉着。此种节段性虹膜萎缩，只有急性闭角青光眼及眼带状疱疹才会出现，故有诊断价值。

（9）晶体改变：可见到许多灰白色卵圆形或点状混浊，位于前囊下晶体纤维末端，沿裂缝线分布，称为青光眼斑。为有过青光眼急性发作的诊断依据。

4. 间歇期

急性发作经治疗后在停止一切降压药物48小时以上，症状和体征消失，视力部分或完全恢复，此期称为间歇期或缓解期，但随时有急性发作的可能。

5. 慢性期

病情呈慢性进展，视力下降，视野改变，前房角常有周边虹膜前粘连，房角引流功能部分或大部分破坏，眼压中度升高，一般降压药效果不好。应积极治疗，否则进入晚期，视盘呈病理性凹陷及萎缩，视力下降及至失明。

6. 绝对期

持续性高眼压，视力全部丧失。

如果是发生在急性发作未能控制的基础上，则在早期仍保留着急性期的症状和体征，但程度减轻。到后期则仅留下虹膜、瞳孔以及晶状体方面的体征。如果是通过不典型发作而来，则除了房角大部分或全部粘连外，亦可无其他症状或体征。另一种情况也可进入慢性进展期，即在一些间歇缓解期，甚至临床前期的患者，因不愿手术治疗而长期滴用缩瞳剂，虽然避免了急性发作，但房角粘连却在逐步缓慢地进行着，当达到一定程度时则表现出眼压的持续升高。

慢性进展期的早期，眼压虽然持续升高，但视盘尚正常。到一定阶段时，视盘就逐渐凹陷和萎缩，视野也开始受损并逐渐缩小，最后完全失明（绝对期）。确定病程已进入慢性进展期的主要依据是眼压升高，相应范围的房角粘连，房水流畅系数（C值）低于正常。如果视盘已有凹陷扩大，慢性进展期的诊断更可确定。

急性闭角型青光眼的慢性进展期与慢性闭角型青光眼是两个不同的概念，虽然在处理原则上已基本相同，但有必要对其有所认识和区别。

【诊断】

根据发作的典型病史及有浅前房、窄房角表现即可诊断，必要时行暗室加俯卧试验。

1. 暗室加俯卧试验

是较为有意义的诊断急性闭角型青光眼的一种激发试验。对具有前房浅、房角狭窄、疑有闭角型青光眼可能者可行暗室加俯卧试验。暗室促进瞳孔散大，引起瞳孔阻滞，房角关闭，眼压升高。俯卧使晶状体位置前移，前房更浅，更易发生和加重瞳孔阻滞。

2. 方法

先测量眼压，再将被检者带入绝对暗室中，头取俯卧位，睁眼，不能入睡，1小时后问其有无眼胀痛感觉，如无明显症状可延长 1 小时，然后在暗室中弱光下再测量眼压，如眼压升高，超过试验前 8 mmHg，观察前房角有关闭者，为试验阳性。

【治疗】

急性闭角型青光眼是容易致盲的眼病之一，须紧急处理，其治疗原则是：先用缩瞳剂、β 受体阻滞剂及碳酸酐酶抑制剂或高渗剂等迅速降低眼压，使已闭塞的房角开放，待眼压下降后及时选择适当手术防止再发。

1. 药物治疗

目的在于降低眼压及缓解瞳孔阻滞。

（1）缩瞳剂：主要为 1% ~2% 毛果云香碱眼药水。只有当急性闭角型青光眼高眼压状态缓解后，局部滴缩瞳剂才能发挥作用。开始每 5 分钟滴 1 次，共 30 ~60 分钟，以后每天 4 次即可。在紧急处理时还可加用 0.25% 毒扁豆碱眼药水，此药缩瞳作用较强，刺激性也较大，不宜长期使用。注意每次滴药后应用棉球压迫泪囊区数分钟，以免药物被鼻黏膜吸收而引起全身中毒症状。

（2）碳酸酐酶抑制剂：常用乙酰唑胺，一般首次剂量 0.5 g，以后每日 2 ~4 次，每次 0.25 g。应用时口服氯化钾及等量的碳酸氢钠片，可减少药物的不良反应。该药能抑制房水的产生，并有利尿作用，故可降低眼压。常见的不良反应有：四肢及口唇麻木、食欲不振、尿路结石、肾绞痛、血小板减少等。严重者可发生剥脱性皮炎及过敏性肾炎，故应慎用，不宜长期口服。

（3）β 受体阻滞剂：常用药为 0.25% ~0.50% 噻吗洛尔眼药水，每日 1 ~2 次滴眼。与乙酰唑胺或毛果云香碱合用可加强疗效，单独使用对急性闭角型青光眼作用有限。该药无缩瞳作用，心动过缓、心功能不良、支气管哮喘等患者忌用。

（4）高渗剂：20% 甘露醇 250 ~500 mL，快速静滴，该药因直接渗透作用及间接渗透作用而影响血—房水渗透压梯度，使眼压下降。

（5）辅助用药：若患者烦躁不安、疼痛剧烈，可给予苯巴比妥（鲁米那）或氯丙嗪（冬眠灵）使其充分休息。便秘者可给予缓泻剂。此外，术前可局部滴用 0.5% 吲哚美辛悬液或 0.03% 欧可芬滴眼液，对减轻术后反应及降低眼压均有一定作用。

2. 手术治疗

急性闭角型青光眼在间歇期施行虹膜周边切除术或滤过性手术。对侧眼应施行预防性的虹膜周边切除术。

3. 医用激光治疗　根据不同病期选用激光虹膜切开术、激光虹膜成形术、激光房角小梁成形术。

【护理】

（一）一般护理

1. 患者入院后，热情接待，详细介绍病房环境、规章制度等。测量体温、脉搏、呼吸，每日 2 次。

2. 在手术前，一般情况下应做好血常规、尿常规及出凝血时间的检查。遵医嘱及时滴消炎药，使结膜囊清洁，以预防感染。

3. 术前 1 天做好个人卫生，沐浴及洗发。做好心理护理，消除患者紧张、恐惧情绪。

（二）病情观察与护理

1. 密切观察眼压的变化，发现异常及时报告医师。

2. 该病多为双眼发病，若一眼已有急性发作，而健眼因解剖原因具有潜在发作危险，虽无青光眼症状，也应用缩瞳剂预防，并及早做预防性周边虹膜切除术。

3. 如果患者需要反复输入甘露醇，要注意患者是否出现低血钾症状，必要时可以静脉或口服补钾。

4. 在用药过程中，应密切注意不同药物反应。严禁缩瞳药与阿托品混放，切不可用错，要按时点药，确保抢救及时。

5. 应告诫患者，不可擅自停药和改变用药方式；睡眠要充分，情绪要稳定，看电视电影时间不宜过久；每次饮水喝茶不超过 500 mL；因腹痛、胃痛就诊时，告诉有关医师禁用山莨菪碱、莨菪碱类和阿托品等。

（三）手术前、后护理

1. 术前准备

（1）对急性发作期患者，入院后应立即报告医生，并即刻使用缩瞳剂、碳酸酐酶抑制剂、β 受体阻滞剂及高渗剂，迅速降低眼压，使闭塞房角开放。要严格按照医嘱按时用药。

（2）加强心理护理，说明该症发作与情绪激动有密切关系，要求患者有自控能力。

（3）注意观察体温及大便情况，保持大便通畅，以防大便用力。

（4）如有眼痛眼胀等症状及时通知医师。

（5）执行眼科手术前一般护理。

（6）按时给术前镇静及降低眼压药物。术前 1 小时按医嘱服乙酰唑胺 0.5 g 或静滴 20% 甘露醇 250 mL。

（7）患眼局部滴用抗生素眼液，并剪睫毛，进行结膜囊冲洗等一切术前准备工作。

2. 术后监护

（1）手术当日给予易消化半流质饮食，第 2 天可改为普食。

（2）手术后 1~3 天一级护理，以后根据病情可改为二级护理。按医嘱应用抗生素眼药水点眼。

（3）术后平卧休息。

（4）注意包扎敷料有无移位和松脱。

（5）观察是否前房形成，前房形成良好者，拆线后可做眼球按摩，促进引流通畅。

（6）注意前房积血。如积血不多可半卧位，如前房充满积血应与医生联系进行处理。

（7）患者出院时嘱其情绪稳定、保持大便通畅、适当休息等。

【健康教育】

对前房浅和有青光眼家族史者须重点随访，或可为青光眼可疑者进行检查。老年人平时应陶冶情操，调节情绪，加强锻炼，注意用眼卫生。忌用阿托品等散瞳剂，以防恶化。

二、慢性闭角型青光眼

慢性闭角型青光眼发病年龄较急性闭角性青光眼者为早。这类青光眼的眼压升高，同样也是由于周边虹膜与小梁网发生粘连，使小梁功能受损所致，但房角粘连是由点到面逐步发展，小梁网损害为渐进性，眼压水平也随着房角粘连范围的缓慢扩展而逐步上升。

【病因和发病机制】

具有眼球轴较短、前房浅、角膜直径较小、房角窄等引起本症的基本解剖因素。此外，情绪激动、过度疲劳、看电影电视等为引起本病的诱因。

【临床表现】

慢性闭角型青光眼在发作时眼前部没有充血，自觉症状也不明显，如果不查房角易被误诊为慢性单纯性青光眼。本病发作时常有虹视，其他自觉症状如头痛、眼胀、视物模糊等，都比较轻微，眼压中等度升高，多在 40~50 mmHg，发作时房角大部或全部关闭，经过充分休息和睡眠后，房角可再开放，眼压下降，症状消失。以后病情发展，反复发作，房角即发生粘连，随之眼压持续升高，房水流畅系数下降。晚期则出现视神经萎缩，视野缺损。如治疗不当，最后完全失明而进入绝对期。

【诊断】

根据病史、上述临床表现，结合房角镜检查、视野检查、眼压描记检查等，可做诊断。

【治疗】

1. 药物治疗

1% 毛果芸香碱液，每小时 1~2 次，滴眼。0.5% 噻吗心胺每日 1~2 次，滴眼。必要时加用碳酸酐酶抑制剂，如乙酰唑胺，首次量 500 mg 口服，然后每次 250 mg，每日 1~3 次，口服，依眼压高低而定。眼压较高者可应用高渗剂，如 20% 甘露醇、50% 甘油等。但不提倡长期药物治疗，以免失去手术治疗机会。

2. 手术治疗

对停用各种降压药物 48 小时后眼压正常，房角的功能性小梁开放 1/2 以上，可行激光膜切开术或周边虹膜切除术。如房角广泛粘连，C 值在 0.12 以下，单纯局部用药压不能维持正常，或视盘、视野已出现损害者，应行滤过性手术。

【护理】

同前。

三、开角型青光眼

开角型青光眼又称慢性单纯性青光眼，是一种由眼压升高而致视神经损害、视野缺损，最后导致失明的眼病，其主要特点是高眼压状态下前房角宽而开放。本病病情进展相当缓慢，且无明显的自觉症状，故不易早期发现，部分患者直到视野损害明显时才就诊。多见于 20~60 岁的患者，男性略多于女性，多为双眼发病。根据本病的临床表现，与中医学的"青风内障"相似。

【病因】

此病病因不明。该型青光眼的特点是眼压虽然升高，房角却始终是开放的，有别于闭角型青光眼。其房水排出障碍已由房水动力学研究所证实，但阻滞房水流出的确切部位还不够清楚。目前一般认为其房水外流受阻于小梁网—Schlemm 管系统。组织学检查提示小梁内皮细胞变性、脱落或增生，小梁条索增厚，网眼变窄或闭塞，Schlemm 管内壁下的近小管结缔组织内有高电子密度斑块物质沉着，Schlemm 管壁内皮细胞的空泡减少等病理改变。

【临床表现】

1. 症状

发病隐蔽，偶尔出现虹视、眼胀。

2. 眼压

不稳定，可高于正常值，测量 24 小时眼压较易发现眼压高峰且昼夜波动较大。

3. 眼底

可见视盘凹陷的进行性扩大和加深，或视盘颞侧上、下方局限性盘沿变窄，形成切迹，视盘颞侧上、下方视网膜神经纤维层缺损。有时，视盘表面或其附近视网膜上有火焰状出血。

4. 视功能

视野缺损。早期表现为生理盲点扩大或牛角形暗点，继而形成弓形暗点，上、下方弓形暗点可连接成环形暗点。进一步发展，视野亦向心性缩小。晚期，仅中央部及颞侧周边部的视野残存，形成管状视野和颞侧视岛。可伴发色觉障碍。

【诊断】

1. 眼压升高大于等于 24 mmHg，或 24 小时眼压波动幅度差大于 8 mmHg。

2. 眼压描记，房水流畅系数经常小于等于 0.13。

3. 典型的视野缺损，有可重复性旁中心暗点和鼻侧阶梯。

4. 视盘损害：C/D > 0.6，或双眼 C/D 差值大于 0.2。

5. 房角检查为宽角，永久开放，不随眼压高低变化。

【治疗】

过去开角型青光眼的治疗原则一般是先采用药物治疗，无效时再考虑手术，主要是基于手术（非显微手术）并发症多、疗效差（患者较年轻，易产生滤过道瘢痕化）等因素。随着临床研究的深入，眼显微手术的广泛开展，手术器械的不断完善，手术技巧和手术方法的改进，青光眼滤过性手术的疗效大大提高，一些学者主张积极的手术治疗，尤其是已有视神经和视野损害的病例。

1. 药物降眼压治疗

1）眼局部应用的降眼压药物作用机制

（1）增加小梁网途径的房水引流。

（2）减少睫状体的房水产生。

（3）增加葡萄膜巩膜途径的房水引流。应用于开角型青光眼降眼压治疗最早的是增加小梁网途径房水引流药物如拟胆碱作用药、肾上腺素受体激动剂等，应用最广泛的是减少房水生成的药物如 β 受体阻滞剂，应用最新的是增加葡萄膜巩膜途径房水引流药物如前列腺素衍生物。

（1）拟胆碱作用药物：毛果芸香碱最常用，目前在开角型青光眼的治疗多为 β 受体阻滞剂不能较好控制眼压时的一种联合用药，机制是增加小梁途径的房水引流。不良反应：可引起眉弓疼痛、视物发暗、近视加深等，若用高浓度制剂频繁滴眼，还可能产生胃肠道反应、头痛、出汗等全身中毒症状。毛果芸香碱缓释膜或毛果芸香碱凝胶作用时间长，不需频繁滴药，不良反应也相对较小。

（2）β 受体阻滞剂：常用剂型为 0.25%～0.50% 噻吗洛尔、0.25%～0.50% 贝他根和 0.25%～0.50% 贝特舒等滴眼液，每日 1～2 次滴眼。β 受体阻滞剂可通过抑制房水生成降低眼压，不影响瞳孔大小和调节功能，但其降压幅度有限，长期应用后期降压效果减弱。噻吗洛尔和贝他根为非选择性 $β_1$、$β_2$ 受体阻滞剂，对有心传导阻滞、窦房结病变、支气管哮喘者忌用。贝特舒为选择性 $β_1$ 受体阻滞剂，呼吸道方面的不良反应较轻。

（3）β 受体激动剂：常用 1% 肾上腺素及其前体药 0.1% 地匹福林滴眼液，每天 2～3 次，利用其 $β_2$ 受体兴奋作用，使小梁网房水流出阻力降低，以及增加葡萄膜巩膜途径房水引流。主要不良反应是收缩局部血管，药效失去后会发生反射性充血。因其扩瞳作用，故禁用于闭角型青光眼。

（4）前列腺素衍生物：目前已投入临床应用的制剂有 0.005% 拉坦前列腺素，每日傍晚 1 次滴眼，可使眼压降低 20%～40%。其作用机制为增加房水经葡萄膜巩膜外流通道排出，但不减少房水生成。本药不影响心肺功能，不良反应主要为滴药后局部短暂性烧灼、刺痛、痒感和结膜充血，长期用药可使虹膜色素增加。毛果芸香碱可减少葡萄膜巩膜通道房水外流，与前列腺素衍生物制剂有一定拮抗作用。

（5）碳酸酐酶抑制剂：以乙酰唑胺为代表，每片 0.25 g，多作为局部用药的补充，剂量不宜过大，可给 0.125 g，每日 2 次；或 0.062 5 g，每日 3 次。目前已研制出局部用药制剂，如 2% 派立明，其降眼压效果略小于全身用药，但全身不良反应也很少。作用机制为通过减少房水生成降低眼压。久服可引起口唇面部及指趾麻木、全身不适、肾绞痛、血尿等不良反应，不宜长期服用。

2）全身应用的降眼压药：多作为局部用药不能良好控制眼压时的补充，或手术治疗前的术前用药，剂量和时间均不宜过大或过长，以免引起全身更多的不良反应。

（1）碳酸酐酶抑制剂：以乙酰唑胺为代表，每次 125～250 mg 口服，每日 1～3 次。该药是磺胺类制剂，过敏者禁用。常见的不良反应有唇面部及手指、脚趾麻木感，胃肠道刺激症状，尿液混浊等，如长期服用，可诱发尿路结石、肾绞痛、代谢性酸中毒、低血钾等。所以，临床上常同时给予氯化钾和碳酸氢钠以减少不良反应的发生。个别病例对该药有特异反应，可产生再生障碍性贫血，与剂量无关。醋甲唑胺（甲氮酰胺）的不良反应较少。

（2）高渗剂：常用 20% 甘露醇和 50% 甘油，前者用于静脉快速滴注，1～2 g/kg；后者供口服，2～3 mL/kg。作用机制是可在短期内提高血浆渗透压，使眼组织，特别是玻璃体中的水分进入血液，从而减少眼内容量，迅速降低眼压，但降压作用在 2 小时后即消失。高渗剂主要用于治疗 ACG 急性发作和某些有急性眼压增高的继发性青光眼。使用高渗剂后因颅内压降低，部分患者可出现头痛、恶心等症状，用药后宜平卧休息。甘油参与体内糖代谢，糖尿病患者慎用。

（3）视神经保护药物治疗：有效的青光眼治疗应该是将传统的降眼压治疗与阻止视网膜神经节细胞凋亡的治疗相结合，才能使更多的神经节细胞得到恢复。

3）激光治疗：药物治疗无效或效果不满意时首先选用激光小梁成形术。术后往往还须辅助以药物治疗。

4）手术治疗：为开角型青光眼治疗的最后手段。效果比较肯定，但术后视力下降及白内障发生率高。有时甚至在正常眼压范围内，视神经损害及视野缺损继续恶化，也应进行手术治疗。常用的手术为小梁切除术及其他滤过性手术和非穿透性小梁手术。年轻患者，为防止滤过通道的纤维瘢痕化，可在术中或术后恰当应用抗代谢药，常选丝裂霉素 C（MMC）和氟尿嘧啶（5‑FU），但要特别注意防止该类药物的毒性作用和可能的并发症。对于多次滤过性手术失败的患眼，可以采用人工植入物引流术，如青光眼减压阀（Krupin 或 Ahmed value）手术。

【护理】

同前。

【疗效标准及预后】

主要是指青光眼术后的疗效标准。

1. 痊愈

眼压控制，视功能未减退或稍有减退（因术后散瞳关系）。

2. 好转

眼压在加用药物后可控制。

3. 无效

眼压即使在加用药物后也不能控制。

4. 预后

如眼压控制到最佳水平，视功能不再继续丧失，青光眼杯无继续扩大，预后良好；但有些青光眼患者发病原因复杂，尽管眼压控制良好，但视功能仍有继续恶化，则预后不良，应加强改善视神经功能方面的治疗。晚期小视野或近绝对期青光眼如保守用药无效，应积极采用手术降压，因有很少数术后视力会突然丧失，必须谨慎。青光眼术后常遇到白内障问题，有的是原已有白内障，因手术刺激使其加速发展；有的是因手术使局部环境变化，导致白内障形成和发展，或手术直接损伤晶体所致。只要眼压控制良好，白内障可以择期手术，恢复视力。

第三节 继发性青光眼

继发性青光眼是以眼压升高为特征的眼部综合征群，其病理生理是某些眼部或全身疾病或某些药物的不合理应用，干扰了正常的房水循环，或阻碍了房水外流，或增加房水生成。根据高眼压状态下房角的开放或关闭，继发性青光眼也可分为开角型和闭角型二类，但有些病例在病变过程中可由开角转为闭角，有些病例则可两种机制共存。继发性青光眼常见的原发病变主要有炎症、外伤、出血、血管疾病、相关综合征、相关药物、眼部手术以及眼部占位性病变等，使病情更为复杂和严重，预后往往也较差，其诊断和治疗要同时考虑眼压和原发病变。

一、青光眼睫状体炎综合征

青光眼睫状体炎综合征，是一种有眼压中等度升高的青光眼表现，同时伴有角膜后沉着物的睫状体炎症状的眼病。为常见的继发性开角型青光眼。其多发生于青壮年，女性多于男性。以单眼发病居多，偶可双眼发病，常反复发作。如不伴有原发性青光眼，则预后良好。

【病因和发病机理】

本病原因不明，可能与前列腺素有关。由于房水中前列腺素含量突然显著升高，房水生成增多，致使眼压升高。

【临床表现】

骤然起病，单眼发生，轻度头痛，眼胀不适，视物模糊，虹视。检查眼部，有青光眼的表现，眼压中等度升高，通常为 40～60 mmHg，前房不浅，瞳孔轻度散大或散大不明显，对光反射好；又有睫状体炎的表现，如睫状充血，角膜后壁有灰白色、大小不一、数目不多的沉着物（KP），房水丁道氏征阳性。但患者房角开放，眼底和视力一般均正常，虹膜不发生粘连，也无瞳孔缩小。本病反复发作，发作持续数小时至数天后，可自行缓解，缓解后眼压、房水流畅系数、视野、激发试验等均属正常。

【诊断】

1. 自觉症状轻，视物模糊，眼胀不适，无头目剧痛。

2. 眼压中度升高，前房不浅，房角开放，眼压升高与自觉症状不成比例。

3. 角膜后壁有数量不多、大小不等的灰白色沉着物，大的如油脂状。

4. 虽反复发作，但不发生虹膜后粘连，亦不发生视盘凹陷及视野缺损。

【治疗】

1. 局部应用肾上腺皮质激素，如0.5%可的松液或0.1%地塞米松液，每日3～4次滴眼。也可以用1%肾上腺素或0.1%～0.5%噻吗洛尔滴眼。

2. 吲哚美辛25～50 mg，每日3次口服。乙酰唑胺250 mg，每日3次口服。也可应用氟芬那酸200～400 mg，每日3次口服。

3. 一般不宜手术，因手术不能防止其发作，如并发原发性开角型青光眼可考虑行滤过手术。

【护理】

同前。

二、新生血管性青光眼

新生血管性青光眼是指虹膜和小梁表面有新生的纤维血管膜，使虹膜与小梁和房角后壁粘连，以致眼压升高的严重眼病，属于继发性青光眼范围。由于虹膜上的新生血管形成血管丛，致使虹膜组织模糊不清，色呈暗红，称虹膜红变。因新生血管极易破裂，以致反复发生前房积血，故又名出血性青光眼。本病病情顽固，预后不良，常导致失明。

【病因和发病机制】

一些视网膜血管性疾病，如视网膜中央静脉阻塞、增殖性糖尿病性视网膜病变等。由于视网膜缺氧，引起虹膜表面及前房角小梁新生纤维血管膜形成，堵塞小梁网眼，使眼压增高。晚期由于血管膜收缩，形成周边虹膜前粘连，使房角闭锁而形成继发急性闭角型青光眼。

【临床表现】

本病常先有视网膜中央静脉阻塞、视网膜中央动脉阻塞、糖尿病性视网膜病变、视网膜静脉周围炎等眼病。早期眼压正常，仅见瞳孔缘虹膜周围有细小新生血管，并向虹膜根部进展，继之虹膜新生血管融合，房角与小梁均有新生血管。患者常因眼压突然升高，剧烈疼痛而来就诊。检查见睫状充血、角膜水肿、瞳孔散大、对光反射消失、瞳孔缘处可见虹膜外翻。虹膜有新生血管，色暗红。若脆弱的新生血管破裂，则发生前房积血，甚至积血流入玻璃体内。如能查见眼底，则可见上述眼底病变，如视网膜不同程度积血，或新生血管形成，或呈增殖性视网膜病变。视盘一般变化不大，但也可有新生血管膜形成。房角检查见小梁新生血管膜形成，虹膜周边前粘连，甚至房角完全闭塞。

【实验室及其他检查】

1. 前房角镜检查

早期房角开放，后期小梁有新生血管纤维膜和虹膜周边前粘连，发生房角闭塞。

2. 视野检查

早期正常，晚期可见视野缺损。

【诊断】

1. 眼内常有引起视网膜、缺血缺氧的疾病，如视网膜中央静脉阻塞、糖尿病性视网膜病变、视网膜中央动脉阻塞等。

2. 虹膜表面有新生血管（虹膜红变）。

3. 房角周边粘连，前房角小梁网上可见新生血管和纤维膜。

4. 眼压升高、瞳孔散大、睫状充血。

5. 有头目剧烈疼痛等青光眼症状。

【治疗】

新生血管性青光眼属于难治性青光眼之一，所以对新生血管性青光眼前期的治疗，也就是对原发病因的治疗是非常重要的。临床治疗上关键是早期发现虹膜新生血管并进行早期准确而有效的治疗，方可预防新生血管性青光眼的发生并保护视力。

1. 视网膜缺血的治疗

全视网膜光凝是预防发生虹膜新生血管和新生血管性青光眼的最有效方法。在缺血性视网膜中央静脉阻塞和糖尿病性视网膜病变中，荧光血管造影显示广泛毛细血管非灌注区或瞳孔缘有荧光素渗漏者，均应进行全视网膜光凝。

（1）全视网膜光凝术：全视网膜光凝术的目的在于保护黄斑不受累及，光凝破坏新生血管区，封闭新生血管及供养血管，并促进视网膜积血、水肿及渗出的吸收，停止释放血管生长因子，预防再有新生血管形成及其他并发症的发生。手术可用氩激光（波长 4 880 nm）和氪红激光（波长 647.1 nm），屈光间质混浊者首选氪红激光。

全视网膜光凝可根据眼底病变程度于 2 周至 1 个月内分 3 ~ 4 次完成，积累治疗量 1 500 ~ 2 500 点。疗效随光凝面积的增加而提高。我国王燕琪等人报道 94% 的视网膜、虹膜、房角新生血管在 2 ~ 4 周消退。

（2）全视网膜冷凝术：应用全视网膜冷凝术，可以有效地使新生血管消退，而不引起视力减退。沿角膜缘一圈剪开球结膜，分离至赤道部，四条直肌作牵引缝线。分别距角膜缘 7 mm，10 mm，13 mm 各冷冻一排，每排冷冻 20 ~ 24 个点，10—0 号尼龙线间断缝合球结膜。有研究报道，治疗后数天至 1 周新生血管开始消退，1 个月基本可以完全消退。对于眼底可视性不好、行全视网膜光凝术有困难的患者可以行全视网膜冷凝术。

（3）前房角光凝术：一旦眼压升高，治疗就变得复杂。开角型青光眼期特征是房水闪光、新生血管、前房角开放、眼压升高。治疗方法包括激光、药物、手术治疗，全视网膜光凝是非常重要的。但是，由于全视网膜光凝术效果并不是很迅速，就应该考虑联合前房角光凝术。这种治疗时使用激光直接烧灼新生血管。使用氩激光治疗的参数：200 μm 光点、0.2 秒、功率 200 mW。根据组织反应情况可以调节能量大小，先光凝前房角部位的血管，然后到周边虹膜，最后到整个虹膜。因为血管光凝后会出现痉挛，接着重新开放，所以要多次烧灼。前房角光凝术可以挽救仍然开放的前房角，但是前房角光凝术对防止粘连性前房角关闭无效，甚至会因为术后的炎症而加重新生血管性青光眼的发病过程。

2. 降眼压治疗

1）药物治疗：根据 24 小时眼压曲线，以在高峰眼压前 1 ~ 2 小时用药为准，适当安排用药时间及次数。局部用药应先用 1 ~ 2 种低浓度的药物，如眼压不能控制再增加药物种类及浓度，进行联合药物治疗。主要药物有 1% ~ 2% 毛果云香碱、0.25% ~ 0.50% 噻吗洛尔、0.5% 盐酸左旋丁苯酮心安等。口服药物如乙酰唑胺、甘油等仅作为眼压很高时临时用药，不可长期应用。

2）滤过性手术：前房角关闭和眼压升高的患者治疗方案除全视网膜光凝和药物治疗方法外，青光眼滤过性手术对于降低眼压是必需的。闭角型青光眼期特征是前节炎症、周围前房角粘连、外翻性葡萄膜炎，由于周围前粘连导致的前房角关闭，在前房角镜下观察仍会误认为是开角型。由于后期前房角关闭后，前房角光凝术治疗无效，故辨别开角与闭角非常重要。

滤过性手术新生血管性青光眼成功率很低，Heuer报道第一次用滤过性手术治疗新生血管性青光眼控制眼压的成功率只有11%，Herschler等改进滤过性手术，但成功率只有33%。然而联合全视网膜光凝术治疗成功率较以前要高，Alien报道青光眼滤过性手术前行全视网膜光凝术新生血管性青光眼治愈率高达67%。因此全视网膜光凝术是必要的。

术后使用药物降低炎症反应。术后局部和全身使用皮质激素并联合使用氟尿嘧啶、丝裂霉素（MMC）、β氨基丙腈（BAPN），在随访期间可以使用氟尿嘧啶。

3）青光眼引流管或调节阀植入术：青光眼房角开放期多采用各种房水引流装置放入眼内，这些都是对组织反应小、组织适应性好的合成高分子化合物。1969年Moltemo首先介绍青光眼引流管植入治疗难治性青光眼。现在常使用改良的moltemo，ahmed，krupin等几种植入物，手术成功率为50%~80%，术中、术后联合应用抗组织瘢痕化药物（丝裂霉素5-FU等），使手术成功率将大大提高。

4）睫状体破坏手术：睫状体破坏手术主要用于晚期的新生血管性青光眼，患者用药物和其他手术治疗失败，或视力丧失，而且疼痛严重，此时治疗目的是缓解症状、保留眼球或挽救残存的视力。这种治疗也应建立在病因治疗和眼底缺血治疗基础上，因缺血未消除，手术后新生血管化仍会继续进行，即使手术后近期眼压控制满意，也可能因为新生血管继发性出血、炎症等原因导致眼压不能控制或眼球萎缩，最终眼球摘除。

（1）睫状体激光光凝术：睫状体眼内激光直接光凝是另一种治疗方法，利用激光对睫状体进行凝固、破坏，使其丧失或减少分泌房水的功能，以降低眼压，成功率为28%~76%，而这种技术的局限性在于睫状突的可见度要好、角膜要清晰、眼球无晶状体或假性无晶状体，瞳孔散至足够大。

主要方法：①经巩膜睫状体光凝术；②经眼内激光睫状体光凝术；③经瞳孔激光睫状体光凝术。经眼内激光睫状体光凝术需要切开眼球，并发症较多，现较少单独使用；经巩膜睫状体光凝，方法简单，可多次重复，并发症较少。

（2）睫状体冷冻术。治疗的目的在于破坏睫状上皮和睫状血管系统，以减少房水的产生。冷冻范围：首次冷冻限于180°范围，最多不超过300°。冷冻时间为3及9点钟部位持续60秒钟自融后，再冻60秒钟。其他部位持续冻30秒钟自融后，再冻30秒钟。温度为-80℃。

（3）超声治疗：将高能超声波聚焦在睫状体，利用超声能量破坏睫状突，产生局部睫状体脱离，治疗区域巩膜变薄产生的微滤过而减低眼压。该方法有一定设备要求，手术效果及并发症难以预测。超声睫状体破坏手术在1年内控制眼压成功率为54%~74%。尽管成功率与睫状体冷凝术相近，但眼球软化、眼压过低视力丧失的并发症明显减少。

（4）切除部分睫状体手术：切除部分睫状体也是一种睫状体破坏术，同样能降低眼压。Sautter等施行106例睫状体切除术，术后6个月发现60只眼的眼压低于19 mm-

Hg，但 13 只眼有眼内并发症，包括 4 只眼玻璃体积血、8 只眼玻璃体丢失和 1 眼驱逐性出血。随访 6 个月，4 只眼低眼压、1 只眼眼球萎缩和 1 只眼视网膜脱离。这种治疗方法在临床推荐应用前，尚需进一步研究。

【护理】

同前。

三、睫状环阻塞性青光眼

睫状环阻塞性青光眼又称恶性青光眼，是一种睫状环小而晶状体过大，睫状环与晶状体之间间隙狭窄，房水流通受阻引起的继发性闭角型青光眼。多见于内眼手术，特别是抗青光眼滤过性手术之后，长期使用缩瞳剂亦可引发。除眼压升高外，前房极度变浅或消失，缩瞳无效、扩瞳缓解是其特征。本病为双眼发病，男女均可发生，但以女性居多。如治疗不当，常可导致失明。

【病因】

本病主要是局部解剖因素的异常，如眼球小、角膜小、睫状环小及晶状体过大。因睫状环与晶状体之间的间隙变窄，在抗青光眼手术、外伤、葡萄膜炎或点缩瞳剂等诱发因素下，导致睫状体水肿或睫状肌收缩，致使睫状体与晶状体或玻璃体相贴，发生睫状环阻滞，后房的房水不能进入前房而向后逆流并积聚在玻璃体内，又将晶状体和虹膜向前推挤，使前房变浅，房角闭塞，眼压升高。

【恶性青光眼的分类】

恶性青光眼一直被认为属于继发闭角型青光眼。根据临床多样化的表现，Levene提出了分类的新概念，将其分为典型性和非典型性两大类。所谓典型性是多指发生于闭角型青光眼术后的恶性青光眼，其具有明确的解剖基础：小眼球、小角膜、浅前房、窄房角、晶状体厚、睫状环相对小等表现。非典型性是指非滤过手术所引起的恶性青光眼，如 YAG 激光虹膜打孔术后、使用缩瞳剂后，炎症反应、外伤、视网膜光凝及阅读等引起的恶性青光眼。

近年来国内学者刘磊等利用超声生物显微镜研究恶性青光眼的发病机制，主张将恶性青光眼分为原发性和继发性两大类：原发性指眼部无其他继发因素而发病者，相当于Levene 所指典型性恶性青光眼；继发性系指眼部其他疾患引起的恶性青光眼，相当于Levene 所指的非典型性恶性青光眼。

另一种恶性青光眼的分类方法是把它分为有晶状体眼、无晶状体眼和人工晶状体眼三种情况。

【临床表现】

本病常有诱发因素，最常见的是抗闭角型青光眼术后或点缩瞳剂后。发作时与急性闭角型青光眼发作期相同，即眼胀头痛、眼压升高、混合充血、角膜雾浊水肿、前房中部及周边普遍极浅，甚至虹膜与角膜紧紧相贴，用裂隙灯检查通过虹膜缺损区可见睫状突与晶状体赤道部相连，玻璃体腔内可有房水透明区。可发生在手术后数小时、数日或数月。

如有下列情况者，要警惕本病的发生。如闭角型青光眼、眼压难以控制、术前眼压较高；角膜横径 <10.5 mm；虹膜明显膨隆，前房极浅；晶状体前移顶住虹膜；一眼已发生，另一眼必须高度警惕。

【诊断】

1. 本病常发生于小眼球、小角膜、前房浅、睫状环小、晶状体过大的患者。

2. 常发生于抗青光眼术后或长期使用缩瞳剂之后。

3. 眼压持续增高。

4. 前房极浅或消失，虹膜与角膜相贴。

5. 点缩瞳剂及一般抗青光眼手术无效。

【治疗】

1. 药物治疗

（1）停用缩瞳药：由于认识到瞳孔阻滞不参与睫状环阻塞性青光眼的发病机制，所以缩瞳药在睫状环阻塞性青光眼中并无任何增加房水外流的效果。

（2）睫状肌麻痹药或散瞳药：从 von Graefe 提出睫状环阻塞性青光眼的概念以后，一百多年来人们在不断地寻找治疗方法，Heuser 首次提出使用阿托品，没有引起人们的重视。Chandler 等（1962）重新提出使用睫状肌麻痹药治疗睫状环阻塞性青光眼，因为它能拉紧悬韧带，缩回晶状体—虹膜隔，推测还可抵消向前挤压的力量以加大前部玻璃体环形表面积。散瞳药，如 2.5% 去甲肾上腺素既可以提高睫状肌麻痹肌作用于悬韧带的效果，又有保持较大的瞳孔以消除任何瞳孔阻滞的作用。

（3）房水生成抑制药：如非特异性 β 受体阻滞药（噻吗洛尔或左布诺洛尔）以及碳酸酐酶抑制药（乙酰唑胺），因为既可常规降低眼压又可抑制后房房水生成，这两方面作用可减少玻璃体膨胀的恶性循环以及降低房水在玻璃体中的传导性，所以他们有双重功效。

（4）玻璃体脱水药：目前通常采用口服 45% 异山梨醇 6 小时一次或静脉注射 20% 甘露醇高渗剂能明显减少玻璃体中异常的房水积聚。对于可疑病例应注意监测电解质和心、肾脏功能。

（5）抗炎药物：尤其是手术后或葡萄膜炎的睫状环阻塞性青光眼，局部药类固醇（1% 泼尼松龙）理论上可最大地减轻睫状体内炎症，以及破坏周边玻璃体与睫状突或虹膜后表面与邻近组织（后囊膜、晶状体、玻璃体）之间的粘连实变。这种短期疗法不可能引起皮质类固醇眼压反应。

2. 手术治疗

恶性青光眼的手术方法随着人们对其发病机制的不断重新认识及设备的更新而日益有所改进，在决定选择手术治疗后，要不失时机地精密设计最佳方案，并果断、快速地实施于患者。

（1）手术时机选择：①正确的药物治疗 2 天后眼压仍然难以控制；②角膜与晶状体相贴，对角膜内皮有影响时；③角膜与人工晶状体相贴；④角膜内皮已经出现皱褶；⑤晶状体—虹膜隔前移明显者。

（2）正确术式选择：一个好的手术效果，取决于手术前的正确决策。恶性青光眼的手术方法很多，采取哪一种方式，要根据患者的眼部情况。例如，术前视力、眼压、角膜内皮细胞计数、前房变化、晶状体混浊程度、眼底视神经状况等。手术前详细分析病情，判断手术预后。术前与患者及家属详细谈话，使患者及家属对自己的眼部条件有一个正确的认识及了解，并对手术后果能够正确理解。

【护理】

同前。

四、皮质类固醇性青光眼

皮质类固醇性青光眼是糖皮质激素诱导的一种开角型青光眼，通常与眼局部表面滴用糖皮质激素制剂有关，也可见于全身应用糖皮质激素药物者，近年来有逐步增多的趋势。依据糖皮质激素的来源分为内源性和外源性二类。常见的是医源性用药治疗，其途径有眼局部表面给药，眼周组织内给药（球后、球旁、结膜下注射）和全身性应用（口服、肌内注射、吸入、静脉滴注及皮肤用药），其中以眼表给药最多。糖皮质激素诱致的高眼压反应有易感人群：原发性开角型青光眼及其一级亲属，高度近视、糖尿病、结缔组织病尤其是类风湿性关节炎等较普通人易感。病理生理学研究表明，糖皮质激素诱致的眼压升高是小梁细胞功能和细胞外基质改变，房水外流通道阻力增加之故。

【临床表现】

皮质类固醇性青光眼大多具有类似原发性开角型青光眼的临床表现，包括眼压升高、视盘凹陷增大、视网膜神经纤维层缺如和视野缺损等。其眼压升高可发生在眼局部或全身使用糖皮质激素后数天至数年，而且大部分患者眼压都是逐渐升高，只有极少数患者出现类似急性青光眼的症状。研究发现，皮质类固醇性青光眼发生时间及程度与所用糖皮质激素类药物的剂量、用法、给药途径、用药时间长短以及药物种类与剂型等相关。糖皮质激素诱发潜在眼压升高效应最常见的是倍他米松、地塞米松和泼尼松，而氟米松和甲羟孕酮则很少引起眼压升高。

有学者将皮质类固醇性青光眼分为以下3型：

1. Ⅰ型（皮质类固醇性高眼压）

应用糖皮质激素时间较短，停用后眼压可恢复正常，具有类似开角型青光眼的临床表现，没有青光眼性视盘和视神经损害，随访期眼压维持正常。

2. Ⅱ型（皮质类固醇性青光眼）

眼局部或全身使用糖皮质激素后，出现类似原发性开角型青光眼的临床表现，多伴有典型的晶状体后囊下混浊，停用糖皮质激素后眼压不能恢复正常，需要降眼压药或抗青光眼手术治疗。

3. Ⅲ型（皮质类固醇性青光眼＋原发性开角型青光眼）

与Ⅱ型特点相似，但是应用糖皮质激素的时间和用药量与视神经和视功能损害不一致，即用药时间短且用量小，而视神经功能损害严重。双眼同时用药，同样用药时间和剂量的情况下，双眼视功能损害明显不对称。停用糖皮质激素后眼压不降，甚至进行性上升。

此种分类中Ⅰ、Ⅱ型中基本上排除了原发性开角型青光眼，仅在Ⅲ型中部分可能并发原发性开角型青光眼，这种分类对指导皮质类固醇性青光眼的治疗具有意义。

【诊断】

1. 有局部或全身较长时与糖皮质激素用药史。

2. 眼压升高时间、幅度及视功能损害程度间糖皮质激素使用相一致。

3. 停用糖皮质激素后数天或数周眼压明显下降或恢复正常。

4. 眼部发现长期使用糖皮质激素所致的其他损害，如后囊下型晶状体混浊等。

5. 排除其他继发性开角型青光眼，如葡萄膜炎继发青光眼、色素性青光眼、剥脱综合征、房角后退性青光眼等。

【治疗】

治疗的关键是停用糖皮质激素。如果糖皮质的使用是为了眼部炎症（如葡萄膜炎、眼部手术后等），糖皮质应逐渐减少或者改用弱的制剂如可的松。

糖皮质在停用数周或数月后眼压可回复到原来的基础。在此期间可用抗青光眼药物控制眼压。如无效，需行滤过手术。

1. Ⅰ型（皮质类固醇性高眼压）

最重要的治疗是立即停用糖皮质激素，由于停药后眼压不会立即下降，在眼压下降到正常之前应先用降眼压药物控制眼压。

2. Ⅱ型（皮质类固醇性青光眼）

除了停用糖皮质激素外，其处理原则和原发性开角型青光眼相同，可先用药物控制眼压，若眼压不能控制则考虑行滤过手术，这类青光眼对激光小梁成形术反应不如原发性开角型青光眼。

3. Ⅲ型（皮质类固醇性青光眼＋原发性开角型青光眼）

大多数病例不得不接受滤过手术，其手术成功率和同年龄原发性开角型青光眼相似。

如患者并发有明显而影响视力的激素性白内障则应行青光眼白内障联合手术，如超声乳化白内障摘出人工晶状体植入联合复合式小梁切除术。皮质类固醇性青光眼患者手术时应注意以下几点：

（1）因患者多为青少年，结膜及结膜下组织均较厚实，术中应使用丝裂霉素（0.33～0.25 mg/mL）置于结膜瓣下和（或）巩膜瓣下，留置时间少于5分钟。

（2）结膜瓣应以角膜缘为基底，宽度应达到8 mm。

（3）因糖皮质激素使血管通透性增加，术中与术后易出血，小梁切除时应注意尽量靠透明角膜，避免损伤睫状体导致出血。

五、虹膜睫状体炎引起的青光眼

虹膜睫状体炎可导致严重的急、慢性青光眼发生，开角型或闭角型，眼压升高可继发于活动性炎症、炎症后遗症，或过量的糖皮质激素治疗。慢性葡萄膜炎发生青光眼要比急性葡萄膜炎（＜3个月病程）至少高出一倍以上。

【治疗】

1. 开角型

治疗要在炎症和眼压高之间进行平衡。在局部和全身联合应用皮质类固醇、睫状肌麻痹药治疗葡萄膜炎。必要时加用全身免疫抑制药。局部点用 β 受体阻滞剂、肾上腺素药物和全身使用碳酸酐酶抑制药、甘露醇高渗剂来治疗青光眼。应避免使用缩瞳药。氩激光小梁成形术无效，滤过手术在治疗葡萄膜炎性青光眼时成功率也较低。

2. 闭角型

瞳孔阻滞可行激光虹膜切开术或手术虹膜切除术，然后再按上述原则用药物治疗葡萄膜炎和青光眼。有广泛周边前粘连时，需行滤过手术。

【护理】

同前。

第四节　先天性青光眼

先天性青光眼是一类在胎儿发育过程中，前房角组织发育异常，小梁网—Schlemm管系统不能发挥有效的房水引流功能而使眼压升高的眼病。一般分为婴幼儿型青光眼和青少年型青光眼。部分患者有家族遗传史，多为双眼发病，男女之比大约为 2:1。

【病因】

本病病因尚未充分阐明。以往认为小梁网上有一层无渗透性的膜覆盖，但缺乏组织学证明。在病理组织学上，发现虹膜根部的附着点前移，有时可见到过多的虹膜突覆盖在小梁表面，葡萄膜小梁网致密而缺乏通透性等，都提示房角结构发育不完全，与胚胎后期分化不完全的房角形态相似。晚期病例，还可见到 Schlemm 管闭塞，这可能是长期眼压升高的结果而不是发病的原因。

【临床表现】

若为婴幼儿，90% 在 1 岁时即出现症状，早期多有畏光流泪、眼睑难睁；角膜及眼珠不断增大，角膜横径超过 12 mm，因上皮水肿，角膜外观呈毛玻璃样混浊，有时可见到后弹力层膜破裂及条状基质混浊；瞳孔散大、眼压升高、房角异常及青光眼性视盘凹陷，这些都是先天性青光眼的主要特征。

若为青少年，一般在 6 岁以后、30 岁以前发病，其表现与原发性开角型青光眼基本一致，症状隐蔽，病久可有视盘凹陷萎缩及视野缺损。

【实验室及其他检查】

1. 角膜直径测量

新生儿的角膜直径在 10.5 mm 以下。如果 1 岁以内的小儿角膜直径超过 12 mm，即应高度怀疑。

2. 裂隙灯检查

主要检查角膜厚度及水肿情况，常可见到后弹力膜皱纹。在检查虹膜、晶状体、房角时，应注意是否并发有其他先天异常。

3. 眼压

婴幼儿的眼压检查应当在全麻或熟睡状态下进行。眼压升高的程度波动较大，通常测量值在 30～50 mmHg。先天性青光眼患者的巩膜硬度常较低，对测量值应进行矫正。

4. 眼底检查

可见青光眼视盘凹陷，且出现较早，进展较快，双侧凹陷的程度不对称。早期视盘凹陷是可逆的，眼压控制后，凹陷可以迅速消失。

5. 视力和视野

只能在患儿长大到能够配合检查时才能进行，其变化情况与成人青光眼基本相似。

6. 前房角检查

可以发现前房角的异常改变，如 Schlemm 管闭塞或不全、小梁发育不全、睫状肌越过巩膜突而止于 Schlemm 管或小梁等，但有时不一定看到可辨的特征，故对诊断无太大价值。

7. 房水流畅系数

除氯胺酮外，所有全麻药都能降低眼压，当达到一定麻醉深度时，眼压可下降 15～20 mmHg，因此当麻醉充分后应立即测量眼压和测定房水流畅系数。

【诊断】

1. 婴幼儿角膜、眼球较同年龄者增大，有水眼之称。

2. 畏光流泪，眼睑难睁。

3. 眼压增高，角膜混浊，前房角发育异常，视盘凹陷萎缩及视野缺损。

【治疗】

先天性青光眼一经确诊就要及早进行手术治疗，即使刚出生 2～3 天的婴儿也是如此。目前国际上公认的治疗发育性青光眼效果最佳的手术方法为前房角切开术和小梁切开术。这两种手术治疗发育性青光眼的成功率较高，约为 90%，而且并发症较低。手术后的随访检查对于先天性青光眼极为重要，术后早期密切观察角膜、视盘及眼压何变化是判断手术成功与否的重要客观指标，而且可以及早发现弱视并进行治疗。

药物治疗仅是用于手术前的准备，其目的在于短期内降低眼压，提高角膜透明度，以便于手术前对前房角、眼底等眼部情况的检查和评价以及有利于手术的操作，减少手术中或手术后并发症的发病率。而且药物治疗常在手术不能控制眼压，有其他并发症出现，生命缩短或因各种情况不适于进行手术等情况下采用。先天性青光眼使用药物治疗只是短期使用，不能长期依靠药物来控制眼压。因为婴幼儿患者长期使用药物往往会对全身造成其他的不良影响。

【护理】

同前。

第七章　视网膜疾病患者的护理

第一节　概　述

视网膜由神经外胚叶发育而成。胚胎早期由神经外胚叶形成视泡，以后视泡逐渐凹陷而衍变成视杯，视杯外层发育为单层的色素上皮层，内层分化为9层结构的神经上皮层。两者间结合不很紧密，是发生视网膜脱离的解剖基础。

视网膜外半层营养来自脉络膜。色素上皮层具有把脉络膜丰富营养传递给视网膜外层、吞噬降解视细胞外节盘膜、向脉络膜排泄的功能。色素上皮还构成视网膜外屏障，即脉络膜—视网膜屏障。正常生理情况下脉络膜毛细血管渗漏血浆等物质，色素上皮细胞间有着完整的封闭小带，能阻滞脉络膜血管内的大分子物质进入视网膜而起到屏障作用。视网膜色素上皮层与脉络膜毛细血管、玻璃膜共同组成重要的功能体，称色素上皮—玻璃膜—脉络膜及毛细血管复合体，是维持光感受器的重要微环境。三者在生理上关系极为密切，病理上互为影响，许多眼底病变与此复合体损害有关。

视网膜内半层营养来自视网膜中央动脉。视网膜中央动脉发自眼动脉，其分支形成深、浅两部分毛细血管网，血管壁内皮细胞之间有着封闭小带，壁上还有周细胞，形成视网膜内屏障，阻止血浆等物质渗漏到视网膜中。视网膜任何一个屏障受到破坏时均可引起水肿、出血等病变。

视网膜动、静脉交叉处有着共同的包膜，引起绞扼，是视网膜静脉发生阻塞的解剖基础。

视网膜病种类很多，但临床表现有很多共同之处，其一般眼底改变如下：

1. 视网膜充血

视网膜充血分为主动充血和被动充血。

（1）主动充血：即动脉性充血，视网膜动脉充盈弯曲，视盘色鲜红，边缘模糊。

（2）被动充血：即静脉性充血，静脉迂曲扩张，视盘水肿。

（3）视网膜发绀：表现为视网膜静脉高度充血、弯曲及色暗，动脉色亦暗，视网膜呈弥漫性紫色，见于先天性心脏病或红细胞增多症的眼底。

2. 视网膜贫血

多由局部或全身情况引起，眼底改变决定于全身贫血程度。当血红蛋白量减半时，视网膜血管变细，血柱变淡而透明，透过血管可隐约看到视盘边缘。严重贫血时，动静脉色调差别甚微，有时视网膜血管呈白线状，甚至不可辨认。视盘苍白，眼底变为棕黄色，可伴有视网膜出血渗出。视网膜贫血常因血压突然下降或全身一时性严重失血引起。

3. 视网膜出血

由循环障碍引起，出血多来自毛细血管病变和静脉血液回流障碍，动脉引起的出血少见。视网膜的新鲜出血颜色较为鲜红，病程稍久，在出血缓慢的吸收过程中，可逐渐变成黄色，最终完全吸收时，视网膜上可不留任何痕迹。

4. 视网膜水肿渗出

1）视网膜水肿：视网膜水肿可分为细胞性水肿和细胞外水肿两型。

（1）细胞性水肿：突然阻断，组织缺氧而产生视网膜内层细胞和神经纤维水肿，视网膜呈白色混浊。水肿范围取决于血管阻塞的情况。视网膜中央动脉阻塞时，整个视网膜水肿，分支动脉阻塞时的水肿，仅局限在所供血的范围。毛细血管前动脉阻塞则呈棉絮状水肿，又称软性渗出，呈灰白色，大小不一，边界不清，数周后可消退。

（2）细胞外水肿：视网膜毛细血管的内皮细胞如果受损，使血—视网膜屏障破坏，毛细血管渗透性增加，液体渗透到基质中。细胞外水肿又分为视网膜表层水肿和视网膜深层水肿，前者表现为视网膜模糊，失去正常光泽，消退后遗留硬性渗出。深层视网膜水肿位于外丛状层，表现为后极部视网膜增厚、皱褶、中心凹反射消失。水肿可多月不退，并形成小囊肿，在黄斑部可融合为囊样黄斑水肿，若内界膜破裂则形成黄斑穿孔。

2）视网膜硬性渗出：由于视网膜循环障碍，使组织营养低下、缺氧而发生透明样变，与一些类脂质及变性的巨噬细胞混杂而成，眼底表现为视网膜有边界清晰的黄白色小点，近似圆形，边界清楚，可融合。位于视网膜深层，多见于黄斑部，环绕黄斑中心凹，呈放射状或星芒状排列，故称星芒状渗出。

5. 视网膜动脉硬化

动脉硬化为动脉的退行性增生性疾病，以管壁增厚，失去弹性变硬为特征。视网膜动脉属小动脉，硬化多属弥漫性纤维增生为主的小动脉硬化，主要侵犯内膜的粥样硬化比较少见。普通人中年后，动脉纤维成分逐渐增多，到老年无例外都有动脉硬化的改变。可以说老年人动脉硬化是生理性衰老性改变。在病理情况下，高血压病常和全身小动脉硬化共存，两者在发展中相互影响。所以，视网膜动脉硬化涉及老年性改变和凡是以高血压为重要特征的所有疾病。表现为：①动脉管壁不透明，反光增强呈钢丝状或银丝状。②动脉管径变狭窄，血柱变细，动、静脉粗细比例由正常 2:3 变为 1:2 或1:3以上。③动、静脉交叉处出现压迫现象，也称 Gunn－Salus 征，分Ⅲ组。

6. 视网膜新生血管膜及视网膜下新生血管膜

（1）视网膜新生血管膜：其发病原因多是视网膜大面积的慢性缺血，从而产生血管生长因子所引起，先自视盘表面或赤道部视网膜静脉发生，可伸向玻璃体。因此多见于视网膜中央或分支静脉阻塞、糖尿病性视网膜病变等能引起大片毛细血管闭塞的疾病。新生血管的内皮细胞间的紧密联结结构不良，管壁容易渗漏及出血，同时新生血管周围多伴有结缔组织的增生，因此也可引起增殖性玻璃体视网膜病变。

（2）视网膜下新生血管膜：视网膜色素上皮、脉络膜毛细血管、玻璃膜三者功能复合体出现变性、老化、外伤等原因时可发生破裂，如果此破裂部位位于眼底后极部尤其是黄斑区附近，脉络膜毛细血管则可由此裂隙向内生长而形成视网膜下新生血管膜，从而引起渗出、出血、机化，最终形成瘢痕，致使中央视力严重损害，此病变常发生于黄斑中心区。

7. 视网膜的增殖膜

由于视网膜新生血管膜的纤维组织及视网膜的神经胶质细胞的增殖，或由于玻璃体积血的机化以及因外伤、视网膜裂孔等原因致使视网膜色素上皮细胞经裂孔处进入玻璃体而化生为成纤维细胞样细胞，因而产生大量纤维组织，引起增殖性玻璃体视网膜病变，将严重影响视力。

8. 视网膜的色素改变

许多视网膜脉络膜疾病中色素上皮细胞发生萎缩、色素脱失，引起视网膜色素紊乱。色素发生迁移，在视网膜血管附近呈不规则的骨细胞状沉着。视网膜色素上皮可以化生为吞噬细胞或成纤维细胞样细胞，为增殖性玻璃体视网膜病变时纤维形成的因素之一。

视网膜是一种高度转化的神经组织，同大脑一样，具有白质（视网膜丛状层及神经纤维层）和灰质（光感受器及神经节细胞）以及神经胶质（视网膜内层的 Muller 细胞及小星形细胞）等结构，它实际上是大脑的一部分。因此，很多神经系统疾病都伴有视网膜的改变。许多大脑、中枢神经系统或全身性疾病特别是心血管系统、血液转移性疾病、代谢性疾病等都可以通过眼底镜检查来进行诊断、估计预后以及进行疗效观察。

第二节　视网膜血管病

一、视网膜中央动脉阻塞

视网膜中央动脉阻塞是一种可致突然失明的严重眼病。因所供区域的视网膜内层血液供应中断，发生急性缺血缺氧，致视力急剧损害或丧失，后极部视网膜呈乳白色混浊，黄斑区樱桃红。本病常单眼发病，以中老年人多见，多数伴有高血压。视网膜对暂时性缺血的耐受时间约 100 分钟，延误救治，将永久失明，预后不良。本病因外观端好，骤然失明，属中医眼科学暴盲范围。

【病因】

本病多因动脉硬化或血管炎症使动脉壁粗糙和管腔狭窄；或是神经兴奋性异常或血管反应性痉挛而致动脉痉挛；极少数病例可因栓子或脱落的血栓引起动脉阻塞。以血管壁改变而致阻塞者为多。

【临床表现】

视力突然减退，甚至只有光感，单眼或双眼先后发病，可相隔数日至数年。眼底检查可见：①视网膜动脉纤细如线，有时血栓呈串珠状。视网膜静脉也变细，色较正常稍深。②视网膜呈急性贫血状态，后极部视网膜呈乳白色混浊，越到周边部混浊越轻。黄斑区呈一樱桃红斑点。③视盘境界稍模糊，色泽较淡，随着病程进展而渐趋苍白。

【治疗】

必须采取紧急措施，立即进行抢救，争取在视网膜缺血坏死之前，恢复血液循环，以挽救视力。

1. 选用作用强而快的血管扩张剂

（1）立即吸入亚硝酸异戊酯，每次 0.2 mL，可吸 2~3 次。舌下含化硝酸甘油，每次 0.3~0.6 mg，每日数次。口服亚硝酸钠，60~100 mg，每日 3 次。

（2）球后注射阿托品 0.5~1.0 mg 或妥拉唑啉 25 mg，每日 1 次。

（3）皮下或肌内注射乙酰胆碱 100~200 mg，每日 1 次。罂粟碱皮下注射 30 mg，或静脉滴注 30~60 mg。

2. 急降眼压

反复间歇按摩眼球或（及）行前房穿刺术。注射或口服乙酰唑胺以降低眼压，促使血管扩张。

3. 给氧

95%氧与5%二氧化碳混合后吸入，每次 10 分钟，每 4 小时 1 次，48 小时后停止吸入。有条件者给高压氧治疗，每日 1 次，10 次为 1 疗程。

4. 进一步处理

扩张血管改善微循环方面可应用地巴唑、复方丹参片等。促代谢、营养神经方面，可应用 ATP、辅酶 A、维生素 B_1、维生素 B_{12} 等。有炎症者用抗炎药物与激素。

二、视网膜中央静脉阻塞

视网膜中央静脉阻塞是一种对中老年人视力危害较大的眼底病。因种种原因致视网膜中央静脉的主干或属支发生阻塞，以阻塞处远端静脉扩张迂曲、血流淤滞、出血和水肿为特征，是中老年人较为常见的眼底病，常为单眼发病，多数伴有高血压、动脉硬化、糖尿病等。多数患者不能恢复视力，故预后较差。本病主观症状主要是视力急降，且严重者可失明，属中医学暴盲范畴。

【病因】

本病主要因素是血动力学改变，如视网膜血流循环迟缓，血液黏稠度和凝集性增高，血流速度减慢；其次为血管壁的损害，如动脉硬化的波及或血管炎症；少数与血液成分改变有关。上述原因导致血管阻塞后，远端的静脉扩张迂曲，管壁缺氧而渗透性增加，血细胞和血浆渗出，致眼底广泛出血。

【临床表现】

患者多有全身性血管疾病，如高血压、动脉硬化、糖尿病等。视力下降，可仅能辨识手指数目，或只见到手动，但不似中央动脉阻塞时那样光感消失。多半在清晨起床时，忽然发现视物模糊。

眼底检查存在视盘淤血、水肿、视网膜静脉迂曲扩张，广泛性视网膜出血及水肿。

【实验室及其他检查】

1. 实验室检查

检查血常规、尿常规、血沉、血脂和血糖等，判断有无炎性病灶或糖尿病，高脂血症等。

2. 眼底血管荧光造影

早期静脉管壁有荧光渗漏，动脉、静脉充盈迟缓、无灌注区。视盘上毛细血管扩张、受阻血管血柱变窄或闭塞、阻塞点呈现强荧光。

3. 眼电生理检查

完全性阻塞者视网膜电图中的 b 波熄灭，提示预后不良。在不完全阻塞（包括分支阻塞）者视网膜电图可能轻度降低或正常。

【诊断】

1. 视力急降，严重者失明。

2. 中老年人发病，有高血压等病史。

3. 视网膜广泛性火焰状出血，视网膜水肿，视网膜静脉扩张、迂曲，呈腊肠状，视网膜动脉变细。

4. 眼底荧光血管造影，早期可见视网膜静脉荧光素回流缓慢，充盈时间延长，出血区遮蔽荧光，阻塞区毛细血管扩张，有微动脉瘤；造影后期可见毛细血管的荧光素渗漏、静脉管壁染色，或可见新生血管及其荧光渗漏。

【治疗】

1. 药物治疗

（1）纤溶制剂：链激酶，能渗透到血栓内部，激活血栓中纤维蛋白酶原，使血栓内部崩解，外部溶解。用法：①球后注射，链激酶 2 万 U 溶于 2 mL 生理盐水或 2% 普鲁卡因 1 mL 中，每周 1~2 次。②肌内注射，链激酶 2U 溶于 2 mL 生理盐水，每日 1~2 次。③静脉注射，给药前 0.5 小时先肌内注射异丙嗪 25 mg，静脉注射地塞米松 5 mg，以防不良反应。链激酶初次量为 50 万 U 溶于 100 mL 生理盐水静脉滴注，30 分钟内滴完，维持量为链激酶 60 万 U 溶于 5% 葡萄糖 500 mL，并加地塞米松 2.5 mg，缓慢静脉滴注 6 小时，每小时滴入 6 万 U，可持续静滴 24 小时，必要时可连用 3 天，如果发生阻塞超过 5 天，则效果较差。尿激酶（国产），5 000~10 000U 溶于 10% 葡萄糖液 250 mL 静滴。滴完后用川芎嗪 40 mg 加入 10% 葡萄糖液（或右旋糖酐）250 mL 中静滴，每日 1 次，10 次为 1 疗程，一般用 1~3 个疗程。对玻璃体积血可试用尿激酶球结膜下注射，剂量为每眼 2 000U，用 0.3 mL 生理盐水稀释，每日 1 次，10 次为 1 疗程，多数病例注射 2~3 个疗程。本品无抗原性，故不产生过敏，剂量易控制，不良反应小，疗效也好。

（2）抗凝血药：抑制凝血酶原的合成，降低血液的凝固性，防止血栓形成，对已形成的血栓起溶解作用，加速凝血块的消散。①肝素：100 mg，每周 2 次静脉注射，1

个月为1疗程。②双香豆素：第1天200～300 mg，分2～3次口服，第2天100～200 mg，分3次口服，维持量每日50～100 mg，顿服，头2天可与肝素合用。③其他，如低分子右旋糖酐、阿司匹林、双嘧达莫（潘生丁）、醋硝香豆素（新抗凝）等。

（3）血管扩张剂：与抗凝血药物联合应用，可以改善毛细血管微循环状态。常用的有以下几种：妥拉唑啉，口服每次25 mg，每日3次。烟酸，口服每次100 mg，每日3次。己酮可可碱，口服每次100 mg，每日3次，饭后服，6～8周为1疗程。

（4）蛇毒制剂：其作用原理是使血浆纤维蛋白原下降，产生非常显著的抗凝血效应，是一种理想的抗凝剂。由中国科学院昆明动物研究所研制的尖吻蝮蛇毒去纤维蛋白原酶（简称去纤酶），每支2 mL，内含1NIH（精氨酸酯酶单位）。取0.1 mL用生理盐水稀释至1.0 mL，再取0.1 mL做皮内注射，15分钟后观察皮肤反应，如皮丘直径<1 cm，伪足不超过3个，为阴性，可以注射。其剂量为0.05～0.10 NHU/kg，溶于500 mL生理盐水或10%葡萄糖盐水中静脉缓滴，4～5小时滴完，当日嘱患者卧床休息，必要时隔5天注射1次。在该药治疗期间，不用其他抗栓、抗凝辅助药。用药之前还需排除变应性疾患与自发性出血病史以及严重全身疾病如肝、肾功能障碍等。

（5）其他：给予维生素及其他辅助用药，包括维生素 B_1、维生素 B_{12}、维生素 A、维生素 E、ATP、辅酶 A 等；皮质类固醇及抗生素用于阻塞可能继发于血管炎或原发性内皮细胞增生症，未发现其他原因的青年患者。

2. 手术治疗

手术治疗主要应用于继发的新生血管性青光眼的治疗，可用扁平部造瘘术。

3. 超声波治疗

超声波治疗对眼部不造成损害，也可作为辅助治疗的措施之一。

第三节 黄斑疾病

一、中心性浆液性脉络膜视网膜病变

中心性浆液性脉络膜视网膜病变（CSC），多见于20～45岁青壮年健康男性，通常表现为自限性疾病。其预后较好，初次发病多能恢复，但易于复发。

【病因】

RPE水平的"泵功能"不足和屏障功能损害，使视网膜感觉层浆液性脱离。脉络膜毛细血管的原发病也参与发病。

【临床表现和诊断】

青壮年男性发病，常因精神紧张或过度疲劳等诱发。典型的病例出现视力减退，视物变形及变小，视野中央色调变暗淡。眼底检查黄斑部及其周围有水肿或积液隆起，水肿区出现黄白色细点，中心凹反光减弱或消失。眼底荧光血管造影可见到典型的黄斑区渗漏现象。

【治疗】

尚无有效治疗药物，有自愈倾向，视力可逐渐恢复。禁用皮质类固醇，减少精神紧张，防止过度疲劳等也有助于病情好转。较为有效的是对病灶区渗漏点用低能量激光点射封闭。

1. 血管扩张剂

可应用烟酸、地巴唑、乙酰胆碱等。早期也可应用妥拉唑啉 25 mg，隔日 1 次，球后注射。早期水肿明显者，可用 4% ~5% 碳酸氢钠溶液 250 mL，每日 1 次，静脉快速滴注，7 ~10 次为 1 疗程，可扩张血管，消除水肿。

2. 维生素类

维生素 B_1，每次 20 mg，每日 3 次。维生素 C，每次 200 mg，每日 3 次口服。复合维生素 B，每次 2 片，每日 3 次。复方路丁，每次 2 片，每日 3 次口服。维生素 E，每次 20 ~50 mg，每日 3 次口服。

3. 能量合剂

ATP 每次 20 mg，每日 1 次肌内注射。辅酶 A 每次 100 U，每日 1 次肌内注射。

二、年龄相关性黄斑变性

年龄相关性黄斑变性（又称为老年性黄斑变性，SMD），患者多为 50 岁以上，双眼先后或同时发病，并且进行性损害视力，严重影响老年人的生存质量，是西方国家老年人致盲最主要的原因，美英学者统计 75 岁以上患病率高达 40%。除年龄外，与患者的种族（高加索族多）、性别、家族史等有关。由于人口日趋老龄化，我国老年性黄斑变性患者日益增多，成为眼科防盲研究的重点课题之一。根据临床表现和病理改变的不同分为两型：萎缩型（或非渗出性，或干性型）和渗出型（或湿性型）。临床两型病变的病程、眼底表现、预后和治疗各异。

【病因和发病机制】

多认为与视网膜色素上皮长时间吞噬从视细胞脱落的外节盘膜、消化排泄脂褐质，使之形成玻璃膜疣有关。玻璃膜疣引起色素上皮、Bruch 膜和脉络膜毛细血管萎缩以及新生血管生长。新生血管易引起出血。

【临床表现和诊断】

1. 临床表现

分干性和湿性。干性者，年龄偏低，50 岁已多见。双眼对称，视力缓慢下降。黄斑区出现多数黄白色、大小不一、界限不清的玻璃膜疣，还可出现地图状色素上皮萎缩区和色素紊乱。

湿性者，发病年龄较干性者为大，常为一眼突然发生视力障碍，对侧眼视力正常或仅见玻璃膜疣，数年后对侧眼也可发生同样病变。后期，出血发生机化形成瘢痕，视力难以恢复。

2. 眼科检查

（1）眼前节的检查：应在裂隙灯显微镜下详细检查角膜、前房、虹膜和晶状体，以便发现眼前节影响视力的因素。

（2）视力和视野检查：中心视力日渐减退，视野检查可发现绝对暗点。

（3）眼底检查：两种类型的眼底所见不全相同。萎缩性老年性黄斑变性又称干性老年性黄斑变性，眼底常见双眼对称性黄斑区色素紊乱，中心凹反射消失，并可见边界清晰的黄色硬性玻璃膜疣散在于后极部。后期黄斑区发生萎缩，出现金箔样反光。渗出性老年性黄斑变性又称湿性老年性黄斑变性，或盘状黄斑变性，其发病常为两眼先后发病。早期发现为黄斑区边界不清、色暗、互相融合的软性玻璃膜疣。随着视网膜下新生血管的形成和发展，黄斑区出现渗出和视网膜色素上皮、神经上皮的盘状脱离，并可发生视网膜下出血和视网膜出血，甚至穿破前界膜进入玻璃体，形成玻璃体积血，使眼底无法检查。在渗出和出血吸收之后，黄斑区可见机化的盘状瘢痕，有时在瘢痕边缘会有新的视网膜下新生血管膜，反复出血、渗出、吸收、机化，使瘢痕组织更大。

（4）眼底荧光血管造影检查：萎缩性黄斑变性的荧光特点为色素上皮萎缩所致的脉络膜透见荧光，病变晚期则显示由于脉络膜毛细血管层萎缩而表现出的弱荧光。渗出性的黄斑变性主要特点为视网膜下新生血管的出现及其表现出的新生血管荧光素渗漏。

【治疗】

目前尚无特效治疗药物。对湿性变性者，可用激光光凝破坏新生血管膜，但对神经上皮有一定损伤，无法提高视力，仅能阻止病情发展。可服用维生素 C 及维生素 E，有可能防止自由基对视细胞的损害。

第四节　视网膜脱离

视网膜脱离指视网膜神经上皮层和色素上皮层之间的分离，临床上分为裂孔性、非裂孔性及牵引性三大类型，以裂孔性最常见。

【病因】

非裂孔性视网膜脱离多见于葡萄膜的炎症，又称浆液性视网膜脱离；牵引性视网膜脱离，指因增殖性玻璃体视网膜病变的增殖条带牵拉而导致的视网膜脱离，此种网脱无裂孔；而裂孔性视网膜脱离多见于 6D 以上的近视患者，是视网膜变性和玻璃体变性两者因素综合作用的结果，视网膜神经上皮层发生裂孔，液化的玻璃体经此裂孔进入视网膜神经上皮与色素上皮之间积存，从而导致视网膜脱离。

【临床表现】

裂孔性者，易于发生在有高度近视的中老年人。非裂孔性及牵引性者，则有相应的眼病史，如葡萄膜炎、玻璃体视网膜增殖性病变等。视网膜脱离的主要表现为视功能损害，非后极部网脱则相应区域视野缺损，脱离波及黄斑区则可致突然失明。少数裂孔性视网膜脱离者伴有玻璃体积血，亦可突然失明，且不易诊断。

眼底检查：视网膜脱离区的网膜色泽灰白而不透明，看不清脉络膜的红色背景反光，视网膜隆起较高时，可呈波浪状起伏，血管爬行其上且色暗，随着病程的增长，脱离区域不断扩大。对于裂孔性视网膜脱离，应注意寻找裂孔，这是手术成败的关键，尤应注意周边部乃至锯齿缘，裂孔多位于脱离区域上方，虽说裂孔性视网膜脱离一定会有裂孔，临床上约有10%的患者无法找到裂孔。对于非裂孔性视网膜脱离及牵引性视网膜脱离，由于屈光间质多半不透明，眼底检查不易发现，可用其他方法，如做B超检查、测眼压等，网脱者眼压往往降低。当裂孔性网脱与非裂孔性网脱不易鉴别时，可行眼底荧光血管造影，后者可发现渗漏病灶。

【诊断】

1. 有高度近视史，头眼部外伤史；或相应的原发眼病史。

2. 视力突然严重下降或视野缺损。

3. 眼底检查发现视网膜灰白色隆起。

4. 眼压检查、B超检查、眼底荧光血管造影，可有相应改变。

【治疗】

1. 卧床安静休息，限制剧烈活动及大声谈笑。

2. 患眼滴散瞳剂，如5%去氧肾上腺素眼液每日1次，1%阿托品眼液每日3次。

3. 原发性视网膜脱离须采用手术疗法，使脱离的视网膜复位。关键在于封闭裂孔，可用巩膜外电凝透热或冷凝法封闭裂孔，也可用激光从眼内进行封闭。黄斑区脱离，时间越长中心视力预后越差，应尽早手术。伴有增生性玻璃体视网膜病变等病情严重者可施行玻璃体切割术。

【护理】

1. 手术护理

1）手术前护理

（1）眼部术前护理常规。

（2）术前向患者讲述手术的大概过程以及手术前后的注意事项，鼓励患者密切配合治疗，争取早日康复。

（3）术眼充分散瞳，详细查明视网膜脱离区及裂孔。病程短并且视网膜下积液较多，不易查找裂孔时，应卧床休息，戴小孔眼镜，使眼球处于绝对安静状态，2～3日后再检查眼底。

（4）安静卧床，并使裂孔区处于最低位，减少视网膜脱离范围扩大的机会。

2）手术后护理：

（1）眼部术后护理常规。

（2）由于术中牵拉眼肌，部分患者术后出现眼痛、恶心、呕吐等症状，可遵医嘱给予镇静、镇痛和止吐药物。

（3）体位：包扎双眼，安静卧床休息1周。玻璃体注气或注油患者为帮助视网膜复位和防止晶状体混浊应低头或给予恰当体位，使裂孔处于最高位，待气体吸收后行正常卧位。应告知患者和家属保持正确体位的重要性，以提高患者的依从性，保证治疗效果。同时观察患者有无因特殊体位引起的不适，及时给予指导。

（4）病情观察：玻璃体注气的种类包括空气、惰性气体 C_3F_8 和 SF_6，惰性气体有膨胀功能，术后可能引起眼压升高，引起眼痛；行巩膜环扎术的患者也会引起明显的眼痛。因此，要严密观察患者有无头痛、眼痛，听取患者主诉，评估患者眼压情况，并及时通知医生处理。

2. 生活护理

患者卧床期间协助其生活护理，满足患者生活所需。

3. 心理护理

术前向患者讲述手术的大概过程以及手术前后的注意事项，鼓励患者密切配合治疗，争取早日康复。

【健康教育】

1. 术后患眼继续散瞳至少 1 个月。

2. 嘱出院后继续戴小孔眼镜 3 个月，继续坚持适当体位，半年内勿剧烈运动或从事重体力劳动，按时用药，按时复查。

3. 如有异常，随时来诊。

第五节　视网膜色素变性

视网膜色素变性是一组以进行性感光细胞及色素上皮功能丧失为共同表现的遗传性视网膜变性疾病。典型症状为：夜盲，伴有进行性视野缺损，眼底色素沉着和视网膜电流图（ERG）显著异常或无波型为其临床特征。世界各国发病率为 1/3 000 ~ 1/5 000，据估计目前全世界已有患者约 150 万人，是眼底病致盲重要的原因之一。

【病因】

原发性视网膜色素变性是一种具有遗传倾向的慢性进行性视网膜色素上皮和光感受器的退行性病变。其遗传方式以常染色体隐性遗传为主，真正病因尚不明了，多双眼受累。

【临床表现和诊断】

1. 进行性夜盲

发病年龄有早有晚，发病越早，视功能损害越重。夜盲症状最突出，进行性加重，同时视野逐渐缩小，视力也渐下降，青春期进展较快，中老年几乎失明。

2. 眼底检查

视盘呈蜡黄色，随病程进展而苍白、萎缩、边界清楚，视网膜血管显著变细，早期赤道部网膜散在分布有疏密不等的蜘蛛样或骨细胞样色素，并向中央和周边部扩展，偶尔也可全无色素。眼底散在的针尖状结晶样闪光点或白点为本病的特殊表现型。视网膜呈青灰色，可透见硬化的脉络膜血管。病程进展缓慢，发病年龄越小，病情越严重，往往并发后极性白内障。

视野呈环形暗点，晚期呈管状视野。荧光血管造影出现透见荧光，视网膜中央动脉、脉络膜毛细血管灌注迟缓。电生理检查 ERG 呈熄灭型，EOG 不正常。暗适应检查示杆体曲线的终末阈值升高。

【治疗】

1. 目前尚无特效疗法，可给予血管扩张剂、维生素 A 及 B 族维生素、眼生素等支持药物。

2. 戴用紫红色遮光镜有助于减轻杆细胞外节损害。灰色镜也可用，绿色和深黑色有害无益，禁用。

3. 也可采用中医中药治疗。

第六节 动脉硬化、高血压与糖尿病性视网膜病变

一、老年性视网膜动脉硬化

老年性视网膜动脉硬化实际上是一种老年性的退行性变化，是指血管壁失去正常的弹性和伸缩性而变硬，一般尚伴有管壁增厚变性和管腔变窄等改变。本病多见于 50 岁以上的老年人，和高血压无关。视网膜中央动脉第二级分支以后在组织结构上属于小动脉，故视网膜动脉硬化实为视网膜小动脉硬化，它是动脉的非炎性、退行性与增生性的病变。

（一）粥样硬化型（内膜硬化型）

本病多见于老年人，也可发生在青壮年。动脉粥样斑多由类脂质构成，初位于内皮及弹力层之间，在发展中可向管腔内突出，又可侵犯中层，破坏肌纤维和弹力层，形成纤维样变。斑块可脱落形成溃疡、阻塞动脉，又可导致血管破裂而出血。本病多侵犯大、中型血管，多累及大于视网膜分支动脉的血管，如眼动脉、视网膜中央动脉（该动脉穿过巩膜筛板处是本病的好发部位）或睫状动脉。

（二）老年性纤维变性硬化（中间质硬化）

本病又称退化性、弥漫性或中层动脉硬化。50 岁以上可普遍发生本病。病理上为中层的弹力层和肌层受到破坏，发生玻璃样变和纤维样变，并由高血压产生，但该病可致收缩压升高，而舒张压正常。由于血管壁脆弱，当血压升高时易引起血管破裂而出血，故常见视网膜出血。

由于老年性动脉硬化症发生了视网膜动脉硬化，常因供血不足和缺氧而引起血管退行性病变。在一定程度上，视网膜血管状态也反映大脑和肾血管的硬化情况，但二者的硬化程度并非一致。故眼底检查对全身动脉硬化的临床诊断只能具有相对的参考价值。眼底表现为视网膜动脉全面细小，但管径均匀，光反射不增强且减弱，也无动静脉交叉压迫现象，仅因透明度降低而交叉处有遮隐现象。轻症无其他体征，重症可导致血管栓塞，引起视网膜水肿和出血。

【治疗】

针对全身动脉硬化，调整饮食，少吃动物脂肪和食盐，避免便秘和过劳。出血时可服用维生素 C、维生素 K、维生素 P、维生素 E 等。

二、高血压性视网膜病变

高血压性视网膜病变，约有70%的高血压患者可能发生。高血压有原发性和继发性之分，原发性又有慢性和急性两种，慢性进行性约占90%。年龄越大、病程越长、血压越高，其眼底改变的发生率越高，远视眼较近视眼的发生率高。以中老年人为多。

【病因】

因血压缓慢上升且持续时间长，使视网膜小动脉逐渐呈增殖性硬化和玻璃样变性，血—视网膜屏障受到破坏，从而出现视网膜血管改变以及视网膜的出血、渗出和水肿。

【临床表现】

本病自觉症状不明显，出血累及黄斑部可有视力下降。眼底检查可见动脉改变，广泛性小动脉变细为本病特点，动静脉比例变为1:2或1:3，动静脉交叉处有压迹，动脉硬化而光带加宽，呈铜丝或银丝状外观；血—视网膜屏障破裂的改变，血浆和血液有形成分从血管进入视网膜，出现视网膜水肿、出血和渗出。视网膜水肿以后极部为主，呈灰白混浊水肿，出血多位于视盘周围及后极部，以火焰状浅层出血并杂以硬性渗出物为主。以急进型高血压多见；视盘改变，视盘先是鼻侧边界模糊，渐波及整个视盘，水肿隆起可达1~3个屈光度，一旦出现视盘水肿，预示高血压进入严重阶段，多见于急进型高血压同时有颅内压增高。

【治疗】

主要针对全身疾病。第Ⅰ、第Ⅱ期无生命危险，第Ⅲ、第Ⅳ期应积极内科治疗，限制饮食（脂肪和蛋白），食盐减少1/3，戒烟酒，服用降压药物、镇静剂等。

三、糖尿病性视网膜病变

糖尿病性视网膜病变是糖尿病的严重并发症之一，也是最常见的致盲原因之一。为微血管病变在眼部的表现。

随着现代医学的进步、糖尿病治疗药物的发展、糖尿病患者的死亡率减低，糖尿病的慢性并发症之一——糖尿病性视网膜病变的发病率却相应提高，致盲率也越来越高。据统计，我国糖尿病的发病率约为1%，而并发糖尿病性视网膜病变的发病率为35%~50%。

【病因】

本病病因主要为胰岛素的不足（量和质的缺陷），糖代谢异常的病理代谢产物沉积在血管壁内膜的基底膜中，导致视网膜血管的微血管病变。由于胰岛素及其拮抗作用物质（肾上腺素等）的分泌调节受脑下垂体的间脑的控制，血糖调节除受遗传因子影响外，尚有许多发病因子，如精神刺激、药物（激素制剂）、手术、外伤、妊娠、肥胖和感染都能诱发或加剧本症。

【病理】

糖尿病引起视网膜病变的确切机制尚不太清楚，现在能够肯定的是，病变最初发生于毛细管前动脉。最初的改变有两种：一是内皮细胞基底膜增厚，由此妨碍了视网膜和血管壁本身的物质代谢。二是毛细血管周细胞消失。正常青年人内皮细胞和周细胞的比为 1:1，随年龄增加，内皮细胞减少。糖尿病患者相反，随年龄增加，周细胞减少。周细胞有加强血管壁的作用，它的减少使血管壁软弱，容易形成微血管瘤以及液体成分的漏出，以致出血。以上改变导致毛细管前动脉和毛细管阻塞，组织缺氧又导致动静脉侧支的形成（毛细管扩张）和新生血管等改变。

【临床表现】

本病早期多无眼部自觉症状，当出血或渗出累及黄斑部时可损害视力，大量出血进入玻璃体可致失明。眼底检查可见：微血管瘤，呈针尖样小红点，后极部较多，注意与小出血点区别；蜡样渗出，为蜡黄色硬性渗出小点；出血斑点，多位于视网膜深层，呈圆形；棉绒状斑，灰白色软性渗出，从 1/4～1PD 大小不等；视网膜静脉扩张，粗细不匀；新生血管，由于循环障碍，组织缺氧和代谢障碍，易于诱发新生血管；视网膜水肿，毛细血管内皮细胞失去屏障功能，血管通透性改变所致；视网膜前出血及玻璃体积血，新生血管非常脆弱，极易破裂出血，其出血量多时出现视网膜前出血甚至玻璃体积血。

眼底荧光血管造影，对本病的诊断有十分重要的意义。对微血管瘤、出血点及新生血管等眼底改变的判断，是眼科检查所不能及的。对本病发病的严重程度的估价亦有作用。

【治疗】

以内科治疗为主，有效地控制血糖是本病的主要治疗。也可应用阿司匹林、双嘧达莫（潘生丁）、胰岛素及抗凝药物。治疗高血压、高血脂及全身感染灶。对眼底出血、新生血管及玻璃体增殖性改变，可行氙弧光凝，氩激光光凝，玻璃体切割手术等，可以达到预防出血，破坏危及黄斑的视网膜新生血管，切除玻璃体增殖性病变，以维护或恢复视力的目的。荧光素眼底造影，有助于早期发现视网膜病变并指示光凝治疗的部位。

第七节　视网膜疾病患者的护理

一、视网膜病变饮食护理

1. 饮食

对眼病恢复也有一定的影响，眼病患者适当注意饮食宜忌，但不主张绝对忌口。凡眼病患者忌烟、酒、辛、辣、炸、烤等食物，宜食熟软易消化之食品。

2. 合理控制总热量

肥胖患者应先减轻体重，减少热能的摄入。消瘦患者应提高热能的摄入，增加体重，使之接近标准体重。孕妇、乳母、儿童要增加热能的摄入，维持其特殊的生理需要和正常的生长发育。

3. 碳水化合物

不宜控制过严，原则上应根据患者的具体情况而定。

二、视网膜动脉阻塞的护理

1. 最常见的导致患者出现这样的病症的原因就是动脉阻塞。所以，在平时的饮食一定要注意的就是不要吃脂肪和胆固醇含量比较高的食物。还有就是不要接触一些刺激性的物质，食物或者是饮料。

2. 如果要是有血管壁的形态改变的话，就会导致患者的细胞内皮受损，之后的话还会导致患者的硬皮病或者是全身性的红斑狼疮。病症的治疗主要就是要降低患者的眼压，必要的时候要氧气治疗。

3. 保证足够的营养。可以多吃一些富含维生素 A 的蔬菜或者是水果，比如胡萝卜或者是菠菜，这样的食物对于眼睛都是有很大的好处的。同时要注意补充蛋白质。

三、视网膜静脉阻塞护理

1. 耐心倾听患者的主诉，回答患者对于疾病防治方面的疑问。帮助患者树立战胜疾病的信心，保持身心愉快，能够主动配合医护人员的治疗。

2. 保持病室环境安静、整齐，通风良好。

3. 病重者需要卧床休息，病轻者可以适当活动，如散步等。但是应注意少低头，减少头部活动。

4. 按医嘱指导患者正确用药，观察药物的疗效以及不良反应。如使用糖皮质激素的患者，要注意监测其血糖的变化；使用抗凝血药物要观察患者有无眼底出血或身体其他部位的异常出血，一旦发现应及时报告医生并暂停用药。

5. 观察患者有无高眼压的表现，如头痛、眼痛、畏光、流泪等。

四、老年性黄斑变性护理

1. 避免长期过量接触辐射线

长期接触长波紫外线辐射，可导致慢性蓄积性晶状体损伤，诱发或加速老年性黄斑变性的生成和发展，所以要避免在强烈的阳光、灯光或其他辐射线照射下工作和学习，在户外活动时，应戴有色眼镜，以防辐射线直射眼睛。

2. 避免过度视力疲劳

用眼应以不觉疲倦为度，并注意正确地用眼姿势，距离、光源是否充足等。每用眼一小时左右，让眼放松一下，如闭眼养神、走动、望天空或远方等，使眼得到休息。尽量不要长时间在昏暗环境中阅读和工作。

3. 坚持定期按摩眼部

可做眼保健操进行眼部穴位按摩，如按摩睛明穴、横竹、瞳子髎、太阳、翳风等穴位。通过按摩，可加速眼部血液循环，增加房水中的免疫因子，提高眼球自身免疫力，从而延缓晶体混浊的发展，防止黄斑病变的发生。

4. 保持心情舒畅

要避免过度情绪激动，保持心情舒畅，保证全身气血流通顺畅，提高机体抗病能力，这对老年性黄斑变性的康复同样很重要。

五、糖尿病性视网膜病变的护理

1. 控制饮食

糖尿病控制的关键是饮食，对不同类型的患者，要求有所不同，如肥胖者减少热量摄入，降低体重，增加机体对胰岛素的敏感性，使血糖下降；消瘦者及儿童，适当提高热量摄入。每日进餐总量和三餐分配相对固定，应低糖、低脂肪、高蛋白、高纤维素饮食，多吃粗粮，少食精白米、精白面和含糖高的水果，禁食富含单糖或双糖的饮食，如糖果、糕点、冰淇淋、甜饮料等。

2. 自我血糖监测

通过餐前尿糖的测定来调整口服降糖药或胰岛素的用量。遵医嘱用药，不能自行用药。

3. 合并高血压者

积极降血压，血压一般控制在 140/90 mmHg 以下。

4. 谨防低血糖反应

向患者讲解低血糖反应的症状及应采取的措施，特别是餐前和睡前以及用药后。

5. 心理护理

糖尿病是一种慢性疾病，要保持乐观向上的心情，坚持治疗，并适度运动，增强自身的体质。

6. 眼科护理

糖尿病患者，病程超过 10 年者半数以上可出现视网膜病变，故应定期做眼科检查，以便早期发现病变，早期干预，避免病情恶化。注意用眼卫生，避免熬夜及长时间的近距离用眼。

7. 积极戒烟

吸烟会导致体内 CO 增加造成体内相对缺氧及血小板凝集，加速糖尿病性视网膜病变发生。

8. 视崩膜出血者

患者一旦出现视网膜出血时禁激烈运动，减少头部活动，适当卧床休息。

【健康教育】

由于视网膜病变多为糖尿病的并发症，因此主要应控制糖尿病和血压，糖尿病的控制和并发症检查证实强度胰岛素疗法可延缓 IDDM 患者糖尿病性视网膜病变，肾病和神经病变的发作和减慢其进展，视觉症状有视物模糊，一眼或两眼视力突然减退，视野内出现黑点或闪光感者，皆应随时请眼科医师会诊。

第八章 视神经病患者的护理

第一节 视神经炎

视神经炎是一个较广泛的名称，它泛指视神经的急性炎症。视盘有炎症表现时，称为视盘炎。在发病初期，有视神经炎的症状，视盘却毫无异常表现。病变位于视盘以后称为球后视神经炎。

【病因】

1. 全身性疾病

主要包括：①急、慢性传染病；②脱髓鞘疾病；③营养代谢失调。

2. 局部炎症

如葡萄膜炎、眶蜂窝织炎、脑炎、鼻窦炎等。

3. 中毒

见于烟、酒、奎宁或铅等中毒。

4. 其他

如失血、哺乳、家庭遗传等。

【临床表现和诊断】

1. 临床表现

1）视盘炎

（1）自觉症状：发病急骤，视力即显著减退，短期内可完全失明。早期可伴有前额或眼球后疼痛与压迫感，视力严重下降时，疼痛症状消失。

（2）瞳孔与视野变化：双眼完全失明者，双侧瞳孔散大，直接及间接光反射均消失；视力严重障碍者，瞳孔的光反射迟钝，也可出现对光反应不持久，即光照射时缩小，持续照射时又自行扩大。若单眼病变则间接对光反射仍存在。视野有中心暗点、旁中心暗点、象限性缺损或向心性缩小等改变，尤以红绿色视野受侵害较重。

（3）眼底变化：早期视盘仅表现轻度充血及边缘模糊；严重时视盘高度充血、肿胀，但一般不超过3个屈光度，视盘边界极度模糊。视盘及其周围可见渗出物与出血。

视网膜静脉扩张弯曲，动脉正常或较细。如病变累及视盘邻近网膜甚或黄斑区，则名视神经视网膜炎。晚期，炎症完全消退，视盘呈灰白色萎缩，表面不洁净，边缘不清楚，血管变细尤以动脉为甚。有时血管被有白鞘。

2）球后视神经炎

（1）急性者视力急剧下降，瞳孔中等散大，光反射迟钝，眼球运动时有牵引痛，与视神经周围鞘膜富有感觉纤维有关。

（2）视神经鞘膜由于与眼肌腱膜密切相关，所以才会有眼球转动时眼部疼痛的特点，上直肌与内直肌的肌腱一部分直接起自神经髓膜，故眼球向上和向内时有疼痛感。

（3）眼底早期无异常，如病变部位接近视盘时亦可出现视盘轻度充血，晚期视盘颞侧呈程度不等的苍白色。

2. 眼科检查

（1）眼底检查：视盘炎的眼底改变主要在视盘及附近视网膜上。视盘充血，边界模糊，轻度隆起；视网膜静脉扩张，视盘附近视网膜水肿、出血或有渗出，有时可波及黄斑区，后期可形成星芒状硬性渗出病灶。随着病程的进展，视盘的充血和水肿逐渐消退，但色泽一般较淡，或在乳头黄斑束所在的视盘颞侧部位出现萎缩改变，即所谓的轴性视神经萎缩。若病情严重或未能及时治疗，视盘则全面萎缩，视网膜动脉变细。视神经炎后视盘的色泽一般均会有不同程度的改变，但不能以此来估计视功能。有时乳头颜色苍白，而视力和视野可以完全正常。如为球后视神经炎，早期视盘并无炎症外观，眼底完全正常，只是到了后期，当下行性萎缩改变到达视盘时，才能看到视盘的全面萎缩或颞侧萎缩（轴性萎缩）。

（2）视野检查：常有中心暗点和生理盲点扩大，也可有周边视野的向心性缩小。在中心暗点与生理盲点之间如有缺损，则形成哑铃状暗点。暗点大小不一，小的仅2°，大的可达30°。在向心性缩小方面，以红色视野缩小最为显著。如病情好转，视力恢复，上述视野改变可以逐渐好转，最终暗点也可完全消失。

（3）眼底荧光血管造影检查：视神经炎时，在造影的动脉期可显示视盘毛细血管扩张，而且同时可见因荧光素充盈不足出现的弱荧光区。在动静脉期及其随后，视盘发生毛细血管荧光素渗漏，使整个视盘及其附近均呈强荧光。当炎症痊愈后，上述荧光素渗漏的现象消失。

【鉴别诊断】

见表1-8-1。

表 1 - 8 - 1 视神经病变鉴别诊断

	视盘水肿	视盘炎	视盘血管炎	假性视盘炎
原　因	颅内压增高，常系颅内肿瘤所致	局部炎症、全身疾病、中毒等	可能与过敏有关	先天性发育异常，多见于远视
眼别	多双眼，患侧更重	多单眼或双眼	多单眼	双眼或单眼
视力	早期正常	急剧明显减退	正常或轻度下降或突然减退	正常或不良
视盘隆起高度	3D 以上	低于 3D	低于 3D	不隆起或微隆起
视盘周围出血渗出物	较多	较少	较少	无
视网膜血管	动脉较细、小静脉高度怒张	动、静脉轻度怒张	动静脉迂曲扩张	动静脉均可有轻度扩张、弯曲
视野	早期生理盲点扩大，晚期周边部视野向心性缩小	早期即有中心暗点，周边视野向心性缩小，色视野缺损更为明显	正常或向心性缩小，生理盲点扩大	正常
视力恢复	逐渐	较快	较快或逐渐	无
视神经萎缩	数月或 1~2 年	发生较早（1~2 个月）	一般不发生	无
神经系统症状	有	通常无	无	无
头颅 X 线或 CT	有改变	一般无改变	无	无
预后	根据不同病因决定	一般较好	良	良

【治疗与护理】

1. 一般治疗

对视力急剧下降甚至失明者应予抢救处理，尽可能找出原因进行针对性治疗。

2. 药物治疗

（1）皮质类固醇：急性视神经炎应立即给予足量的皮质类固醇，病情好转后减量，用维持量继续治疗。常选用地塞米松 5~15 mg 溶于 5% 葡萄糖液 500~1 000 mL，每日 1 次，静脉滴注，小儿 4~8 mg/kg。皆连用 3 日后减量，同时可用地塞米松 5 mg，隔日 1 次，球后注射。静脉滴注减量或停用后可口服泼尼松每次 30~50 mg，每日 1 次。晨服 3~4 日后，逐渐减量。1~2 周减至泼尼松每日 15~20 mg，每日 1 次晨服。

（2）抗生素：急性视神经炎由感染引起者应及时给予足量抗生素治疗。

（3）血管扩张剂：常用烟酸 100 mg，每日 3 次；地巴唑 10~30 mg，每日 3 次；妥拉唑啉 25 mg，每日 3 次；654－2，10~20 mg，每日 3 次；5% 碳酸氢钠 250 mL，每日 1 次，静脉滴注，7~10 日为 1 疗程。

（4）支持疗法：补充 B 族维生素、肌苷等。也可静脉滴注胞磷胆碱 0.5 g，每日 1 次，或静脉滴注细胞色素 C 30 mg，每日 1 次。

（5）发热疗法：对应用肾上腺皮质激素治疗效果不佳者，或病情有反复波动者，可考虑用伤寒、副伤寒疫苗静脉注射，或消毒牛奶肌内注射等。

（6）散瞳剂：1%阿托品眼膏涂眼，每日1次。

（7）其他：补充大量B族维生素及ATP、肌苷等。

对于慢性病例的治疗，往往比初发病的急性患者更为困难。一般是维持原来有效的用药，如使用维持量的类固醇药物，另一方面是继续使用支持疗法，也可用碘剂。

第二节　视盘水肿

视盘水肿不是一个独立的疾病，常因颅内压增高或其他因素，视神经受到机械性压迫，而产生的淤血性水肿。如由全身性疾病与颅内压增高所致者，常双眼发生；由局部原因引起的多为单眼发生。

【病因和发病机制】

病因很多，包括颅内占位性病变如肿瘤、脓肿、出血等。全身性疾病如恶性高血压、妊娠高血压综合征等。眼眶炎症、眶内占位性病变及眼压长期降低等，皆可造成单眼视盘水肿。

视盘水肿形成机制有许多学说，较有说服力的学说是颅内压升高时，视神经鞘间隙的压力随之增加，首先挤压视神经，尤其是筛板区，使视神经纤维内离心流动、轴浆流发生障碍，导致筛板前区水肿。水肿压迫该区域的静脉，造成静脉扩张和迂曲，因而水肿加重。通过这样的恶性循环形成视盘水肿。

【临床表现】

1. 本病视力早期不受影响，但可有周期性、暂时性视力障碍，视盘水肿持续相当时日后视力方逐渐下降。颅内占位性病变患者，常有明显的头痛、恶心、呕吐，且呈进行性加重。

2. 眼底检查，病变早期出现视盘边缘模糊，先由视盘上缘开始，继为下缘及鼻侧缘，最后漫及颞侧边缘，视盘充血，视网膜中央静脉轻度扩张。病变继续发展，视盘水肿加剧，整个边缘模糊，直径扩大，隆起3～10个屈光度，呈蘑菇状突出于玻璃体内，静脉高度怒张，迂曲，视盘表面及其附近网膜可见到点状或放射状出血及渗出。长期的视盘水肿，可出现继发性视神经萎缩，此时视盘呈灰白色，边缘不清，动脉更细，静脉恢复正常，血管两旁可有白鞘伴随。视野缩小，中心视力减退以致完全失明。

3. 视野改变，以生理盲点扩大最为突出，亦可出现周边视野缩小或偏盲。

4. 通常为眶内或眼内原因引起者，多单眼发病，由颅内压增高或全身病引起者一般为双眼，但水肿程度可能两眼不同，额叶肿瘤可压迫一侧视神经使其发生萎缩，以后因肿瘤逐渐长大，产生高颅压，使另一侧眼发生视盘水肿。

【诊断】

1. 早期视力影响不明显，病情发展，水肿波及黄斑区或晚期视神经萎缩时，则视力下降甚剧或失明。颅内压增高时，常有头痛、恶心、呕吐等症状。

2. 视野表现为生理盲点扩大，颅内疾病视部位之不同可出现相应的视野缺损。

3. 眼底可见视盘边界模糊，水肿隆起度常超出 3D 以上，生理凹陷消失，视盘表面及周围网膜有出血渗出，视网膜静脉扩张迂曲。晚期视神经呈灰白色萎缩。

4. CT 及 MRI 检查可发现颅内原发病。

【鉴别诊断】

视盘水肿需与视盘炎及假性乳头炎相鉴别。假性视盘炎是一种发育异常，患者因远视、巩膜孔道狭小，使视神经纤维堆积而显得隆起；此外也可因视盘上胶质组织增生引起。眼底镜下视盘较小，并呈轻度隆起，筛板孔消失；视盘边界模糊，色泽较偏红。常双眼发生。故可误诊为视盘水肿，但视盘及其邻近网膜上绝无出血或渗出物出现；长期随访眼底形态会始终不变，可也视盘水肿相鉴别。

【治疗与护理】

主要针对原发病处理，尽早解除视盘水肿的原因。在原因未明确前，可用高渗脱水剂，进行对症处理。常用 20% 甘露醇溶液 250 mL 静脉滴注，30 分钟内滴完。或用 50% 葡萄糖溶液 60 mL 静脉推注。也有用视神经鞘膜减压术者。

第三节　缺血性视神经病变

缺血性视神经病变是指视神经的营养血管发生急性循环障碍的疾病。一般以视网膜中央动脉于球后 10～12 mm 进入视神经处为界限，临床上分为前段和后段两型。因后段型少见，以下仅描述前段型。

【病因】

本病发生的原因很多，如高血压、动脉硬化、颞动脉炎等血管性疾病以及糖尿病所致血管损害，引起视盘局部血管狭窄或阻塞；或严重贫血、大失血等导致视盘缺血缺氧；或眼压过高，使视盘小血管血压与眼压失去平衡致血流不畅；或血压过低，局部供血不足等。

【临床表现和诊断】

1. 临床检查

发病一般在中年以后，起病多较突然，中等视力障碍。少数患者也可有严重的视力障碍甚至失明。

2. 眼科检查

（1）眼底检查：视盘水肿，边界不清，可有局限性颜色变淡区域。视盘表面或邻近的视网膜表面可有少量出血。

（2）视野检查：多见有与生理盲点相连的大片视野缺损，有时可呈水平偏盲或垂直偏盲。

（3）眼底荧光血管造影：早期可见视盘有局限性的弱荧光区，但血管造影晚期该区则显现明显的荧光素渗漏，致使该区视盘呈一片强烈荧光。

【治疗与护理】

及时给予足量皮质类固醇和血管扩张剂，也可采用降低眼压措施，但疗效均不明显。辅以 B 族维生素等神经滋养药物。

第四节　视盘血管炎

发生于视盘血管的炎性病变称为视盘血管炎。本病为一种非特异性炎症。视盘内的血管有视网膜中央动静脉的小分支和睫状动脉的小分支，前者的炎症称为视网膜中央血管炎（Ⅱ型视盘血管炎），后者的炎症称为视盘睫状动脉炎（Ⅰ型视盘血管炎）。常见青壮年男性单眼发病。病程经过缓慢，有自愈倾向。

【病因】

本病的病因，一般认为是一种非特异性炎症。病变发生于视网膜中央血管时（多为静脉）使血管壁增厚，管腔狭窄，甚至形成血栓，堵塞管腔，出现中央静脉阻塞的病理改变。在睫状小动脉发生炎症改变时，可使疏松的筛板前区水肿，压迫该区域内的静脉，出现视盘淤血和水肿。

【临床表现和诊断】

主要症状为视物模糊。少数患者可伴有眼前黑影、视物变小、视物变形及眼球转动痛等症状。临床上有两种类型：

1. Ⅰ型

称水肿型，是筛板前区睫状血管炎症，毛细血管渗透性增高，引起视盘表面神经胶质组织水肿。

2. Ⅱ型

称淤血型，是筛板区睫状血管炎症，导致毛细血管闭塞，出血较多伴水肿。

【鉴别诊断】

本病要与几种视盘病变相鉴别，见表 1 - 8 - 2。

表 1 - 8 - 2　几种视盘疾病鉴别诊断

疾病	视力	视野	瞳孔	眼底表现	预后
视盘炎	急剧下降，可光觉消失	中心暗点或哑铃状暗点出现	直接对光反射消失或迟钝，相对性传入性瞳孔障碍阳性	视盘肿胀隆起，低于 3 个屈光度，伴少量出血	大多良好
视盘水肿	早期无变化	生理盲点扩大	正常	视盘隆起高，可 3 个屈光度以上，出血较多	取决于原发病治疗及视神经受损害程度
缺血性视盘	多中等下降	与生理盲点相连的大片缺损或偏盲出现	早期正常，晚期变迟钝	缺血象限视盘轻度肿胀，颜色变淡，可有小出血点	差
视盘血管炎	轻度下降	无显著变化	正常	较明显，出血可多可少	较好

【治疗与护理】

1. 糖皮质激素

泼尼松每次 30～50 mg，每日 1 次，晨服，5～7 天减量。地塞米松 10～15 mg，加入 5% 葡萄糖液，静脉滴注，每日 1 次，3～5 天后减量或用口服代替。必要时配合应用抗生素。

2. 支持疗法

可酌情给予维生素类药物、芦丁、ATP 等。

第五节　视神经萎缩

视神经萎缩是以视力下降，视野缩小甚至失明及视盘苍白或蜡黄为特征的眼病。它不是一个独立的疾病，而是多种原因和疾病所引起的结局。临床上一般分原发性视神经萎缩和继发性视神经萎缩两大类。原发性者，是指筛板以后的视神经、视交叉、视束以及外侧膝状体以前的病变引起的视神经萎缩，如球后视神经炎、视神经管骨折、眶内肿块压迫等。继发性者，是指原发病变在视盘、视网膜、脉络膜，如视盘炎、视盘水肿、中央动静脉阻塞、视网膜脉络膜炎、视网膜色素变性等。单眼或双眼发病，任何年龄均可发生。

【病因】

视神经萎缩是由多种原因所造成的视神经纤维的退行性变。诸如眶内、颅内肿瘤、视神经的炎症、缺血、外伤、眼底炎症、血管疾病、中毒、代谢性与营养不良性疾病以及遗传因素等均可引起。一般而言，儿童的视神经萎缩以脑部肿瘤或颅内炎症较多。青年者，以遗传性为主。在中年人，则多为视神经炎，视神经外伤或颅内视交叉区肿瘤。而对老年患者来说，常与青光眼或血管性疾病有关。

【临床表现和诊断】

1. 临床表现

视力显著减退，随不同疾病下降，程度不等，预后也不一致，可恢复较好，也可最终丧失视力。

2. 眼科检查

1）眼底检查

（1）本病眼底的特征性改变是视盘色淡、灰白或苍白，有的呈蜡黄色。视网膜血管变细，以动脉尤甚。

（2）炎性所致的萎缩可见视盘边缘模糊，生理性陷凹被结缔组织和神经胶质所填充而变平，巩膜筛板全被掩盖。

（3）在轴性视神经炎、脱髓鞘病及中毒性弱视所造成的视盘改变主要是颞侧苍白。

（4）典型的原发性视神经萎缩是苍白的视盘边缘保持清楚，生理陷凹仍然存在，巩膜筛板网眼清晰可见，早期视网膜动脉和静脉无明显改变，后期逐渐变细。

（5）外伤性视神经萎缩和眼底特点是：若在紧接球后处神经被切断，则视网膜中央动脉也被切断，眼底所见如同视网膜中央动脉阻塞后的表现；如损伤位于视网膜动脉进入视神经之后，则视盘逐渐变白。

（6）视交叉蛛网膜炎和其他压迫性视神经萎缩，眼底表现如前述及的原发性视神经萎缩。

（7）青光眼性视神经萎缩有典型的青光眼视盘陷凹，表现为颞上、下象限边缘呈穿凿性，呈苍白色，有些陷凹的边界达到视盘边缘，经过边缘的视盘血管呈屈膝状弯曲。

2）视野检查：继发性视神经萎缩的视野特点随继发原因而有不同。临床上常见的视神经萎缩的视野改变主要：

（1）家族性视神经萎缩（Leber 病）的视野特点是较大的中心暗点，可达 30°，常见鼻侧扩大到周边。

（2）缺血性视盘病变的特点为象限性视野缺损或半盲，但不以中线为界，并以弧状缺损与生理盲点相连。

（3）视交叉综合征为双眼视神经萎缩及双眼颞侧偏盲。

（4）脑外伤性视神经萎缩表现为周边视野缩小和中心暗点，或为扇形缺损，常为下半视野缺损。

3）眼底荧光血管造影：在苍白视盘进行荧光血管造影检查时发现，视盘表面的毛细血管并未减少。但是至萎缩的晚期，则视盘的荧光普遍降低。荧光眼底血管造影对视神经萎缩的诊断来说无特征性表现。

【治疗与护理】

1. 病因治疗

针对病因治疗，尽可能排除颅内占位性病变。

2. 药物治疗

（1）血管扩张剂：地巴唑，每次 10～30 mg，每日 3 次。烟酸，每次 50～100 mg，每日 3 次。烟酸肌醇，每次 0.2～0.4 g，每日 3 次。654－2，每次 10 mg，每日 3 次。芦丁，每次 20 mg，每日 3 次。

（2）维生素类药物：维生素 B_1，肌内注射每次 100 mg，每日 1 次；或口服每次 20 mg，每日 3 次。维生素 B_{12}，肌内注射每次 0.1～1.0 mg，每日或隔日 1 次。维生素 C，每次 200～300 mg，每日 3 次。

（3）酶制剂：常用 ATP、辅酶 A、细胞色素 C 等。

（4）神经兴奋剂：提高视神经功能，可用硝酸士的宁 1 mg，球后、穴位及双颞部皮下注射，周 1～2 次，10 次为 1 疗程，间隔 1 周进行下一个疗程，一般 3 个疗程。

（5）其他：有炎症者可用抗生素；除颅内肿瘤所致外，可考虑应用肾上腺皮质激素；尼可林每日 400 mg，静脉滴注，用于脑外伤及脑手术后患者。

第六节 视神经病变的护理

1. 按眼科疾病患者一般护理常规。

2. 药物应用

（1）静脉滴注或口服血管扩张药物并观察药物疗效。

（2）复方樟柳碱注射液颞浅动脉旁注射。注射方法：沿患者眉梢和外眦角画两条延长线相交附近可触及皮下搏动感，在搏动最明显处以指甲压一浅印痕，以印痕为中心，常规消毒颞浅动脉周围 3.5 cm，在印痕旁开 0.5 cm 处，将针头与皮肤呈 30°倾斜刺入皮下约 1 cm，回抽无回血后缓慢注入复方樟柳碱注射液，可见皮下隆起，拔针后用无菌小纱布压迫 1 分钟。每天 1 次，10 天为 1 个疗程，根据病情可进行 2 ~ 4 个疗程治疗。

3. 电刺激小脑顶核，使用脑循环功能治疗仪进行治疗

患者取坐位或卧位，电极放置于两耳乳隆突部，根据不同患者及病情严重程度选择频率 136 或 181 Hz，强度≥90%，时间 30 ~ 60 分钟，每天 2 次，连续 10 天为 1 个疗程，根据病情可进行 2 ~ 4 个疗程治疗。

4. 高压氧治疗

注意观察治疗效果。

5. 健康指导

（1）饮食：告知患者戒烟、酒，因烟酒的刺激使病情加重，同时烟、酒中毒还是该病发病原因之一，所以应戒除。

（2）用眼卫生：指导患者注意用眼卫生，不要揉眼，应少看书、少写字，使患眼充分休息，以促进恢复。

（3）心理疏导：鼓励患者安心休养，积极配合治疗，促进病情恢复，坚持长期治疗尤为重要。

第九章 眼外伤患者的护理

眼外伤是指眼球及其附属器受到外来的物理性或化学性因素的侵蚀，造成眼组织器质性及功能性的损害。由于眼的位置暴露，眼外伤很常见。据统计，我国每年会有数百万到上千万人发生，其后果严重，是目前儿童和青壮年单眼失明的主要原因之一。眼外伤的防治是眼科防盲、治盲的重要课题，应引起包括全社会的高度重视。

第一节 眼挫伤

眼挫伤是指眼部受钝力撞击所致的机械性非穿透性损伤。由于受撞击力的大小及着力点部位的不同，其致伤物和方式有别，故其临床症状与预后也就不同。本病临床上较为常见，占眼外伤的1/3以上。钝挫伤既可造成眼球的损伤，引起眼内多种结构和组织的损害，又可造成眼附属器的损伤。外力小者先伤眼睑结膜，眼球未伤，预后良好；外力大者损及眼球，病情较重，可致视力永久性损害。

【病因】

生产、生活、体育运动、治安及交通事故中，易出现眼的钝挫伤。常见致伤因素有拳头、棍棒、砖石、土块、球类、铁质钝器、高压液体气浪等。尚有行走攀爬及乘车中的跌撞碰击，亦可造成眼的钝挫伤。

【临床表现】

对于眼的挫伤，首先要查视力，以大致了解眼球受伤程度等。因眼各部组织结构不同，故其挫伤各具特征。

1. 眼眶挫伤

由强烈外力所致，可有多处骨折，部位较深，病情较复杂。眶缘骨折局部高低不平，有骨擦音，触痛明显。骨折累及鼻窦，可出现眼睑皮下气肿，触之有捻发音。若骨折伤及颅底，皮下淤血常在12小时后出现，可有脑挫伤症状，病情危重，甚至危及生命。若视神经孔骨折，则必伤及视神经，可立即失明。眶尖、眶上裂挫伤，则出现眼肌麻痹、眼球固定、感觉减退及视力障碍等，称眶尖综合征。

2. 眼睑挫伤

眼睑组织疏松，皮肤菲薄，血管丰富，轻度挫伤常引起组织水肿、出血或血肿，重度挫伤可发生皮肤、深部组织甚至全眼睑撕裂或组织缺损。

3. 眼球挫伤

破坏眼球各部组织，损害视功能；严重挫伤可致眼球破裂，眼内容大量脱失，视力丧失。结膜挫伤表现为结膜下出血、水肿，也可裂伤。角膜挫伤表现水肿、视力下降、刺激征重。色素膜伤可表现为前房水混浊、出血、瞳孔散大、虹膜根部断离、房角撕裂后退、脉络膜破裂、玻璃体积血等。晶体伤可破裂混浊、脱位。视网膜伤可水肿、出血、渗出、破裂、脱离，视力严重损害，甚至失明。严重眼球挫伤可破坏眼球内结构，久之眼球萎缩；也可继发青光眼。

【治疗与护理】

1. 眼眶挫伤

首先应排除颅脑损伤，避免治疗时发生本末倒置，延误抢救时机。眶内出血多者用加压绷带包扎，口服止血药物。若皮下气肿，则禁止擤鼻，嘱患者将涕吸入口中排出。口服或注射抗生素预防感染。为疑有因视网膜、视神经缺血导致视力突然减退时，应加用血管扩张剂、激素及 B 族维生素药物，以改善微循环及营养神经。

2. 眼睑挫伤

轻度挫伤只需预防感染，血肿早期应冷敷，1～2 日后改为热敷促进吸收。严重的挫伤应先清洁伤口，止血，局部或全身使用抗生素或磺胺药，不洁伤应注射破伤风抗毒素。与睑缘平行的小伤口，对合好的不缝合；伤口大又哆开者只缝合皮肤。与睑缘垂直的伤口应仔细分层缝合。眼睑全层撕裂者，若有提上睑肌断离应先缝合该肌，继而对齐睑缘，再依次进行缝合。对严重伤口，应尽量保留组织，以避免日后瘢痕收缩导致畸形。

3. 眼球挫伤

1）结膜挫伤：单纯结膜出血或水肿，数日内可自行吸收。结膜撕裂者，应给予缝合。在外伤愈合过程中，为避免睑球粘连，可多涂眼膏，每日用无菌玻璃棒分离数次，亦可放置隔离膜，直至痊愈。

2）角膜挫伤：数日或数月后水肿可完全吸收。亦可用 5% 葡萄糖液滴眼，遮盖伤眼，但勿用加压绷带。有破裂口者，按眼球穿孔处理。

3）巩膜挫伤：对疑有巩膜裂伤者，应切开球结膜仔细探查，如有破裂，应做缝合修补，将嵌顿于创口的眼内组织清除。锯齿缘以后的伤口，应按视网膜脱离的原则处理，如冷凝或电凝等。若裂口过大，眼内容大量脱出，视功能丧失，应做眼球摘除，以免健眼发生交感性眼炎。

4）虹膜睫状体挫伤

（1）外伤性虹膜睫状体炎：治疗同一般虹膜睫状体炎。

（2）外伤性瞳孔散大：轻度瞳孔散大经治疗可恢复或部分恢复，重者不能恢复。伴有调节麻痹者，可验光，长期配戴眼镜矫正近视力。

（3）虹膜根部断离：小范围的虹膜根部断离不必处理，较大范围的虹膜根部断离伴单眼复视，可行虹膜根部缝合术，用10—0尼龙线将虹膜根部缝合于角膜缘切口的内侧。

（4）前房积血：少量前房积血，患者取半卧位休息，双眼包扎，积血可吸收。积血多时，用止血药和镇静剂。出现外伤性虹膜、睫状体炎时，用皮质类固醇，眼压高时用甘露醇、乙酰唑胺。如果药物治疗无效，前房积血持续存在至第6日或伴有持续高眼压2~3日，可行前房穿刺术，放出积血。

5）晶状体挫伤：脱入前房或嵌于瞳孔的晶状体，需急诊手术摘除。半脱位的晶状体、脱入玻璃体的晶状体，有发生葡萄膜炎、继发性青光眼、视网膜脱离等并发症的可能，临床应密切观察，对症处理或手术摘除。

晶状体混浊，根据混浊程度、视力情况可手术摘除。

6）玻璃体挫伤：止血药和促进血液吸收的药，目前尚不能肯定其疗效。伤后3个月以上出血仍不吸收，可行玻璃体切割术。如B超检查证实有视网膜脱离存在，应及早手术治疗。

7）脉络膜挫伤：无特殊治疗。眼底出血者可嘱适当休息，局部使用散瞳剂。一般眼底出血可逐渐完全吸收。

8）视网膜震荡和挫伤：视网膜震荡和挫伤，可服用皮质类固醇、血管扩张剂、维生素类等。黄斑裂孔、锯齿缘截离伴有视网膜脱离可行手术治疗。

【预防】

加强宣传教育，增强法制观念，严格操作规程，控制交通事故等措施，均能有效预防眼挫伤的发生。

【预后】

眼挫伤的预后，因损伤部位和程度而异。眼睑、结膜受伤者，一般预后良好。伤及眼球者，如出血不多，未伤及晶状体、视网膜、视神经者，治疗及时，无并发症产生，其预后也不错，否则，预后不良，损害视功能。视神经挫伤者，多数失明而不能恢复。

第二节 眼球穿通伤

眼球穿通伤是指锐器或飞溅的碎片击穿眼球所致的一种严重眼外伤。后者常伴有球内异物，伤情更为严重。眼球穿透的部位，以角膜较常见，其次为角巩缘和巩膜。眼球穿通伤，不但是造成眼组织的严重损伤，还常因伴眼内出血、感染及其他并发症、眼内异物等，造成极严重后果或是摧毁整个眼球，极少数还可发生交感性眼炎，危及健眼。故本病预后不良。

【病因】

眼球被刀、剪、针、锥、铁丝、树枝、竹签等锐利之物刺破；或是因高速飞溅的金石铁屑碎片击穿；或爆炸物击穿眼球；还可因战伤时被枪弹或弹片击伤，气枪子弹致伤者亦时有发生；还有重力撞击挤压、跌扑碰打造成眼球破裂伤者。异物击伤、撞击挤压破裂伤、爆炸伤，都是复杂眼外伤，伤情严重而复杂，多是多种组织的复合伤。尤其是异物伤和植物性穿通伤，极易导致眼内感染。

【临床表现】

仔细询问受伤时间、地点、性质，致伤物的属性、形状以及外力及眼球的方向和所用工具是否有缺损等。可有以下局部表现：

1. 眼球创口

角膜或巩膜上有创口，大而显著的创口易发现，小而不显著的创口易被忽视。裂隙灯显微镜检查有助于判断角膜创伤是否穿通（局部全层性混浊则为穿通性），小的巩膜穿孔，可切开结膜，探查巩膜。

2. 眼内容物脱出

检查时如发现有葡萄膜、晶体（完整的或破损的）、玻璃体脱出于结膜囊内或位于结膜下，则可确诊眼球穿孔伤。将荧光素滴在角膜上检查有房水溢出征象时，证明角膜有穿孔。

3. 眼球内异物存留

发现眼球内有异物存留，则必有眼球穿孔伤。

4. 其他可能出现的体征

①眼压降低；②前房变浅；③虹膜小孔；④瞳孔变形；⑤晶体混浊；⑥视力下降。

【实验室及特殊检查】

X 线摄片或 B 超检查，必要时 CT 检查，以明确眼内有无异物存留。

【诊断】

根据上述典型症状，结合外伤史，眼球穿透伤的诊断并不难。但小的穿通伤无典型病史和表现，且有异物存留，往往可造成感染和其他并发症，还可能发生交感性眼炎。为此，诊断要及时细致，千万不要造成误诊、延误治疗时机。

【治疗】

眼球穿通伤为急重症，必须及时有效地救治，而且需是有专科条件的医院。治疗原则是妥善处理伤口以恢复眼球的完整性，有效地防治感染和并发症。

1. 止血、止痛，封闭伤口及预防感染

（1）检查与治疗时，先让伤者自行睁眼，不能睁开时应小心轻轻地拉开眼睑，切不可压迫眼球。

（2）检查患眼，宜先滴表面麻醉剂，采用开睑拉钩张开睑裂。

（3）初步了解受伤部位及伤口情况之后，先以生理盐水棉球清洁眼睑及周围皮肤，不宜冲洗和涂眼膏，可滴抗生素眼药水或结膜下注射庆大霉素 2 万～4 万 U，每日或隔日 1 次。

（4）为预防眼内或伤口的感染，选用抗生素肌内或静脉注射，肌肉注射破伤风抗毒素，以无菌纱布覆盖伤眼、包扎双眼。

（5）静卧，转送时避免头部震动，必要时两侧放沙袋固定头部。

2. 伤口处理

（1）穿孔伤口最好在伤后 24 小时内缝合。伤口敞开 72 小时以上的病例，若未经过初步处理,原则上经过适当的局部和全身治疗后,再施行伤口修复手术,以防局部炎症向眼内扩散。

(2) 角膜线状伤口,如对合良好,无眼内容嵌入,前房存在,即使伤口长达 3 mm 亦可不手术缝合。双眼包扎,以后按伤口和前房情况改为伤眼包扎。

(3) 角膜、巩膜伤口有葡萄膜脱出者,如 24 小时内,伤口清洁,可将脱出组织送回眼内。伤后时间较久,或回复有困难者,则将脱出的葡萄膜组织切除,然后缝合伤口。伤口有玻璃体或晶体囊膜嵌顿者,均应剪除,避免眼内组织嵌入,造成伤口愈合困难或畸形愈合。

(4) 伤口缝合后,结膜下注射抗生素和糖皮质激素,减轻反应,以防感染,并双眼包盖。全身和局部应用抗生素,每日用阿托品散瞳。

(5) 严重眼球穿孔伤,眼球破坏严重,无恢复视功能希望者,或眼内感染治疗无效,光感消失,眼球已无保留价值者,应做眼球摘除术或眼球内容剜出术。

3. 眼内异物的处理

确定眼内异物存留者,应做好眼内异物定位,尽早取出异物。

4. 预防并发症

给予止血剂,以防出血。局部用 1% 阿托品眼液或眼膏扩瞳,防止虹膜睫状体炎,防止角膜边缘穿孔。应谨慎用放瞳药物。密切观察以防交感性眼炎的发生。

【护理】

(一) 一般护理

1. 对眼外伤的患者及家属需要安定情绪,迅速安排急诊、急救。及时了解伤情,向患者及家属解释病情、治疗方法及预后,开导患者消除或减轻焦虑、恐惧和悲哀心理,使患者能够正确面对现实,增强自信心,积极配合治疗和护理。

2. 做好应急处理,原则上不要敞开伤口长途转送,以免加重伤势,增加感染的危险。可采取包扎患眼、防止感染、止血、止痛等必要措施。

3. 给予半流质饮食。

4. 避免咳嗽,以免加重眼内出血及引起并发症。

5. 入院后立即清洁创面,备皮,做普鲁卡因过敏试验,注意破伤风抗毒血清,做好手术准备。

(二) 病情观察与护理

1. 注意致伤的原因及时间,仔细检查全身情况,做好抢救准备。严密观察血压、脉搏、呼吸变化,随时观察患者未受伤眼的视力变化及其临床表现,预防交感性眼炎的发生。发现异常,立即通知医师。

2. 突然头痛、眼胀痛,应考虑是否有继发性青光眼,立即通知医师检查处理。

3. 按医嘱应用抗生素、糖皮质激素、止血剂、维生素等药物,预防伤口感染及交感性眼炎。对于角膜、巩膜伤口应尽早缝合。球内异物患者,要问明异物性质,做好异物定位并配合医师处理。

4. 出院时嘱患者注意健侧眼睛变化,如出现眼痛、畏光、流泪、视力下降,应及时就诊,以排除交感性眼炎。

（三）手术前、后护理

手术者应做好手术前、后的护理，协助医生手术治疗。

（四）健康教育

加强安全宣传，遵守操作规程，改善防护措施，防止意外事故的发生。

第三节　化学性眼外伤

眼化学性烧伤由化学物品的溶液、粉尘或气体接触眼部所致，多发生在化工厂、实验室或施工场所。其中以酸、碱烧伤最为常见。酸对蛋白质有凝固作用，低浓度时仅有刺激作用，高浓度能使组织蛋白凝固坏死。由于凝固的蛋白不溶于水，能阻止酸继续向深层渗透，组织损伤相对较轻。碱能溶解脂肪和蛋白质，可促使其渗透到深层和眼内，使细胞分解坏死，相比之下，碱烧伤的后果要严重得多。

【临床表现】

详细询问患者及在场人员有关致伤物的性质、浓度。致伤的原因，接触时间，曾否立即冲洗烧伤眼或做过其他急救处理。

患者有刺痛、畏光、流泪、睑痉挛、视力减退等症状。轻的化学伤表现为睑皮肤潮红和轻度水肿、结膜充血、轻度水肿、角膜混浊。数天后消退，视力影响不明显。重的化学伤表现为眼睑深部糜烂，结膜高度水肿、苍白，甚至坏死。角膜上皮全部脱落，呈灰白色混浊、溃疡，甚至穿孔，前房积脓。修复期出现睑球粘连，影响眼球正常运动，角膜有血管翳或假性胬肉，严重影响视力。

【实验室及其他检查】

1. 测定结膜囊液体的 pH 值，把 pH 试纸放入伤眼结膜囊内，残留的致伤物为酸性时，试纸变红，碱性则变蓝。

2. 荧光素染色可确定角膜、结膜受伤范围。

3. 有眼睑痉挛和明显刺激症状时，可用 1% 丁卡因表面麻醉，以利于检查和彻底清除残留致伤物质。

4. 检查视力及眼压（指拭），病情许可时可用眼压计测量。

【诊断】

李凤鸣、朱秀安等受全国卫生标准委员会的委托，研制了职业性化学性眼烧伤诊断标准及处理原则，其诊断及分级如下：

1. 化学性结膜角膜炎

有明显的眼部刺激症状，如眼痛、灼热或异物感、流泪、眼睑痉挛、结膜充血、角膜上皮脱落等。荧光素染色角膜有散在的点状着色。

2. 轻度化学性眼灼伤

凡有下列情况之一者，可诊断。

（1）眼睑皮肤或睑缘充血、水肿和水疱，无后遗症。

（2）结膜充血、出血、水肿。

（3）荧光素染色裂隙灯下观察，可见角膜上皮有弥漫性点状或片状脱落，角膜实质浅层水肿混浊，角膜缘无缺血或缺血 <1/4。

3. 中度化学性眼烧伤

除有上述 2、3 两项外并有下列情况之一者，可诊断。

（1）出现结膜坏死，修复期出现睑球粘连。

（2）角膜实质层水肿、混浊，角膜缘缺血 1/4 ~ 1/2。

4. 重度化学性眼烧伤

凡有下列情况之一者，可诊断。

（1）眼睑皮肤、肌肉和（或）睑板烧伤形成溃疡，修复期瘢痕性睑外翻、睑裂闭合不全者。

（2）出现巩膜坏死，角膜全层混浊呈瓷白色，甚至穿孔，角膜缘缺血大于 1/2 者。

【治疗】

1. 现场急救

立即分秒必争地在现场就地取材，用大量清水或其他水源反复冲洗，冲洗时应翻转眼睑，转动眼球，暴露穹隆部，将结膜囊内的化学物质彻底洗出。应至少冲洗 30 分钟后，送至医院再行冲洗，并尽快开始酸碱中和治疗。眼部冲洗是处理酸、碱烧伤的最重要一步，及时彻底冲洗能将烧伤减到最低程度。

2. 后续治疗

（1）早期治疗：局部和全身应用抗生素控制感染。1% 阿托品每日散瞳。局部或全身使用糖皮质激素，以抑制炎症反应和新生血管形成。但在伤后 3 周内，角膜有溶解倾向，应停用。维生素 C 可抑制胶原酶，促进角膜胶原合成，可全身及局部大量应用，在伤后做结膜下注射，每次 2 mL，每日 1 ~ 2 次。0.5% 依地酸二钠（EDTA），可用于石灰烧伤病例。

（2）切除坏死组织，防止睑球粘连：如果球结膜有广泛坏死，或角膜上皮坏死，可做早期切除。一些患者在 2 周内出现角膜溶解变薄，需行全角膜板层移植术，并保留植片的角膜缘上皮，以挽救眼球。也可做羊膜移植术。或口腔黏膜或对侧球结膜移植。每次换药时用玻璃棒分离睑球粘连或安放隔膜。

（3）胶原酶抑制剂的应用：可滴用 10% 枸橼酸钠，或 2.5% ~ 5.0% 半胱氨酸。口服四环素类药物每次 0.25 g，每日 4 次。

（4）肝素的应用：结膜下注射肝素 375 U 0.3 mL，每日 1 次，共 10 次，可溶解巩膜缘微血管中的血栓，达到重建角膜血循环，改善角膜营养的目的。伤后应立即注射，超过 14 天者疗效不显著。

（5）手术治疗：睑球粘连可用自体结膜或口唇黏膜移植；角膜化学灼伤严重者晚期可行角膜移植术。

【预防】

本病的预防非常重要。对从事化学、化工方面工作的人员，应掌握基本的防护知识，制定必需的规章制度，严格操作规程，增强防护意识。

【预后】

一般轻中度烧伤及轻度碱性伤，治疗及时得当者，未发生角膜溃疡者，可以基本恢复，功能不受影响。重度酸性烧伤及中重度碱性烧伤者，角膜损伤重，修复缓慢，易致角膜溃疡和感染，甚至角膜穿孔，愈后遗留瘢痕，产生睑球粘连，角膜血管翳，虹膜后粘连等并发症和后遗症，预后不良，视功能有严重损害，甚至失明，多需 4 个月以上方可临床治愈，有时发生反复性无菌性角膜溃疡，常导致穿孔、白内障、青光眼、眼球萎缩等严重并发症。病程可达数月至 1 年，终因角膜被厚厚的纤维血管膜覆盖。严重烧伤尚可使眼睑瘢痕畸形。

【护理】

1. 化学烧伤后现场急救首先要分秒必争，立即用水冲洗，去除致伤物尽量缩短致伤物与组织接触的时间，减少组织损伤，此乃抢救的关键。冲洗越早，越彻底，预后越好。

2. 重度碱烧伤早期可进行前房穿刺，放出碱性房水，新生房水可起到一定的营养和保护作用。

3. 患眼点阿托品，充分扩大瞳孔，以克服虹膜刺激症状及防止虹膜后粘连。

4. 局部及全身应用抗生素，防止感染。用止痛剂和镇痛剂。

5. 血浆或半胱氨酸等滴眼，有减轻组织水肿，加速组织再生的作用。

6. 石灰烧伤者，常用 EDTA 滴眼，将石灰中的钙离子析出。由于 EDTA 盐溶液为非脂溶性，因此必须在角膜、结膜上皮尚未恢复之前及时应用，才能起到治疗作用。

7. 加强心理护理，创造良好的环境气氛、疏导鼓励等均有助于患者恢复心理平衡，积极配合治疗护理。睡眠、饮食、生活习惯的护理指导，如加强营养、戒除烟酒、预防感冒、保持大便通畅均属必要。

8. 加强教育，严格操作规程，操作时要戴用劳保防护服装、手套和面具。使用各类化学用品的车间、库房、工地要具备清洁的自来水或生理盐水，以便发生事故，立即冲洗。

第四节　其他类型的眼外伤

一、电光性眼炎

电光性眼炎是指被紫外线照射后引起的结膜、角膜浅层损害，是眼部辐射性损伤的常见者。其多见于未使用防护设备的电焊或气焊工人。以双眼对称性发病，剧烈疼痛、沙涩灼热、畏光流泪等为主要特征。如未被感染，1~2 日症状消失，预后良好。

【病因和发病机制】

本病多在电焊或气焊时，由电弧与溶化金属产生的紫外线照射后引起，也可由紫外线消毒、太阳灯照射等所致，亦有在冰川、高原、雪地、海面、沙漠等地工作，因受阳光照射后反射之紫外线所伤者，故又名雪盲。致伤的紫外线波长范围为 320 ~ 350 nm。电气焊损伤者，只需照 15 分钟以上，即可发病。照射后多数 6 ~ 8 小时发病。紫外线照射眼部后，对组织的光化学作用，使蛋白质变性凝固，产生电光性损害，使结膜角膜上皮坏死脱落，感觉神经末梢暴露于外，产生强烈的刺激症状。

【临床表现】

患者多在工作或看电焊 3 小时后突然出现眼痛、畏光、流泪、烧灼感、眼睑痉挛等症状。结膜充血、水肿，角膜荧光素染色阳性，瞳孔缩小。一般经过 24 小时后上皮再生而自愈。

【治疗与护理】

主要是止痛与防止感染。可给予 0.5% ~ 1.0% 丁卡因液滴眼。但不宜多滴，以免影响角膜上皮新生。并涂抗生素眼膏，以防角膜损伤后继发感染。另外，针灸、冷敷、戴有色眼镜均可减轻症状。

二、电离辐射性损伤

具有电离作用的快速电子、X 线、γ 射线照射眼部所引起。因晶体囊的上皮组织对电离辐射极为敏感，上皮受损后不能发育成晶体纤维，引起晶体混浊，最终成为完全性白内障。其常见于放射治疗后、从事放射性职业、核武器爆炸伤患者。

【治疗与护理】

对症处理，重在防护。工作人员应采取防护措施，对肿瘤患者进行放疗时应采取保护性措施。

三、眼热烧伤

【病因】

火伤、沸油、沸水或其他高温气体、液体、固体等作用于眼引起烧伤、烫伤。

【诊断】

1. 睑皮肤烧伤

与其他部位热烧伤相似，因睑皮肤细嫩，破坏性更大，愈后将形成广泛瘢痕，引起挛缩、外翻、内翻、睑球粘连等畸形。

2. 角膜热烧伤

经过与酸烧伤相似，表层坏死脱落，愈后形成睑球粘连、肉样血管翳、白斑等，使视功能严重损害。

【临床表现】

基本原则同化学性眼外伤。

【治疗与护理】

同化学伤。

四、微波损伤

微波的特点是频率低、穿透力强，在较深组织转变为热量对组织造成损害，引起白内障、视网膜出血等。

处理以预防为主，加强对接触微波作业工作的防护。

第二篇　眼科用药

第一章 眼科临床用药概述

在我国的古代医籍里有许多关于眼科药物治疗的记载，早在秦汉时期的《神农本草经》中就记载有70多种眼科药物，其中明目药有40多种，眼病治疗药物有30多种。唐代孙思邈所著《备急千金要方》除记载治疗眼病的内服药物外，还介绍了洗眼法、滴眼法等局部用药方法。宋元时代的《秘传眼科龙木论》、明代王肯堂的《证治准绳》中详细地记载了多种眼病的药物治疗方法。明代李时珍所著《本草纲目》更是集我国古代药学成就之大成，共记载了1 892种药物，分成60类，眼科药物有400多种，其中明目药120余种，眼病治疗药物300余种，并收载了大量的历代名方及经验良方，对眼科药物治疗学的发展发挥了巨大的作用。

近代眼科药物治疗的发展十分迅速，进入21世纪，随着抗生素、糖皮质激素类药物等的发展及广泛应用，为各种眼科疾病提供了多种有效的治疗方法，极大地促进了眼科药物治疗学的发展。随着现代医药科技的迅速发展，越来越多的新材料、新技术、新方法应用于眼科药物的研究领域，使眼科药物的发展和临床应用不断革新，并取得了令人瞩目的成果。

第一节 药物的眼内药效学

药效学即药物效应动力学，是研究药物在机体内的药理效应、治疗作用和毒理反应的一门科学。其具体内容是研究药物的作用机制、构效关系、药理效应及其与剂量或血药浓度之间的关系。它在理论上是药理学的理论基础，在实践上又可指导防治疾病的合理用药，以发挥药物的最佳疗效，避免药物的不良反应。药效学不具体阐述各个药物的疗效及临床用途，而是着重从基本理论和基本规律方面讨论药物作用中具有共性的内容。眼科药效学则着重研究药物对眼组织（包括病原体）的作用以及作用机制等。

一、药物的基本效应和作用

（一）药物作用

药物作用是指药物与机体细胞间的初始作用，是动因，是分子反应机制，有其特异性。药理效应是药物作用的结果,是机体反应的表现,对不同脏器有其选择性。因此,药理效应实际上是机体器官原有功能水平的改变,功能的提高称为兴奋、亢进,功能的降低称为抑制、麻痹。过度兴奋转入衰竭,是另外一种性质的抑制。例如毛果芸香碱可兴奋睫状肌使之收缩,阿托品可抑制睫状肌而使其松弛。

(二)药物的生化作用

有些药物的作用是通过其生物化学作用改变机体的新陈代谢而发生的。例如乙酰唑胺等碳酸酐酶抑制药,通过抑制碳酸酐酶影响房水形成的正常代谢过程,使房水生成减少,降低眼压,治疗青光眼;毒扁豆碱的作用主要是可逆性地和胆碱酯酶结合,使此酶不再能水解乙酰胆碱,结果体内乙酰胆碱暂时积聚,表现为乙酰胆碱样作用引起缩瞳、降眼压。

(三)药物对病原微生物的作用

有一些药物对宿主无明显毒性,但却能通过干扰病原体的代谢抑制其生长繁殖,从而有利于机体发挥抗病功能,达到消灭或排除病原体的目的。如细菌、真菌、衣原体、病毒等感染性眼病的药物治疗。例如:氯霉素是通过抑制细菌蛋白质合成而发挥抗菌作用,其主要作用于细菌核蛋白体 50 S 亚基,与其发生可逆性结合后,阻止氨基酰—tR-NA 与核蛋白体结合,并抑制肽酰转移酶的转肽反应,从而影响肽链的延伸,产生抑菌作用。

二、药物作用的基本规律

(一)药物作用的选择性

机体的不同组织器官对药物的敏感性是不同的,一定剂量的药物对某些组织器官可以产生明显的效应,而对另一些组织器官则无明显效应,这种现象称为药物作用的选择性。药物作用的选择不是绝对的,随着剂量的增加,其作用可发生改变。如选择性 β_2 受体阻滞药倍他洛尔,本品选择性阻滞 β_2 受体,使眼内血管舒张,减少房水的形成,从而降低眼内压。药物的选择作用是临床医师选用药物的重要依据。选择性强,其治疗的针对性则强;选择性差,则较多组织器官受到影响,药物并非对机体的各种功能都产生影响或产生同样强度的影响。

(二)药物的治疗作用与不良反应

药物作用与其他事物一样,也具有两重性。一方面是可以影响机体生理生化功能或病变的自然过程,有利于患病的机体,以防病治病,这称为治疗作用;另一方面,也可引起生理生化的功能紊乱或形态学的变化等,不利于患病的机体,甚至给患者带来痛苦的反应,统称为药物不良反应。在有些情况下,这两种现象会同时出现。医师用药要充分发挥药物的治疗作用,避免或减少药物的不良反应。

根据药物作用达到的治疗效果,可分为对因治疗和对症治疗。前者是指药物作用能消除原发致病因子的药物。例如抗生素类药物杀灭体内的致病微生物。后者指仅能改善症状的药物,例如在高热时,给予解热镇痛药阿司匹林,只能解除高热给患者带来的痛苦。对症治疗在有些情况下是必不可少的,如高热会引起昏迷、抽搐,甚至死亡。

药物不良反应(ADR)是指正常剂量的药物用于预防、诊断、治疗疾病或调节生理功能时，出现的有害的和与用药目的无关的反应。一般包括：副作用、毒性反应、后遗效应、继发反应、变态反应、特异质反应等。

三、药物的效应及其影响因素

药物的效应取决于三种关系：构效关系、量效关系和时效关系。诸多因素都影响后两种关系而最终影响药物效应。

（一）药物的量效关系

1. 药物的量效曲线

在一定范围内，同一药物的剂量（或浓度）增加或减少时，药物效应也相应增强或减小即量效关系。如以药物的效应为纵坐标，药物的剂量或浓度为横坐标作图表示，即为量效曲线。在量效关系中表达的效应有两类：一类是"量反应"，即在个体上反映的效应强度，并以数量的分级来表示，其量效曲线称"量反应"的量效曲线；另一类是"质反应"，即在一群体中，某一效应（如死亡、生存、惊厥、治愈等）的出现，以阳性反应的出现频率或百分号（%）表示，其量效曲线称"质反应"的量效曲线。

2. 效价与效能

临床医师要做到合理用药，必须明确药物剂量和效应之间的关系，当药物达到一定的剂量或浓度时才产生效应，这种剂量或浓度称为最小效应量或浓度。剂量加大，效应相应增加，比最小有效量大并对机体产生明显效应，但不引起毒性反应的剂量，称有效量或治疗量。当效应增强到最大限度后，即使再增加剂量或浓度，效应也不再增强，这种最大效应又称为效能。比较同类药物作用强弱有两个指标：一是效价，表示达到同等效应所需剂量；二是效能，表示所能达到的最大效应。但还应注意药物的不良反应，如在应用产生最大效应的剂量时是否出现毒性等，这样才更全面些。

3. 安全范围

从反应的量效曲线中看出，在群体中不同药物剂量或药理现象的差异接近正态分布。其中对 50% 个体的有效量称为半数有效量，用 ED_{50} 表示。但是，增加到一定程度时，再加大剂量，效应不再增加。大大超过有效量并能引起毒性反应的剂量称为中毒量。其中引起毒性反应的最小剂量称为最小中毒量。比中毒量大，除引起病理现象外，还能导致死亡，这种剂量称为致死量。引起 50% 个体死亡的剂量称为中数致死量或半数致死量，用 LD_{50} 表示。防治疾病应该用适当的剂量，用量过小不能产生预期效应；用量过大，则不良反应增加。因此，药典规定了药物的常用剂量和极量，常用剂量是对大多数患者合适的量，极量是治疗剂量达到最大治疗作用，比较接近中毒量，超过此量即可能中毒。能引起中毒的最小剂量为最小中毒量。为了保证患者的安全，医师处方一般不得超过极量。通常用 LD_{50} 和 ED_{50} 之比值，作为治疗指数（TI）来评价一种药物的安全度，也可用安全范围来衡量安全度。但其数值不能完全表达安全性的差别，故又有人以 1% 致死量（LD_1）与 99% 有效量（ED_{99}）的比值或 5% 致死量（LD_5）与 95% 有效量（ED_{95}）之间的距离来衡量其安全性。这样，治疗指数可表示为 LD_1/ED_{99}（或 LD_5/ED_{95}），将它称为安全范围或许较为合适。

一般来说，药物剂量在安全范围内不会发生严重毒性反应。近年来提出"治疗窗"

的概念，指疗效最佳而毒性最小的剂量范围，比安全范围更窄。下列情况需确定治疗窗：①药理效应不易定量；②用于重症，不允许无效；③安全范围小且毒性大的药物。

4. 药物量效关系的个体差异

药物效应的各种数据带有群体均值的性质，但人体对药物的反应存在着个体差异，有的差异甚至很大。例如，有的人对小剂量某种药物即产生强烈反应，称为高敏性；而有的人则需很大剂量才能反应，称为高耐受性，还有人对药物的反应与常人有质的不同，称为特异质。对个体差异大而且安全范围窄的药物应实行剂量（或用药方案）个体化。个体差异表现为两种情况：一是达到同样效应时不同患者需药剂量不同；二为用同等剂量时不同患者的效应不同。

5. 量效关系、药物剂型和给药途径

不同剂型可影响量效关系，是指某药剂型不同，即使所含药物剂量相同，效应亦不同。这是因为个体使用不同剂型药物实际吸收进入血液循环的药量不同，即人体对药物的生物利用度不同。同种药物的同一剂型，由于生产工艺、配方、原料质量的差别，不同厂家的产品所含药物量的标示量即使相同，其效应也可能不同，称之为相对生物利用度不同，这是当前较普遍的问题，应引起注意。此外，随着药学的发展，出现了一些新的剂型，如缓释制剂和控释制剂等，影响药物的起效、达峰和维持时间，当然也影响量效关系。

（二）药物的构效关系

多数药物是通过化学反应而引起药理效应的。药理作用的特异性取决于化学反应的专一性，而后者又取决于药物的化学结构。这就是构效关系（SAR），也是药物作用特异性的物质基础。化学结构完全相同的光学异构体，其作用可能不一定相同。多数药物的左旋体具有药理作用，而右旋体则无作用，例如左旋氯霉素、左氧氟沙星（左旋氧氟沙星）等。也有少数右旋药物具有较高的药理活性。同一类药物的作用性质往往取决于其基本骨架结构，而其侧链的长短，则是影响其作用的量（强弱、快慢）。

（三）药物的时效关系

药物效应不一定立即发生，也不是永久不变的。时间不同，药物效应也会不同。这种时间与效应的关系称为时效关系。因此，在某一瞬间药物效应的大小不但取决于剂量的大小，而且也和药物与组织接触的时间有关。

（1）潜伏期：无论整体或离体动物组织，给药后都需经过一段时间才开始出现效应，这段时间称为潜伏期。对于整体动物，它主要包括药物从给药部位吸收入血（或眼组织），并在作用部位达到有效浓度所需的时间。潜伏期的长短主要取决于给药途径、药物的吸收与分布速度以及转化为活性代谢物的速度等。

（2）高峰期：药物效应达到高峰值的时间。它主要反映药物吸收超过消除，使血药浓度逐渐上升到最大浓度的时间。

（3）持续期：从药物效应开始出现直至效应刚刚消失之间的时间。它反映血内药物开始达到有效浓度直至消除速度超过吸收速度，从而使血药浓度逐渐下降至最小有效浓度的时间。持续期的长短主要取决于药物消除的速度，同时也受吸收过程的影响。

（4）半衰期：可分为血浆半衰期及生物半衰期。血浆半衰期是指药物的血浓度下降一半所需的时间，它反映药物在体内的消除速度；生物半衰期是指药物效应下降一半所需的时间，它反映药物在体内生物效应的消除速度。每一种药物都有其半衰期，同一药物对于不同个体其半衰期亦有差异。临床上可按半衰期来判定给药方案。

（5）残留期：当药物主要效应消失，血内药物降至最小有效浓度以下之后，体内的药物并未完全消除，且达到完全消除还需要一段时间，这段时间称为残留期。在残留期内如果给予同一药物，则血内药物浓度会比预计的水平高，药物的效应也会加强。如果给予另一药物，也可能出现协同作用或拮抗作用。

四、药物作用机制

药物效应多种多样，是不同药物分子与机体不同靶细胞间相互作用的结果。药物作用的性质首先取决于药物的化学结构，包括基本骨架、活性基团、侧链长短及立体构型等因素。这些构效关系是药物化学研究的主要问题，它有助于加强医生对药物作用的理解。药理效应是机体细胞原有功能水平的改变，从药理学角度来说，药物作用机制要从细胞功能方面去探索。了解药物作用的机制，对医师来说可以加深理解药物作用，指导临床实践。眼科药物的作用机制可以分为以下几类。

1. 理化反应

药物通过简单的物理作用而产生药理效应。如甘露醇静脉滴注后通过提高血液渗透压，使玻璃体腔脱水，从而降低眼压。

2. 影响细胞代谢过程

多种药物通过影响机体或细菌的代谢过程而发挥作用，如补充生命代谢物质以治疗相应的缺乏症等。

3. 抑制或激活酶的活性

有些药物通过抑制或激活某种酶的活性而发挥作用。如血管紧张素转换酶抑制剂，能够抑制血管紧张素转换酶的活性，使血管紧张素 I 不能转变为血管紧张素 II 而降低血压。又如碳酸酐酶抑制药通过抑制碳酸酐酶（CA）的活性，减少房水形成，从而降低眼内压。碳酸酐酶有七种类型，其中 CA—II 活性较高，存在于人的睫状体和视网膜中，是房水形成的关键酶。乙酰唑胺和派立明等就是与 CA—II 上的位点结合而产生作用的。

4. 作用于细胞膜的离子通道

细胞膜上的离子通道调控钠、钾、钙等离子的跨膜转运，药物可通过作用于离子通道，影响细胞功能，从而产生一系列生理效应。

5. 影响核酸代谢

许多抗菌药物、抗癌药物等可通过干扰细胞 DNA 或 RNA 的代谢过程而发挥作用。

6. 作用于特异性受体

许多药物作用于特殊受体而产生效应。如肾上腺素能够兴奋心脏的 β 受体，使心肌收缩力加强，心率加快，心输出量增加，同时作用于血管平滑肌 α 受体，使血管收缩，血压升高。而 β 受体阻滞药噻吗洛尔和倍他洛尔则可以通过阻断眼内 β_2 受体，使眼内血管舒张，减少房水的形成，从而降低眼内压。尤其是选择性 β_2 受体阻滞药倍他洛尔特异性更强一些。

7. 非特异性作用

一些药物并无特异性作用机制，非特异性作用一般与药物的理化性质有关，如渗透压作用、脂溶作用、膜稳定作用等。例如甘露醇高渗溶液迅速注入血液循环，由于高渗透压吸收水分的作用，达到降低眼压和颅内压的目的。

上述几种作用机制不是绝对区分、互不相关的。药物作用过程是一系列生理、生化过程的连锁反应。对药物作用机制的认识已从器官水平深入到细胞水平、亚细胞水平及分子水平。因此不应将有关药物作用机制的学说看成是固定不变的、完美的，而应视为发展的、逐渐趋向完善的理论。

第二节　眼的药代动力学

一、生物利用度

药物要发挥作用，必须有足够量作用于受体。每滴眼药中仅有少于5%的药物被眼内吸收。能作用于受体的那部分药物是它的生物利用度。生物利用度依赖于诸多因素。

（一）合理用药

为获得理想的作用，眼科用药中有两个因素是重要的。

1. 用药技巧

良好的用药技巧需要患者的合作，眼科医生或助手的指导与监测。

2. 顺应性

医生有责任向患者解释治疗的目的和使患者信服治疗的必要性或优点。这特别适用于长期用药的青光眼患者，因为患者很少能从顺应性用药中直接感受到益处。相反也需向患者告知治疗可能带来的危害（如可的松治疗过敏性结膜炎）。

成功的治疗包括患者的合理用药，用药频率。此外患者需注意摇匀药液，保持眼药无菌，正确保存及是否过期。在 Kass 等的研究中，发现 25% ~ 50% 的患者不能按要求合理使用药物。

（二）用药的最佳方式

了解药物代谢动力学使我们能够选择合适的用药方式，如眼液、眼膏、结膜下或球后注射、口服或肠道外途径用药、持续静滴或间断冲击疗法。

（三）最佳的用药方式

用药方式的选择部分依赖于用药途径。它包括药品的化学结构、浓度、液滴的大小、防腐剂、溶液或悬浊液、化学前体药物、作用速度、药物的载体如胶原罩、接触镜、非颗粒体、胶化溶液、巨黏附分子、浸药性纸条（NODS）及脂质体。

二、吸收和分布

用药过程中或用药后，药物被吸收，在组织内分布，最后在体内排出。药物的吸收和分布常常通过被动扩散进行。在某些情况下，主动转运可能起作用［睫状体、视网膜色素上皮（RPE）］。手术中或眼内感染和其他严重疾病，药物可直接进入眼内。

（一）溶解性

眼药水的脂溶性与水溶性之间的相对平衡非常重要。脂溶性药物容易被角膜上皮吸收；水溶性可促进药物在角膜基质的扩散并进入房水。在脂溶和水溶相化合物的分布比率可以用对数来表达。比率为 2.5~3.0 药物的角膜穿透性能最佳，而较高比率的药物不易于通过角膜上皮，角膜穿透性也低。地匹福林（肾上腺素异戊酯）比肾上腺素脂溶性高，穿透角膜也比肾上腺素强。低水溶性药物（如醋酸泼尼松和其他类固醇）可制成颗粒大小为 2 μm 的混悬液。

（二）分子量

分子量低于 500 的物质易于扩散，分子量大于 500 的物质穿透组织非常难（如多黏菌素 B 和 E）。

（三）浓度

给眼表面滴高浓度的药液能增加吸收速度。大部分眼药的浓度为 0.1%~10%，相当于 100 mL 水或生理盐水中含 0.1~10 g 药物。

（四）眼内扩散屏障

通过玻璃体注射给药、刮除角膜上皮或应用破坏扩散屏障的药物和局麻剂、眼液保存剂可以降低如血—视网膜和血—房水屏障或角膜上皮的扩散屏障作用。氯化苯烷胺能破坏角膜上皮的完整性，它是所有局部 β 受体阻断剂，卡可林及其他眼药的保存剂。

严重的炎症能引起血—视网膜和血—房水屏障破坏，使得许多静滴用药易于达房水、视网膜、玻璃体。另一方面，眼内炎症，使得注入玻璃体的药物清除加快，半衰期变短。完整的晶体与悬韧带是一种药物进入前节和通过房水排出通路的屏障。所以在假晶体眼经玻璃体给药的半衰期变短，在无晶体眼更短。

由于某些药物能在 RPE 水平被主动泵出，所以药物代谢就复杂化。如头孢菌素类是由 RPE 主动泵出排泄，而庆大霉素和万古霉素主要是由玻璃体进入前房排泄。在严重眼内炎，RPE 功能受损及主动泵作用丧失。

（五）葡萄膜色素

色素组织能与某些物质结合，形成无活性沉积。如散瞳剂药物在黑色虹膜眼的作用发生迟缓或在反复应用后才发生作用，但持续时间比蓝色虹膜长。黑色素能与脂溶性药物结合。

（六）蛋白结合

药物如抗生素在血浆与蛋白结合，常常没有活性。在正常眼，仅有非常低的蛋白能到达房水。尽管如此，在眼科实践中，蛋白结合对药效的影响是相对不重要的，因为炎症可使眼屏障对蛋白质产生渗透性。

（七）解剖和功能因素

眼睑的位置、形状、弹性和活动性，结膜囊的形状和容量，角膜上皮的状态及泪道功能都能影响眼药有效成分的吸收。当结膜表面比角膜表面大 10 倍以上时，结膜将吸收大量的眼药。

眼膜的容量和质量是非常重要的。正常泪液容积为 7～10 μl。若不瞬目,结膜囊能容纳 20～30 μl 泪液。使用小滴眼药 (5～20 μl) 能获得与常规大滴眼药 (30～70 μl) 相同的药物作用效果;同时也减少了药液向面部的外流和全身副作用。

泪液也稀释眼药,降低药物浓度。若眼药具有刺激性,泪液分泌增多,稀释作用变大在每次眼睑的瞬目作用下,都有部分药物经泪道排出,通过鼻、喉黏膜和胃肠道,有一定比例的药物被全身吸收。

(八) 生理和生化因素

正常泪膜的 pH 值 7.4～7.7。pH 值 6～9 范围内的眼药能被很好耐受。而药物 pH 值低于 4 或大于 10 将会引起刺激症状。溶液的 pH 值决定于解离平衡和药液中离子与非离子的量。非离子量多的药液属脂溶性,易于通过上皮或其他有机膜吸收。许多眼药 (如匹罗卡品) 是碱性的;当 pH 值在生理范围时,属非解离状态。所以,给眼药添加缓冲液使其在酸性范围,这可增加药物的稳定性,同时也延缓泪膜与药液中和,及吸收进入眼内。

另一重要的因素是渗透压。正常泪膜的渗透压约为 300 mOsm/kg。溶液的张力为正常渗透压的 0.5 和 1.5 倍时能被耐受。高渗眼液如 2%～5% NaCl 可用于角膜水肿的脱水。低渗眼药对某些干眼症有效。若低渗溶液进入前房,可造成角膜内皮损害,而视网膜对高渗剂非常敏感。

(九) 药物载体的影响

调节药物吸收人眼内的一种因素是药液在泪膜内与上皮的接触时间。水性药液比混悬液半衰期短。黏稠性载体物质如羟甲基纤维素,聚乙烯醇 (PVA),聚乙烯吡咯烷酮 (PVP) 及透明质酸 (0.2%～0.8%) 可以延长药物保持时间并增加眼内生物利用度,同时相应地减少全身吸收。

最新应用的眼用凝胶,噻吗洛尔凝胶和匹罗卡品凝胶有相似的作用。在泪膜中,由药物溶胶转化为凝胶,药物保留时间增加了 10 倍。另一种新型的凝胶传递系统延长了药物保持时间,增加了眼内药物浓度,或眼内有效药物浓度的维持时间。凝胶使得药物进入角膜提高了 5 倍多,作为贮存池,逐渐释放延长作用时间。

油膏也用于延长药物作用时间,但它们不能以有效速度释放亲脂性药物。眼膏的效果主要取决于活性药物如溶液或颗粒形式的释放速率。油膏中有效成分被吸收入眼内在很大程度上由药物的溶解度和颗粒大小决定;较小颗粒的药物,生物利用度大。为使刺激减低为最小,悬浊液的颗粒大小应小于 10 μm;最佳大小为 2 μm。根据药物的类型,悬浊液中药物的生物利用度不同,某些油膏制剂释放药物速度慢以至于应用很长时间达不到有效治疗浓度。油膏干扰视力,用药顺应性差,仅用于睡前,角膜穿孔者不能应用。然而,它们可用于 RK 手术后。

总之,滴眼液产生高浓度,持续时间短;而油膏作用时间长,药物浓度低;眼液呈脉冲性释放,而油膏仅有小峰值;释放系统 ocusert 能维持药物释放而无浓度峰值,此与眼液、悬浊剂及油膏的 first-order 释放相比,称为 zero-order 释放。通过各种方法可以延长一次用药的有效作用时间。

1. 亲水性软性接触镜

能吸收水溶性药物。在药液中浸泡后，它们可作为持续性药物释放系统，但释放速率逐渐降低。

2. 水溶性眼植入物

是水溶性亲水聚合物与准确量药物结合。植入结膜囊，在泪液中逐渐溶解，释放药物（近似 zero－order 释放），可溶性植入物也用于向眼表面传送润滑剂（如释放水溶性甲基纤维素）。

3. 上述两种方法的结合

天然物质如猪巩膜或牛真皮可制成胶原眼罩，可用于保护角膜表面，促进上皮愈合。它们水溶性在 65%～80%，可在 12、24、72 小时溶解。它们可在使用前浸泡药物如可的松，两性霉素 B，环孢素或抗生素（庆大霉素、妥布霉素、万古霉素）。使用后 15 分钟至 6 小时，胶原眼罩逐渐释放贮存药物，在前房形成的浓度远高于应用眼液。但某些药物可引起毒性。目前，胶原眼罩药物控释系统仍需完善。正在研究长时间应用胶原颗粒和脂质—胶原的混合物。

4. 药物—环糊精—聚合物结合体

能增加局部用药的眼内生物利用度。环糊精是具有疏水中央空间和亲水外表的寡糖。通过形成药物—环糊精包含复合物，它能溶解亲脂药物。加入聚合物，成为三体复合物。

5. 掺入水溶性乙烯乙醇膜植入物体

放置在下结膜囊，与安置药条分离。商品名是 NODS，它是一种革新的眼科药物控释系统，主要优点是不含防腐剂。

6. 微脂粒

是生物降解性双层或多层磷脂囊泡含中央水性小滴；直径小于 1 μm 至几微米；药物可贮存在磷脂内或脂质的水相内。这些微小小滴能与脂质膜黏附（如角膜上皮），这样药液就易于被吸收或由细胞内吞吸收。然而它们的生物利用度的改善依赖于药物从这样囊泡内释放的速度。当局部应用，或结膜下、静脉内或玻璃体注射，微脂粒能很好被组织耐受。它们主要有两方面优点：改善某些药物代谢动力学（避免了药物释放高峰而是持续缓慢长时间释放）；降低了毒副作用。玻璃体内注射含昔多福韦微脂粒对巨细胞病毒性（CMV）视网膜炎有效。尽管使用很有效，但广泛使用仍存在许多问题。

7. 微颗粒

是含有药物的多聚微粒，它能逐渐降解或不降解，或离子交换树脂。Nanoparticles 是固体可生物降解的多聚体微粒（大小 10～1 000 nm），能掺入药物。Chura 及 Kimura 描述的微球具有相似特征，稍大，直径 2 μm。它们在眼科治疗方面有应用前景，但仍需研究确定。其他正在研究阶段的微粒有膨胀黏附微粒，pH 值反应微粒、乳胶系统、化学控释系统及离子交换树脂。

8. 药物控释胶囊

药物中央贮存池由不能生物降解的多聚体组成的疏水性渗透膜包裹。Qcusert 就是该方法，它可每小时释放 20～40 μg 匹罗卡品，持续 7 天主要优点是长时间持续性释放药物，用药总量减少，全身吸收少。仅亲水性药物适用于此系统。与眼液相比，由非角膜通路进入眼内的药物能达到有意义的量。

9. 植入体

用于疏水性药物如 BCNU，它由硅胶制成，能植入结膜下；用于给患有 CMV 视网膜炎病长期控释药物——Ganciclovir 的眼内植入物，它是由一个 4.5 mg，Ganciclouvir 小丸，由具有不同渗透性的许多多聚体包裹，由睫状体扁平部植入眼内，最早的是 Mark Ⅰ，每小时释放 2 μg Ganciclovir，半衰期 4 个月；Mark Ⅱ 释放 1 μg/h，半衰期 8 个月。其他药物如环孢素，地塞米松和 5—FU 也可采用此方法用药。

10. 正在实验阶段"泵"方法

含药物的液体被持续"泵"入眼内或眼表面，延长给药时间。

11. 电离子透入疗法

促进离子化药物渗透入眼内；即应用电流，促使离子化分子进入或穿过角膜或巩膜。

12. 短时间用药

可将浸泡有药液的棉片放置在下穹隆部；1% 乙酰环戊苯和 5% 去氧肾上腺素可这样使用，可成功的防治后粘连。

13. 喷雾剂

用于不合作者，当使喷雾药物时，即使闭眼，药物亦能达到有效浓度。

14. 导管给药

已经发明的导管可安置在球后维持 50 天；这样可以反复球后给药而没有反复球周注射的危险和不适。

三、药物在眼内的分布

一般来说，局部用药或结膜下注射，眼前节能获得很好治疗效果；而局部用药对眼后节不适合，而全身用药、后部巩膜周围或 Tenon 囊下注射是有效的。最好的办法是直接玻璃体注射。

（一）结膜

滴眼液和结膜下注射是很好的用药方法。若疾病主要在眼表面（如细菌感染），药物无须渗透入深部组织，仅需结膜给药，但治疗慢性结膜炎使用激素，药物可进入房水与小梁网接触，这是不合适的。给人工泪液中添加防腐剂苄烷铵有许多缺点；氯丁醇比苄烷铵好，但最好是不用防腐剂。

（二）角膜

与结膜相比，药物比较容易渗透入角膜，局部滴眼或结膜下注射给药，角膜本身可获得高浓度；泼尼松、匹罗卡品、阿托品和氯霉素在反复滴眼后，房水中可达到相当高的浓度；另一方面，当角膜上皮完整时，肾上腺素、大部分抗生素和抗真菌药及 β 受体阻断剂很难渗透入眼内，这些药物需要在表面活化剂或"湿润剂"如苄烷铵的帮助下，机械去除上皮，或局部反复滴用高浓度药物，才能使有效浓度的药物进入眼内。

另一种方法是应用前体药物能使眼内获得较高药物浓度，通过酯化作用或其他化学修饰，药物分子具有较强的脂溶性，如盐酸地匹福林，它易于渗透入上皮，一旦药物进入角膜基质或房水中，组织酯酶能使活性药物分子释放。β受体阻断剂如噻吗洛尔的酯化就使药物剂量减少，并能很好通过屏障，全身副作用降低。使用特殊载体也能使药物在角膜内达到高浓度，如胶原罩。

（三）前后房水

如前所述，通过结膜下注射或多次局部滴眼，房水中能达到有效的浓度。在某些情况下，治疗眼前节疾病，也可通过全身给药，如静脉滴注抗生素——万古霉素和头孢他啶。尽管前房注射能产生非常高的药物浓度，但由于房水循环更新，药物扩散入玻璃体及其他相邻组织，因而持续时间短暂。角膜内皮比视网膜对药物的耐受性好，在内眼手术可采用持续性灌注。

在玻璃体给药后，前房的药物浓度变化很大，主要取决于药物种类及眼本身的解剖结构，是否有晶体，人工晶体或无晶体。在无晶体眼，房水浓度可以与玻璃体浓度相似，而在有晶体眼或人工晶体眼，前房药物浓度低。这些都与累及前节的眼内炎，特别是慢性眼内炎的治疗有关，在这种情况下，单独给玻璃体注射药物是不够的。药物在前房的持续时间变化亦大，从1小时到几小时，持续性药物释放系统提供了长时间的有效浓度并在研制中，如Surodex含60 μg地塞米松。

（四）虹膜

药物在虹膜中的浓度常常与房水中的水平相平行。结膜下注射后，在注射部位附近的虹膜1/4向限内，药物的浓度高，这种现象可由结膜下注射散瞳剂后，引起偏中心散瞳得到证实。另一方面，大量的药物可通过注射针眼渗出到达泪膜，最后通过角膜进入眼内。

（五）玻璃体

与前节相比，治疗方法接近后部是有限的。结膜下或后巩膜周（Tenon囊下）注射，到达玻璃体的药物浓度比较低，全身用药后也是如此。当有眼内炎，血—视网膜屏障不完整时，高浓度静脉给药，玻璃体内可达到较高的药物浓度。直接玻璃体注射给药是最有效的方法，但必须严格调整剂量，避免引起视网膜毒性。植入体对长期控释药物是适宜的，但目前仅Ganciclovir适用。

在无晶体眼，炎症和某些视网膜泵能转运的抗生素如青霉素和头孢类，药物从玻璃体腔的清除速度加快。羧苄磺胺能降低色素上皮泵的转运功能。某些抗生素如万古霉素，氨基糖苷类从眼前节排出，它有较长的生物半衰期；但在ICCE手术眼，半衰期变短。

（六）视网膜

血—视网膜屏障防止药物与视网膜接触。直接玻璃体注射是最有效的方法。然而，当眼内炎和其他炎症时，血—视网膜屏障破坏，应考虑全身用药。对长期用药治疗者，零点—线性（zero – order）药物释放的植入物有许多优点并在未来有广泛的应用前景。

四、药物入眼途径

（一）局部滴眼用药

与结膜下注射一样，局部给药是治疗眼前节疾病最有效的方法，在采用全身给药之前，首先考虑。每间隔 15 分钟点一滴眼药不如在开始治疗时每小时点几滴眼液（如间隔 1 分钟点 3~5 滴眼液）有效。在虹睫炎或角膜炎时，这种用药方法代替了结膜下注射。在夜间，通过间隙很短时间，3~4 小时，应用点眼药能维持有效的药物浓度。

1. 防腐剂

按规定，防腐剂必须添加在所有眼液中，以调剂药液的有效期（数周至数月）。而抗真菌药物的组成例外。最常用的防腐剂是苄烷铵，前面已提到它是重要的；其他防腐剂有双氯苯双胍己烷（酚剂），三氯叔丁醇（乙醇），氧化十六烷基三甲胺（如同苄烷胺，属四价化合物），和硫汞撒（汞化合物）。这些化合物的抗菌活性不同，苄烷胺和双氯苯双胍己烷具有强的表面活性干扰细菌细胞壁的渗透性；乙醇影响细胞膜的脂质结构和细菌的渗透性；有机汞抑制细胞内代谢。目前认为，它们的毒性作用并不完全局限于细菌。尽管污染常见，但使用无防腐剂眼液，感染的危险并不大。另一方面，防腐剂引起许多刺激症状，如常见的过敏症（此主要与汞化物和双氯己烷有关）。若频繁滴眼液和长期使用如人工泪液，有害作用非常明显。所有防腐剂可以诱发干眼症状，而苄烷铵是最常用的防腐剂，损害角膜和结膜上皮并阻碍它的愈合；可引起医源性角结膜炎或眼的类天疱疮。三氯叔丁醇可能是这些防腐剂中有害作用最小的。

为减少防腐剂的需要，小剂量调剂药液（单次剂量）已经被应用。尽管这种方法很贵，但它是为患者着想的。一种微生物安全的多次剂量眼液包装（COMOD 系统）已在德国上市。这种特殊结构小瓶能装容 10 mL 并特别宜用于润滑剂（它也能用于配制抗生素、青光眼药物等）。若药物以固体形式保存如在坚硬的纸应用条上，药液浸渗入聚乙烯乙醇膜，这样可以免用防腐剂。防腐剂绝不能用于眼内。

2. 眼药的正确使用

（1）先点用局麻药可减少眼部刺激症状。

（2）若轻拉开下睑将眼液点入下穹隆部，可以减少眼液外流，延长接触时间，增加每滴眼液的效果。

（3）在滴用眼液后，双眼轻轻地闭合 1~3 分钟可以增加药效，同时增加角膜接触时间和减少全身吸收。

（4）点眼后，压迫泪囊区几分钟，可减少全身吸收。或用胶原或明胶杆阻塞泪小点亦有同样作用。

（5）每间隔 1 分钟，滴眼 1 次，共 3~5 次，可以增加角膜和房水对药物的吸收。

（6）为减少药物从眼流出，在应用两种眼药水时，间隔时间至少 2 分钟（最好 5 分钟）。若同时应用眼液和眼膏，间隔时间应为 10~20 分钟，先用眼液后涂眼膏。

（7）给儿童点眼药比较困难，可将眼药先点在闭合眼内眦部，然后将眼睑轻轻拉开，药液流入眼内。喷雾剂在儿童很有效，可望不久用于临床。

（8）一种眼控释系统（On - Target P. O. BoxS083，Southompton，NY 11969）已经

用于自己用药困难的患者。

3. 前部眼球周注射

前部眼球周注射包括结膜下及 Tenon 囊下，Tenon 囊下注射可能是促使药物进入眼内的最有效的方法，另一方面，Tenon 囊下注射相对困难。结膜下注射的部分作用是药物沿注射针眼外渗，通过角膜被吸收；而 Tenon 囊下注射药物很少或不从针眼外渗。结膜下注射对于房水获得高浓度抗生素是非常有效的方法，在某些病例，反复局部滴药或直接眼内注射能代替结膜下注射。缺点是结膜下注射疼痛，结膜易于发生瘢痕。眼内手术后，结膜下注射很常用，但应避免穿通眼或药液返流入低眼压眼内。

4. 球周及球后注射

这种方法使药物更接近巩膜，增加效果；但它比前部至赤道部的注射更难。若用直的长针头，药物可能仅沉积在眶脂肪中；后部 Tenon 囊下注射可用（23～25 mm）弯曲针，由结膜穹隆进针，针斜面向眼球，易于操作并使药物直接与巩膜接触。主要用于球后注射可的松类固醇类混悬液。它们的效果优于全身用药，同时减少了全身用药的副作用。

5. 前房注射

见本章"药物在眼内的分布"。

6. 玻璃体注射

它主要用于治疗眼内炎，用药量取决于药物对视网膜的毒性和眼球的形状。耐受剂量的药物有效浓度可以持续 1～4 天，所以，常常不需要反复注射。若需再次注射同一药物，至少需观察 48 小时后再进行。对于抗真菌药物亦是如此。对丙酸杆菌属眼内炎，应同时进行玻璃体和前房注射。

（二）全身用药

1. 口服

眼科口服药物有，碳酸酐酶抑制剂（CAI）、高渗剂、可的松、免疫抑制剂、抗生素、抗病毒及抗真菌药等。

2. 非肠道用药

静脉注射是非常有效的肠道外给药途径（如 CAI、高渗剂、大剂量类固醇激素的冲击疗法、抗 CMV 视网膜炎的抗病毒药），治疗球周和球内感染静脉应用抗生素，若静脉注射万古霉素前，机械压迫降低眼压，能增加眼内万古霉素的浓度。全身用药的缺点是全身副作用，而且药物的有效作用常被限制。

五、药物的排出

药物的起效取决于它的吸收与分布，作用的中止则取决于药物在眼内的消除。药物的消除方式除了形成上述无活性的复合物（药物—血浆蛋白、药物—色素）暂时储存于体内（或眼内）外，主要靠体内（包括眼内）的代谢及最后的排出。

滴眼剂等药物进入结膜囊内后即与泪液混合，并被稀释而排出。由于结膜囊内泪液积存的最大容量为 30 μl，滴量以 10～20 μl 为宜。有人研究了每滴滴眼液的容量对生物利用度的影响。例如在生理 pH 值和等渗的情况下，配制 0.5% 毛果芸香碱溶液，给正常人分别滴 5 μl、10 μl、20 μl、30 μl 和 50 μl 药液，然后计算生物利用度（以缩瞳作用为指标）。实验发现药滴的容量从 5～20 μl 时，生物利用度有所增加，而再增加药滴的容量（30～50 μl）时，生物利用度却不再进一步增加。利用荧光素溶液滴眼也得到同样结果。所以认为每滴滴眼液的容量为 20 μl 是比较适宜的。普通滴眼剂一滴有 40～70 μl。因此滴入的药液在与泪液混合之前即已大部溢出。在结膜囊内已与泪液混合的药液，也只有一小部分转运入眼，大部分随泪液从泪小管排出（据测定，排出速率比药物吸收入眼的速率快 100 倍）或经眼睑及结膜血管吸收入血液系统。由此可知，滴眼液的生物利用度是很低的（1%～7%）。排出的原理大致如下：泪液与泪小管接触处形成一弯月面，由于泪液的表面张力，使弯月面与泪小管间造成一种压力差而产生虹吸作用，结膜囊内液体随瞬目运动由于虹吸作用被泪小管吸收，一次瞬目动作约使 2 μl 泪液从泪小管排出。药液滴入结膜囊后，弯月面曲度变小，因而压力加大，与泪小管间压力差扩大，促使排出增加。此外，由于药物的刺激作用，使泪液分泌量增加，泪液对药液的稀释作用也增加。测定转移率约 0.30 μl/min，比泪液生理转移率大。滴眼剂滴眼还造成结膜囊内液体增多，通过瞬目运动等动作，使液体排出加速，短时间结膜囊内液量即恢复至滴药前水平。此后，随着泪液的分泌和排出，药物不断被稀释。

进入眼内的药物大部分随房水循环经巩膜静脉窦进入血流；存在于房水的药物还可通过虹膜根部和脉络膜上间隙经葡萄膜—巩膜途径排出；少数药物在睫状体、视网膜、脉络膜等组织经主动转运返回血液循环。正常房水排出的半衰期（即房水更新率）为 46.2 分钟（0.77 小时）。因此，如果一种药物在房水中的半衰期约为 0.77 小时，则可用房水更新率解释；若大于 0.77 小时，可能与组织结合而使半衰期延长；小于 0.77 小时，则可能有药物被代谢或主动转运返回血液循环。

第三节　影响药物眼内作用的因素

药物在体内产生的作用受到多种因素的影响，例如药物的剂量、剂型、给药途径、联合用药、患者的生理因素、病理状态等，都可影响药物的作用，不仅影响药物作用的强度，有时还可改变药物作用的性质。全身系统性疾病或远离眼部的局限性病灶，是可能造成眼病的因素；同样，对眼病的治疗，也有可能影响到全身状况，因此，临床用药时除应了解各种药物的作用、用途外，还有必要了解影响药物作用的一些因素，以便更好地掌握药物使用的规律，充分发挥药物的治疗作用，避免引起不良反应。

一、给药途径

不同给药途径可以影响药物在眼内的分布，从而影响药物疗效。一般来说，注射药物比口服吸收快，作用往往较为显著。因此应根据眼科疾病的性质和部位采取不同的给药途径：全身给药（口服或注射）和眼局部给药（滴眼、结膜下注射、球后注射或眼内注射）。

（一）全身用药

眼是机体的重要感觉器官之一，治疗眼病时应有整体观念。眼的许多疾患与全身机体状态密切相关，全身药物治疗是必不可缺的治疗手段。全身用药一般是指口服给药和静脉给药。全身给药后药物首先进入血液系统，并随血液循环到达眼部各组织。血流量丰富的组织，药物浓度较高，如结膜、虹膜—睫状体、视网膜、脉络膜及眶内软组织等。因此，这些眼组织的病变宜用全身给药。

1. 口服给药

绝大多数药物进入胃肠道后，能为胃肠道黏膜所吸收。因此口服给药是一种最常用的方法。其优点是服用方便、安全，要求的药物制剂比较简单，易为患者所接受。其缺点是药物易受食物影响，并需经过胃的排空进入小肠后才被吸收，发挥作用慢。药物必须通过小肠壁及肝脏方能进入全身血循环。许多药物在肠壁和肝脏发生化学变化（代谢），减少了吸收的药物量，即首关消除。眼科常用口服药物有高渗剂、免疫抑制剂、抗生素、抗病毒药及抗真菌药等。如高渗脱水药控制眼内压和免疫抑制剂治疗严重的眼自身免疫性疾病，均需采用全身用药，而局部给药无效或疗效很小。

2. 注射给药

注射给药包括皮下注射、肌内注射和静脉注射途径。其优点是剂量准确，作用快，但要求严格，要有特殊的给药器械（注射器等），严格消毒以及不同的注射技术。把药物的水溶液直接注入静脉血流中，可准确而迅速获得希望的血药浓度，因而作用产生迅速可靠，这是其他给药方法所不能达到的。但由于高浓度的药物迅速到达血浆和组织，增加了发生不良反应的可能性。如闭角型青光眼急性发作、急性眶蜂窝织炎等急性病例，必须迅速静脉滴注高渗脱水药或有效抗菌药物，以便及时控制症状。

（二）眼局部用药

由于存在血—眼屏障，包括血—房水屏障、血—视网膜屏障等特殊的组织解剖结构，大多数眼病的有效药物治疗是局部给药。同时，对某些毒性较大、全身应用受限制的药物，采用眼局部给药的方式治疗眼部的某些疾病（如碘苷治疗单纯疱疹病毒性角膜炎等）疗效会更好。

1. 结膜囊内给药

常用滴眼剂和眼膏等剂型。滴眼剂是最常用的眼药剂型，通常滴入下方结膜囊内，每滴为 $30 \sim 50 \ \mu l$，而结膜囊泪液容量最多为 $10 \ \mu l$，只有部分眼药保留在眼结膜囊内，同时正常状况下，泪液以每分钟约 16% 的速度更新，因此滴眼剂作用时间短，易流失，生物利用度低。而眼膏和许多缓释、控释局部用药新剂型可程度不同地克服普通滴眼剂的缺点。眼膏可增加眼药与眼表结构的接触时间，在眼表病损如角膜上皮缺损时，也可起润滑和衬垫作用，减缓眼部刺激症状。滴眼剂或眼膏点眼大多用于眼浅表病变，如结膜和角膜等疾患，有些则可治疗白内障、青光眼等。

2. 眼周注射

眼周注射包括球结膜下注射、球筋膜（Tenon 囊）下注射和球后注射，其共同的特点是避开了角膜上皮对药物吸收的屏障作用，可在眼局部达到较高药物浓度。

（1）结膜下注射：球结膜下注射的药物吸收主要是通过扩散到达角膜基质层和角

巩膜缘组织入眼内，作用于眼前段病变。为使药物能在房水、前葡萄膜、晶状体及玻璃体的前部获得较高的浓度，可将药物注射于球结膜下或睑结膜下；为了达到特殊治疗目的，也可将药液注入睑板结膜下。结膜下注射常用于治疗角膜基质炎、前部葡萄膜炎等深层病变。

（2）球筋膜下注射：球筋膜下注射主要经巩膜渗入，适用于虹膜睫状体部位的病变。球筋膜除在近角膜缘 1～2 mm 处与巩膜密切愈着外，其他部分与巩膜表面分开，中间留下一潜在的巩膜上间隙，药物即注射于这一间隙内。由于药物紧贴于眼球，更易吸收入眼，从而获得更高的眼内浓度。

（3）球后注射：球后注射可使药物在晶状体虹膜隔以后部位达到治疗浓度，适用于眼后段以及视神经疾病，如视网膜中央血管栓塞、视神经炎、视网膜—脉络膜炎等。许多内眼手术为麻痹睫状神经节，也可采用球后注射法进行麻醉。

3. 眼内注射

最大的优点在于可立即将有效浓度的药物输送到眼内作用部位，所需药物的剂量和浓度均很小，且疗效较好，主要适用于眼内炎。给药方式包括前房内注射，经睫状体扁平部的玻璃体腔内注射，以及施行玻璃体灌注给药。但前房或玻璃体内注射危险性极大，除非极严重的眼内感染且经其他途径治疗皆失败后方可考虑。眼内注射常用于治疗各种严重眼内炎、增殖性玻璃体视网膜病变（PVR）、巨细胞病毒性（CMV）视网膜炎等疾患。眼内注射尤要注意将组织损伤减少到最低程度，并充分考虑到眼球内组织对药物的耐受性，亦即药物的毒性作用。

二、联合用药

抗菌药物的联合应用主要用于治疗病原菌不明的急性严重感染，包括术后眼内感染、眼球穿孔伤、严重角膜溃疡等，同时可延缓或减少耐药菌株的产生，治疗多种细菌混合感染。

无论药物相互作用或配伍禁忌，都会影响药物的疗效及其安全性，必须注意分析，加以妥善处理。如青光眼患者若同时患有其他疾病，联合用药治疗时应特别注意，因不少药物可不同程度地影响眼压，诱发青光眼急性发作，或使原有病情加剧恶化；又如，服用单胺氧化酶抑制剂苯环丙胺，治疗精神抑郁症的患者，当同时用 10% 去氧肾上腺素溶液多滴点眼散瞳检查眼底时，患者常可发展为急性高血压危象。

三、生理因素

（一）年龄

年龄是影响药物作用的一个重要因素，主要表现在小儿与老年人对某些药物的反应与成年人不同。

儿童的眼内分布容积与成人存在差异，婴儿约为成人的 1/2，至 3 岁时已与成人接近；而从儿童体表面积计算，婴儿约是成人的 1/10，13 岁儿童约为成人的 1/3。因此，滴眼液点眼的剂量以体表面积换算更为合理。滴眼后全身吸收的主要部位在鼻腔黏膜，在泪液排出过程中，存在一种生理性阻滞功能，泪液从结膜囊转运至鼻腔的时间为 2～

10 分钟。老年人的正常生理性阻滞功能消除，使泪液的转运时间大大缩短（0.5～1 分钟），因此要注意老年患者的全身吸收问题，避免引起中毒的危险。

（二）性别

性别的不同也会影响药物的作用。女性一般体重较男性轻，肌肉较男性少，用药剂量相同时药效可能有强弱之别。性激素类药物对两性的作用也有差别，除此之外，两性对多数药物在药效学方面并无重要差别，但妇女有月经、妊娠、分娩、授乳等特点，用药时应适当注意，眼科局部用药可通过鼻泪管全身吸收，可引起潜在的副作用及致畸性，妊娠期及哺乳期使用滴眼液点眼时应在治愈疾病的前提下，应用最小的剂量、最短的疗程，并且滴药后，压迫鼻泪管减少药物的全身吸收。

对于妊娠期青光眼的治疗，目前认为 β 受体阻滞药是相对安全的药物，但在妊娠早期应避免使用，在妊娠期应使用最低剂量。在产前 2～3 天应停止使用，以减小药物对宫缩的潜在影响，及预防新生儿并发症如心搏徐缓、窒息等。妊娠期间对危害视力的眼部感染，局部应用抗生素是必要的，红霉素、多黏菌素 B 被认为是最安全的，尚无致畸作用的报道。妊娠期及哺乳期使用眼科药物的注意事项见表 2-1-1。

表 2-1-1 妊娠期及哺乳期使用眼科药物的注意事项

药物	孕期毒性	推荐	哺乳期毒性	推荐
倍他洛尔	新生儿低血糖	慎用	β 受体阻断作用（？）	避免使用
左布诺洛尔	新生儿心搏徐缓	慎用	β 受体阻断作用（？）	避免使用
噻吗洛尔	新生儿抑郁（症）	慎用	β 受体阻断作用（？）	避免使用
乙酰唑胺	畸胎瘤，肾脏和肢体畸形（动物）	慎用	对肾和代谢的影响（？）	避免使用
醋甲唑胺	—	慎用	对肾和代谢的影响（？）	避免使用
毛果芸香碱	新生儿高温，不安静，癫痫样发作，发汗	慎用	—	慎用
阿托品	少数胎儿畸形	慎用	抗胆碱能神经作用（？）	避免使用
环喷托酯	—	慎用	抗胆碱能神经作用（？）	避免使用
地匹福林	—	慎用	—	慎用
肾上腺素	胎儿缺氧，腹股沟疝，白内障（动物）	避免使用	—	慎用
后马托品	少数胎儿畸形	慎用	抗胆碱能神经作用（？）	避免使用
去氧肾上腺素	胎儿缺氧，腹股沟疝，畸形足	避免使用	高血压	避免使用
东莨菪碱	少数胎儿畸形，新生儿心动过速	慎用	抗胆碱能神经作用（？）	避免使用
托吡卡胺	—	慎用	抗胆碱能神经作用（？）	避免使用
糖皮质激素类	胎儿肾上腺功能减退，死产，生长或智力发育抑制，白内障，唇裂和腭裂（动物）	避免使用	生长抑制，干扰内源性皮质激素产生	避免使用

药物	孕期毒性	推荐	哺乳期毒性	推荐
红霉素	—	可能安全	无不良反应报告	慎用
庆大霉素	耳毒性（?）	慎用	耳毒性（?）	避免使用
新霉素	耳毒性（?）	慎用	耳毒性（?）	避免使用
多黏菌素 B	—	可能安全	—	可能安全
青霉素类	—	慎用	腹泻或过敏	避免使用
头孢菌素类	—	慎用	肠道菌群改变	避免使用
磺胺类	新生儿黄疸，骨骼畸形（动物）	慎用	腹泻，药疹	慎用
四环素类	生长抑制，牙齿染色	慎用	生长抑制，牙齿染色	避免使用
妥布霉素	耳毒性（?）	慎用	耳毒性（?）	避免使用
阿昔洛韦		慎用	—	避免使用
曲氟尿苷	致畸胎剂（动物）	慎用	—	避免使用
阿糖腺苷	致畸胎剂（动物）	慎用	—	避免使用
荧光素钠（静脉注射）	—	慎用		慎用
阿司匹林	出血，延迟分娩	避免使用		避免使用
对乙酰氨基酚	—	安全	—	安全
布洛芬	—	避免使用	可能有心血管作用	避免使用
麻醉镇痛药	致畸胎剂（动物）	避免使用	—	慎用
抗组胺药	—	避免使用	—	避免使用

（三）精神状态

患者的精神状态与药物的治疗效果有密切关系。患者如果能以乐观态度正确对待疾病，不但可以减轻对疾病痛苦的主观感受，而且还能增强患者对疾病的抗御能力，有利于疾病的治愈。相反地，如果患者对疾病有很重的思想包袱，悲观失望，往往就会降低治疗效果。如安慰剂对许多慢性疾病如高血压、心绞痛、神经症等能取得 30% ~ 50% 的疗效。

（四）营养状态

患者的营养状况也能影响药物的作用。营养不良的患者体重相对较轻、血浆蛋白结合的药物较少、肝药酶活性较低、脂肪组织贮药量也较少，因而对药物作用较敏感，对药物毒性反应的耐受性也较差。因此，对营养不良的患者用药时，除应考虑剂量适当外，还应注意补充营养，改善全身状况，以求提高疗效。

（五）敏感性

不同患者对同一药物的敏感性可以有不同。有的患者对于某些药物特别敏感，称为高敏性；相反地，有的患者对某种药物特别能耐受，必须用较大剂量才能产生应有的药物作用，这称为耐受性。有些"特异质"患者对某些药物的作用，与一般人有质的不同。例如，遗传性缺乏葡萄糖—6—磷酸脱氢酶的患者，在服用磺胺类、呋喃妥因等后可引起急性溶血性贫血。还有少数经过致敏的患者对某种药物会产生由免疫反应异常所引起的变态反应，如在应用青霉素时引起的过敏性休克即属变态反应，亦称过敏反应。

（六）时辰药理学

人体的生物节律对人的一生都起着调节影响作用，表现出独特、严谨和有规律的运转变化，对人的生理功能、疾病的发生与转归以及药物的治疗效应都有十分密切的关系。

眼的生理过程如眼内压、房水流动和泪液 pH 值等也呈昼夜节律性变化，从而影响滴眼液点眼后的眼吸收和全身吸收。如噻吗洛尔滴眼后，中午 12 时的血峰浓度和全身生物利用度最低；倍他洛尔滴眼后，中午 12 时全身吸收最大，下午 18 时眼吸收最大。

（七）遗传因素、种族差异与种属差异

药物在体内发挥作用时，与药效和药物代谢动力学有关的许多大分子物质，包括药物作用的受体、药物体内转运过程中涉及的多种蛋白质以及药物代谢酶等，都与遗传密切相关。药物作用有个体差异，更应注意药物作用的种族差异和种属差异，动物实验的结果不能简单地推论到人体，西方人身上总结的资料特别是药物剂量等也不能简单地搬用。

四、病理状态

疾病状态对药物作用有一定影响。各种原因引起的低白蛋白血症时血中游离药物增多，能影响药物作用的强度，也影响药物的分布和消除；肝实质细胞受损的疾病可致某些肝药酶减少，主要由肝灭活的药物作用会加强；肝病时常有血浆蛋白减少，更加重了这一影响。因此，在慢性肝病及肝硬化患者应用主要由肝灭活的药物时必须减量慎用，甚至禁用。某些病可以影响某些受体的数目（密度）和亲和力，从而影响药物的作用。例如，哮喘患者支气管平滑肌上的 β 受体数目减少，而且与腺苷酸环化酶的偶联有缺陷，而 α 受体的功能相对明显，因而导致支气管收缩。应用 β 受体激动药往往效果不佳，加用 α 受体拮抗药则可有良效。

眼局部用药时也要注意患者眼和全身的病理状态。如前房角狭窄或闭角性青光眼患者禁用扩瞳药作诊断检查；晶状体摘除患者禁用肾上腺素和地匹福林滴眼治疗青光眼，因为无晶状体患者应用此类药物后，易引发黄斑囊样水肿；充血性心力衰竭、Ⅱ级传导阻滞患者禁用或慎用受体阻断药滴眼；高血压、动脉硬化以及其他心血管疾病患者，若用去氧肾上腺素或肾上腺素高浓度、高频次滴眼，则易诱发心血管病发作；Grave's 患者用去氧肾上腺素或肾上腺素滴眼，可致高血压或其他心血管病等不良反应；糖尿病患者药物解毒和排泄功能减退，会使药物作用延长，全身应用甘油或糖皮质激素时使血糖升高等。

第四节　眼用制剂发展方向

眼用制剂指治疗或诊断眼病、直接用于眼部发挥作用的制剂。眼用制剂可分为眼用液体制剂（滴眼剂）、眼用半固体制剂（眼膏剂）和眼用固体制剂等，也有以固态药物形式包装，另备溶剂，在临用前配成溶液或混悬液的制剂。眼睛是较为敏感的器官，制剂学上对眼用制剂的要求并不亚于注射剂。目前临床应用的剂型中以滴眼液为主，还有少量眼膏剂，常规制剂的主要问题包括用药后药物脉冲式进入、鼻泪管引流引起的全身不良反应以及缺乏有效进入眼后段的药物传递系统。近年来，为了增加药物与作用部位的接触时间，减少给药次数与提高药效，降低全身不良反应的同时，改善眼部生物利用度，逐渐发展了一些新型的眼用剂型，如眼用凝胶、乳液、胶体给药系统、微粒和眼后段给药系统等。

一、常规眼用制剂

目前，眼用制剂的剂型主要以滴眼剂和眼药膏为主，通常水溶性药物制成滴眼液，而水不溶性药物的制剂形式是眼膏或混悬型滴眼液。

（一）滴眼剂

滴眼剂为直接用于眼部的外用液体制剂。以水溶液为主，包括少数水性混悬液，也有将药物做成片剂，临用时制成水溶液。眼用液体药剂按用法可分为滴眼剂及洗眼剂，工业生产只有滴眼剂，少数洗眼剂如生理氯化钠溶液、2% 硼酸溶液由医院药剂科配制，供临床眼部冲洗用，不发给患者自用。眼用制剂虽然是外用制剂，但质量要求类似注射剂，对 pH 值、渗透压、无菌等都有一定要求。

1. pH 值

pH 值对滴眼剂有重要的影响，由 pH 值不当而引起的刺激性，可增加泪液的分泌，导致药物迅速流失，甚至损伤角膜。正常泪液的 pH 值在 7.2~7.4（患眼病时有所改变）。pH 值在 6~8 时无不舒适感觉，小于 5.0 和大于 11.4 有明显的感觉。滴眼液的 pH 值过低（太酸），眼部因刺激而大量分泌泪液，从而稀释药液并将药物冲出结膜囊，影响药物效果。过于偏酸的药液可凝固眼黏膜，导致损害。pH 值过高（太碱），可使眼黏膜上皮细胞硬化或膨胀，导致组织坏死。因此，在配制滴眼剂的时候，常加入缓冲物质以调节溶液的 pH 值，常用于调节 pH 值的缓冲液有磷酸盐缓冲液（PBS）、硼酸盐缓冲液（BSS）等；同时滴眼剂的 pH 值应兼顾药物的溶解度和稳定性的要求。某些药物在酸性环境下稳定，有些则恰恰相反；而另一些药物则在中性溶液中稳定。如氯霉素滴眼液，通常调节 pH 值在 7.0 左右，保持稳定状态。同时也要考虑 pH 值对药物的吸收及药效的影响。若 pH 值不当可使药效降低或失效。如硫酸锌滴眼液在 pH 值为 5 时较稳定，pH 值为 7.4 时易产生沉淀，而在 pH 值是 6 时则疗效最佳。

2. 渗透压

眼球对渗透压有一定的耐受范围，眼球能适应的渗透压范围相当于浓度为0.6% ~ 1.5%的氯化钠溶液，超过2%就有明显的不适应。高渗溶液由于吸收水分，使眼组织脱水、干燥而产生不适的感觉；低渗溶液则能使角膜组织膨胀而引起疼痛；渗透压过高或过低，均可刺激眼，促使泪液分泌增加，而使药液迅速稀释或冲走，影响疗效。因此，一般滴眼液均要求调整其渗透压。

3. 无菌

一般滴眼剂应在无菌环境下配制，各种用具及容器均需用适当方法清洗干净并进行灭菌，在整个操作过程中应注意避免污染，必要时可加抑菌剂等附加剂，用于眼外伤的眼用制剂要求绝对无菌，包括手术后用药在内。供角膜创伤或手术用的滴眼剂，必须无菌，以无菌操作法制成单剂量制剂，且不得加抑菌剂，其他的滴眼剂，为多剂量滴眼剂，必须加抑菌剂，不得检出铜绿假单胞菌和金黄色葡萄球菌。眼外伤患者用的眼用制剂，应在严格控制的条件下制备，并经过可靠的灭菌操作。一般灭菌后立即使用。灭菌的方法根据药物的性质决定，一般采用加热灭菌、滤过灭菌或无菌操作等。

滴眼剂是一种多剂量剂型，容易在使用和保存过程中被泪液及空气中的微生物污染，从而产生安全性隐患。为了防止眼用制剂在使用中被微生物污染，大部分眼用制剂（包括抗生素类）中都添加了抑菌剂，但抑菌剂同时也对眼组织细胞产生作用，这也是抑菌剂存在眼部细胞毒性的原因。常用的抑菌剂在超过一定浓度时，对眼组织细胞都具有一定的损害作用。常用的抑菌剂有硫柳汞0.01% ~ 0.02%、氧氰化汞0.01% ~ 0.02%、羟苯甲酯（尼泊金）（甲酯0.09%加丙酯0.01%或单独用丙酯0.03%）、阳离子表面活性剂［苯扎氯铵或苯扎溴铵0.01%、度米芬（杜灭芬）0.01% ~ 0.05%，氯己定（洗必泰）0.01%］等。

4. 抗氧化剂

为保持某些易氧化药物的稳定性，常在滴眼液中加入适当抗氧剂。常用的抗氧剂有：亚硫酸钠、亚硫酸氢钠、焦亚硫酸钠、硫代硫酸钠及维生素C等，常用浓度为0.05% ~ 0.15%。

5. 黏度

黏度适当增大可使药物在眼内停留的时间延长，从而增强药物的作用，黏度增加后减少刺激作用，也能增加药效。常用的黏度调节剂有聚乙烯基吡咯烷酮（PVP）等。滴眼剂容易配制、价格较低、使用方便、患者易接受。但其同样也存在许多缺点，包括药物作用时间短，需反复频繁滴眼；结膜囊内浓度很快下降，影响对眼组织的渗透；为使药物发挥作用需配成较高浓度，易发生局部毒性反应；药液从鼻、咽部吸收后还可能引起全身毒性作用；滴眼液点眼难以抵达眼后节等。

（二）眼膏剂

眼膏剂指药物与适宜基质制成的专供眼用的灭菌软膏剂，与滴眼剂相比，具有疗效持久、能减轻眼睑对眼球的摩擦等特点。也可用于配制对水不稳定或不易溶于水的药物，如某些抗生素等。眼膏剂为灭菌制剂，必须在无菌条件下制备，所用的基质，药物与器械或包装容器等均应为严格灭菌。由于用于眼部，眼膏剂中的药物必须极细，基质必须纯净。为保证药效持久，常用凡士林与羊毛脂等混合油性基质，因此，剂量较小且不稳定的抗生素等药物更适于用此类基质制备眼膏剂。眼膏在结膜囊内滞留时间长，具有长效作用，并能减轻眼睑对眼球的摩擦。但眼膏剂使用时有油腻感、透明度差影响视力，因此一般在夜间使用眼膏，白天使用滴眼液。

（三）眼用片剂

抗生素、核苷、多肽、生物制品等药物的水溶液极不稳定，其水溶液保存 5~7 天即失效。因此，将滴眼液处方中的主药和某些赋形剂压成片剂或制成胶囊，另一些赋形剂则制成水溶液，以便于长期保存。使用时将药片或胶囊内容物溶于溶液中，即可滴眼。目前常用的有谷胱甘肽、利福平、吡诺克辛钠（白内停）等。

（四）眼用注射剂

眼用注射剂常用于眼周注射或眼内注射，使药物在前房、虹膜—睫状体、晶状体、玻璃体等部位达到较高的浓度，可迅速获得较好的疗效，但眼用注射剂有较高的质量要求。供眼周注射（包括球结膜下注射、球筋膜下注射和球后注射）的注射液，应与小剂量静脉注射液的要求相同，但某些细胞毒性大、对局部组织刺激性高的药物，不宜做眼周注射。眼内注射液（包括前房注射液、前房冲洗液、玻璃体内注射液、玻璃体灌注液等）主要适用于眼内炎，所需药物的剂量和浓度均很小，同时也有更高、更严格的要求。眼内注射的药物均应测试药物对角膜内皮细胞及视网膜的最低毒性浓度，明确每一种药物的安全剂量，方能做眼内注射；其 pH 值需严格控制在 7.0~7.4，渗透压要求与血液和泪液等渗（相当于 0.9% 氯化钠溶液），同时还应考虑对角膜内皮细胞的营养等因素，故常用 BSS 液配制眼内注射液。

（五）眼用膜剂

眼用膜剂是将药物溶解或均匀分散在适宜的成膜材料中加工成的薄膜制剂。眼用膜剂的成膜材料主要为聚乙烯醇（PVA），它成膜性能好，调节其分子量和醇解度可满足不同释药速度的需求，其水溶液不仅对眼睛无刺激性，而且还是一种良好的眼球润湿剂，能在眼球上形成一种保护膜，不影响视力也不妨碍角膜再生。眼用膜剂可缩短治疗时间，且疗效较好，可以克服滴眼剂的药物生物利用度低、给药频繁的缺点，同时也克服软膏剂透明度差、影响视力的缺点。

二、眼用制剂的发展方向

由于滴眼剂、眼膏剂、眼用注射剂等常规眼用剂型在药效维持时间、生物利用度、给药方式及不良反应等方面存在不同程度的缺陷，因而开发研制各种新型眼部给药系统已成为目前的热门研究课题。早期研究主要集中在改善眼部生物利用度和缓释给药，如使用增黏剂、亲水性聚合物、纤维素类等来提高滴眼液的眼部生物利用，但其效果不甚理想，使其临床应用受到限制。随后的研究发现，滴眼剂生物利用度的提高并不总是与其黏度成正比，而某些聚合物虽不能明显增加滴眼剂的黏度，但却能较好地提高药物的生物利用度。因此，其研究方向将更关注于利用高分子聚合物的生物黏附特性来提高滴眼剂的生物利用度，同时对角膜上皮细胞起到一定的保护作用。目前，眼用制剂研究集中在延长药物在眼部的作用时间，降低全身不良反应，改善眼部生物利用度，局部定位给药或持续给药。

（一）单剂量包装

目前常用的滴眼剂一般为多剂量包装，为防止滴眼剂多次开启后染菌，滴眼剂中须加入防腐剂，长期应用后防腐剂会对角膜上皮造成不同程度的损伤。因此，发展单剂量滴眼剂，可不含防腐剂，有助于提高产品质量，并减少防腐剂长期使用的毒副作用。

（二）胶体给药系统

胶体给药系统主要包括乳剂、脂质体和纳米粒，能与角膜中的糖蛋白结合，从而延缓释药，并能增加药物靶向作用，提高药物的眼部生物利用度，免受酶的降解。同时由于其黏度低，可以滴眼液形式给药，患者易接受。

1. 乳剂

主要是 O/W 型乳剂，其具有缓释作用，对水溶性和水不溶性药物都有较高的载药能力。随着材料学和新技术的发展，微乳作为比较理想的眼用药物的载体，吸引着越来越多研究人员的兴趣。微乳是粒径在 10～100 nm，热力学稳定的特殊乳剂，其工业化制备和灭菌工艺相对简单，生产成本较低。体内试验证实，以微乳为载体的眼用制剂具有延缓乳滴在角膜的吸收，提高药物在眼组织生物利用度的优点。研究发现带正电荷的微乳乳滴，在眼部组织的吸收具有特异性，在角膜的滞留时间是负电荷乳剂的 4 倍多。目前对于眼用微乳制剂的研究与开发已经取得了一定的进展，但在其无菌化标准、稳定性及毒性方面还有待于进一步研究改进。

2. 脂质体

脂质体是由一层或多层类脂双分子层所组成的封闭小囊，其双分子层中或层间包含药物。脂质体的组成材料为磷脂双分子层膜，类似于生物膜，促进药物对生物膜的穿透性，提高药物的角膜转运效率。几乎所有药物均可制成脂质体，脂质体粒径在 0.02～500 μm，滴入眼部无明显不适感，代表药物有毛果芸香碱、环孢素、阿托品、阿替洛尔等。近年来脂质体也可通过角膜的靶向定位以及携带单克隆抗体或基因片段靶向给药。

采用具有生物黏附性天然高分子材料作为载体（如壳聚糖等），或采用黏附性材料对脂质体进行包衣，增加药物在角膜滞留时间，以提高药物生物利用度。也可利用脂质体载药进行结膜下或玻璃体内注射给药，用于治疗眼后段的眼疾，与普通眼内注射制剂相比，眼内注射脂质体不仅延长了药物眼内滞留时间、减少了注射频率，还大大降低了这些药物原有制剂眼内注射引起的毒性反应等。

3. 纳米粒

用生物黏附性材料制备药物的纳米粒或纳米囊，大小在 10～1 000 nm，最常用的生物黏附性材料是 PACA、PECL 和 PLA/PLGA 等。药物可包埋于聚合物中或选择性吸附于颗粒表面，其粒子滞留于眼穹隆处，被包封的药物可以适当地速度释放，大大延长了药物在眼内的滞留时间，以提高药物的生物利用度。目前制成纳米粒的药物有黄体酮、阿米卡星、倍他洛尔、环孢素、吲哚美辛等。采用生物黏附性聚合物对纳米粒包衣，可进一步提高药物的生物利用度，如用壳聚糖包衣的吲哚美辛纳米囊可使其生物利用度增加两倍。

（三）微粒系统

微粒系统是利用高分子材料制成囊膜，将固体或液体药物作为囊心物包裹在其中或将药物溶解或分散在高分子材料基质中而形成的微球。当药物微球滴入眼内后，粒子能滞留在眼穹隆中产生缓、控释给药作用。眼用微粒制剂制备要求聚合物应具有生物降解性、生物黏附性和生物相容性，常用的有聚乳酸（PLA）、聚乳酸聚丙交酯共聚物、壳聚糖、海藻酸、明胶等。

目前临床应用的药物有甲泼尼龙与透明质酸乙酯化学连接的微球、毛果芸香碱白蛋白或明胶微球、阿昔洛韦壳聚糖微球等。除局部滴眼外，微球也用于结膜下和玻璃体内注射，可维持较长时间的有效浓度，提高疗效，减少毒性作用。如加入抗生素或环孢素的微粒系统可用来代替胶原蛋白罩以及玻璃体内注射剂，能有效传递水溶性药物分子，且患者耐受性好。

（四）凝胶系统

1. 生物黏附性凝胶

包括羟丙纤维素（HPC）、聚丙烯酸类（PAA）、聚乙烯醇（PVA）、高分子量PEG、木葡聚糖（xyloglucan）、葡聚糖（dextrans）等高分子聚合物，可在眼内快速形成凝胶，能通过与覆盖在角膜表面的黏蛋白形成较强的非共价键结合，延长药物在眼部的滞留时间，提高其生物利用度，同时减少全身毒副作用。此外，透明质酸是良好的天然聚合物，通过物理增黏作用、膜亲和作用和与药物的结合来延长药物在眼部的滞留时间，从而提高眼用制剂的生物利用度；壳聚糖能增加溶液黏度，并与黏膜阴离子相互作用，降低鼻泪管引流导致的药物清除，延长药物在角膜前滞留时间。也可将两种或多种黏附性聚合物合用，以达到低黏度和高黏附性的目的，如聚丙烯酸和聚乙烯基吡咯烷酮（PAA/PVP）合用制备凝胶用于干眼病的治疗。

2. 在位形成凝胶

眼用制剂以液体形式滴入眼穹隆，在生理条件下胶凝，形成黏弹性胶体。其主要包括3种转变类型，即pH值敏感型、温度敏感型、离子敏感型。

（1）pH值敏感型在位形成凝胶：滴眼液在pH值低时黏度很低，当与泪液接触（pH值在7.2~7.4）后几秒内会聚集形成在位凝胶。常用载体包括邻苯二甲酸醋酸纤维素、交联丙烯酸及其衍生物（如Carbopol和Polycarbophil、Eudragit和PVP混合物）。如毛果芸香碱—CAP（纤维素乙酰酞酸盐）凝胶在眼表面滞留时间是滴眼液的3倍多，其生物利用度可增加2倍。

（2）温度敏感型在位形成凝胶：此类制剂在冷藏或室温下为液体状态，滴入结膜囊后在眼表温度（33~34℃）即可相转化形成凝胶。载体常用泊洛沙姆（浓度20%~30%）、甲基纤维素和smart hydrogel TM（聚丙烯酸和泊洛沙姆共聚物，其中泊洛沙姆浓度为1%~3%）。如适当比例的Polozamer 40和Polozamer 188制成的凝胶，其胶凝化温度为35.5℃，其滴入眼内后能立即形成凝胶，药物可持续稳定释放12小时。

（3）离子敏感型在位形成凝胶：此类制剂形式是水溶液，当有一价和二价阳离子时形成凝胶，而泪液中的钠离子浓度足以使其在结膜囊内形成凝胶。理想的材料为低乙酰化结冷胶，其在水溶液中形成阴离子多糖，离子强度增加后，由溶液剂变为凝胶剂。

泪液中一价、二价阳离子增加，凝胶形成的比例随之增多。如 0.5% 噻吗洛尔在位形成凝胶与 0.5% 噻吗洛尔滴眼液相比，降眼压作用基本一致，但给药次数减少（每天一次），减慢心率等副作用明显降低。

此外，也可采用甲基纤维素/羟丙基甲基纤维素和卡波姆、羟丙基甲基纤维素和聚丙烯酸（HPMC - PAA）。前者是温度敏感型，后者是 pH 值敏感型，两者的混合物在 25~34℃，pH 值 4~7.4 能发生相转变形成凝胶，如噻吗洛尔马来酸盐（HPMC - PAA）等。

（五）眼部插入剂和植入剂

1. 眼部插入剂

眼部插入剂是将药物制备成膜状、薄片状、小棒或小丸状的固体剂型，放于眼穹隆处，使其以一定速度缓慢释放药物。

可采用聚乙烯醇（PVA）、邻苯二甲酸醋酸纤维素钠（CAP - Na）、乙烯—醋酸乙烯共聚物（EVA）等材料制成插入膜剂，使用时将膜剂放入眼穹隆内，闭眼数秒眼膜即可溶解，并能在结膜囊内维持较久的有效治疗浓度。如毛果芸香碱周效眼膜插剂以海藻酸为内层药膜贮库，外 EVA 膜为控释膜层，置于穹隆处，可维持药效 1 周。目前应用较广泛的是胶原罩，为动物结缔组织中提取的胶原所制成的半透明、可溶性的柔软薄膜，外形类似角膜接触镜，具有促进角膜创口愈合及药物递质等作用。

也可将药物与壳聚糖等材料制成插入小片，放入眼后穹隆处，药片吸水后变成凝胶状，黏附于给药部位，以扩散和溶蚀相结合的方式释放，能有效促进药物穿透角膜，达到有效的治疗浓度。

虽然眼部插入剂可以达到较为理想的缓、控释效果，但临床使用仍然有限，主要原因在于其使用不方便，使用时会有异物感，且易从眼内掉出而失效。

2. 眼部植入剂

眼部植入剂是指将药物与高分子材料混合制备成一定制剂或装入微型装置中，手术植入到眼部，从而使得药物缓慢、持续的释放，其释药时间可长达数月至数年。不溶性眼用植入剂是将水溶性药物及辅料包封于具有渗透性的高分子聚合膜中，可快速释药，药物完全释放后取出空植入剂。可溶性眼用植入剂，是指载体可在释放药物过程中经过化学降解或酶水解，不需取出。

植入剂既可局部应用，也可植入眼内，可避免因长期反复玻璃体内注射而引起的眼内感染、玻璃体积血等并发症。植入剂眼部滞留时间长，缓慢或恒速释药，无须多次给药，药物利用度高，且给药量准确，药物不会随泪液流失，同时全身副作用少。多用于眼后段疾病的治疗，如增殖性玻璃体视网膜炎（PVA）、巨细胞病毒性（CMV）视网膜炎、角膜移植后的排斥反应等。如用于治疗因获得性免疫缺陷综合征（AIDS）引起的巨细胞病毒性视网膜炎的先天性免疫缺陷病（PIDD）制剂 Vitrasert，其内部装有 4.5 mg 更昔洛韦，手术植入炎症部位，能于眼内透过血—视网膜屏障，控制释放更昔洛韦达 9 个月；Drug Delivery System（DDS）眼内缓释颗粒是将活性药物和生物可降解的缓释基质（PLGA）结合制成的眼内缓释植入剂，可植入前房或玻璃体中，颗粒最终会降解，不需取出。

（六）膜控释药系统

膜控制释放药物系统（简称膜控释药系统）是指将药物与高分子化合物制成的药膜放入结膜囊或眼内后，以一定速度释放药物的一种新制剂。根据其释药速度可分为以下两大类。

1. 半定量释药系统

本类制剂释药速度先快后慢，作用时间较长，属于一级速率过程。其常用的制剂如下。

（1）眼用药膜：眼用药膜系将药物溶解或均匀地分散在成膜材料的溶液中，经加工而成的薄膜状药物制剂。其对成膜材料的要求有，性质稳定、无毒性、不降低主药药效、成膜性好、成膜后具柔软性和有一定的抗拉强度。目前，国内以聚乙烯醇（PVA）做成膜材料最好。

（2）亲水软镜：亲水软镜为一种能吸水的高分子膜，将其浸入药液，吸收药物后放入眼部，药物即可逐渐释出。同时可防止泪液的冲洗和稀释，因而延长药物停留的时间。如将亲水软镜浸入 1% 毛果芸香碱药液，2 分钟内可吸收药物 1.07 mg，给青光眼患者戴用半小时，可发挥 24 小时的降压作用。

（3）胶原膜：胶原膜是一种半透明的柔软薄膜，外形类似角膜接触镜，由猪巩膜提取的胶原制成。由于胶原膜随时间的推移而逐渐溶解，氧透量随之逐渐增大，从而避免了角膜接触镜带来的缺氧弊端。现有的胶原膜按溶解时间可分为 12 小时、24 小时、72 小时三种，直径 14.5 mm，曲率半径 9 mm，干燥厚度 0.0127~0.071 mm。其溶解时间之所以各异，是因为所含胶原的交联程度不同所致。胶原膜因纤维间隙能容纳药物分子，故可作为一种"药库"，在较长时间内将药物经由角膜逐渐释放入眼内，从而能在较短期内使药物达到较高的浓度，并维持较长时间，同时还可减少因黏膜和鼻泪管吸收而造成的全身副作用。不仅诸如抗生素、糖皮质激素和扩瞳剂等一些水溶性药物有可能经由胶原膜给药，非水溶性药物也可在制作时掺入胶原膜，使用时随其溶解逐渐将药物释放出来。

2. 长效控释药囊

长效控释药囊是由上、下两层控释高分子膜和内层药核压制成的一种长效定量释药制剂，用于眼科的包括贮囊式、蚀解式、渗透泵式等。其中贮囊式是用高分子膜包裹药物，药物能从膜内逐渐释出，只要囊内保持一定含药量，囊外液体经常流动更新，释药速度就能保持稳定；蚀解式是将药物与高分子化合物制成药膜，在药物释出时，药膜逐渐蚀解；渗透泵式是将药物装入塑料囊内，囊的一端有一小口，可容药物排出，药囊为半渗透囊，内含盐类，放入水中后，由于渗透作用，水分向囊内渗入，盐囊膨胀使囊内压力升高，将药物以恒速向外排出。

目前已用于眼科的长效控释药囊有：毛果芸香碱长效药囊（如 Pilo-20：每小时释药 20 μg。Pilo-40：每小时释药 40 μg）、环胞苷长效药囊、眼外伤药囊等。一般能维持恒定药效 1 周左右。

长效药囊的优点有：能连续恒定释放药物，无须频繁用药（7 天左右用药 1 次），适合儿童及老年患者，能较好控制病情发展（特别是控制眼压的昼夜变化）以及减少眼和全身不良反应等。缺点是使用时需向患者作详细交代和训练，容易脱出、丢失，有异物感，价格较贵等。

（七）单剂量包装

普通滴眼液一滴为 25～50 μl，易引起溢流和鼻泪管引流，可能导致不必要的全身吸收而产生不良反应。可将滴眼液置于特定的喷雾装置中，用时喷于眼内，不仅可以减少药物用量，而且可以减少因外溢和鼻泪管引流而引起的全身副作用。

（八）药物洗脱隐形眼镜

药物洗脱隐形眼镜也是一种新型的给药装置，目前正在研制一种多聚物制成的镜片，水溶性药物可贮存在材料中的微管道中，不溶于水的药物则可贮存在材料中的纳米微粒中，然后再缓慢分泌到微管道中，药物可通过管道释放到与眼球接触的液体中。药物也可被包裹在多聚物纳米微粒中，在镜片制作之前将纳米微粒分布在制作镜片的材料中。通过改变纳米微粒的大小、浓度以及结构，可以控制药物释放率，同时又不影响镜片的透明度。

（九）脉冲给药系统

脉冲给药系统是一种新型控释给药系统，能按照时辰药理学的原理适时地释放药物，即按预定时间单次或多次地释放药物。眼用脉冲给药系统可应用于抗生素类药物，使其在预定时间、按预定剂量释放药物，避免普通抗生素类滴眼液滴入眼内后，因溢出、流入鼻腔等因素，使剂量降低而产生细菌耐药性。抗生素类药物按这种"脉冲"方法给药可产生"首剂加倍"的效果。

（十）中药眼用新制剂

由于中药不良反应较小，且原料品种多，同时许多中药作为眼局部用药，已有很长的历史，这些都为中药眼用制剂的开发提供了时机及广阔的空间。目前，中药在眼科方面的应用存在的主要问题有：①品种较少，除了极少部分的医院制剂外，市场上的品种很少；②剂型落后，如散剂使用时，不论是用冷开水调匀涂入眼角，还是直接加入眼内，都不方便，受污染的可能性较大；③处方中大多数有效成分不十分明确，大多数中药复方眼用制剂，由于有效成分复杂或不十分清楚，其含量测定暂时无法进行。因此，中药眼用制剂在加强基础研究的同时，还需应用新技术改造已有的品种，开发出优良的新剂型和新品种。

尽管眼用制剂在提高药物的生物利用度、降低给药次数、减少不良反应等方面取得了一定的进展，但由于眼用制剂在稳定性、无菌化生产以及患者的顺应性等方面仍存在许多困难，因此目前能够广泛应用于临床的并不多，在这些方面仍需进一步研究改进。

三、眼部给药新剂型的研究进展

滴眼剂、眼膏是常用的眼部给药剂型，具有价格低、制备多较简单、患者易于接受等优点，但同时存在眼部生物利用度低、可能引起全身毒性反应等缺点。而新型眼部给药系统（NODS）综合考虑了药物在眼部吸收、分布、代谢及药物的生物化学特征，改善药物的生物药剂学特性并使药物按预想的途径更准确地进入靶区受体部位。目前报道的新型给药系统主要包括近年来已经上市的凝胶剂和植入剂，还有正在研究中的脂质体、微粒和纳米球。

(一) 药物在眼部的吸收与消除

滴眼液滴眼后，药液主要经泪液引流，部分药物经结膜、角膜和巩膜吸收，其余部分经泪液消除。角膜厚度为 0.5～0.7 mm，中心薄，边缘厚。角膜上皮是药物在眼部吸收的主要屏障，渗透性较差，但比皮肤角质层的渗透性好。影响药物的角膜吸收因素有：①角膜每层的屏障作用之和、膜的可吸收面积、膜厚度、亲脂性、经过孔道的跨膜作用；②药物的油/水分配系数、溶解度、分子大小和形状、电荷和解离程度。对水溶性药物，上皮是主要屏障。若药物脂溶性增加，则角膜基质层和内皮屏障作用大，因此脂溶性药物有可能在上皮沉积。一旦前体药物在上皮被酯酶水解成原形药物，就可能在基质层沉积，慢慢地通过脂溶性内皮屏障进入眼后部。肾上腺素、去氧肾上腺素、噻吗洛尔因全身副作用大，有人建议做成前体药物。这类前体药物应有较大的脂溶性，容易通过角膜被眼吸收，同时应有较好的溶解性，便于给药。药物的非角膜吸收是指除角膜吸收以外的眼部吸收。结膜由多层柱状上皮和基质构成，增加药物的分子量，对角膜的吸收影响比对结膜大。肽类药物对结膜的透过性受药物和酶解两方面的影响，分子量小于 5 000 的多肽可以被人、兔和鼠眼吸收进入体循环，若有效剂量大于微克级的小分子多肽或分子量大于 6 000 的多肽，应考虑加入适当的渗透促进剂。巩膜的主要成分是黏多糖和胶原纤维束，眼用药物通过血管周围的空隙、凝胶状黏多糖构成的水溶性基质或胶原网状结构的空隙而通过巩膜。巩膜对药物的通透性比角膜好，如一些 β 受体阻滞剂的巩膜与角膜通过系数比值（Pscl/Poor）介于 1.2～5.7。利用巩膜离子透入法，可使负电性的环丙沙星在玻璃体内达到的浓度比正电性环丙沙星明显地高。巩膜离子透入法可作为药物进入玻璃体视网膜给药系统的一种替代给药法，但存在的问题是对眼组织有损伤。药物与眼色素层色素的结合具有很重要的临床意义，尤其是当睫状体是药物作用部位时具有长期作用，如噻吗洛尔滴眼液。

眼部给药根据其吸收和消除特征，在制备新剂型时应当满足以下特点：①增加药液黏度，延长药物在眼部的滞留时间。任何一种聚合物或混悬液滴入眼部，都先与角膜和结膜表面的黏蛋白发生作用，聚合物对黏蛋白有较好的附着性。因此，利用以上特性，可将可溶性聚合物与眼用溶液、乳剂和混悬剂混合，如 Gelrite；②改变角膜上皮细胞结构，破坏上皮完整性，促进药物在眼部的吸收。

(二) 眼部给药系统常用辅料

眼部给药系统所用辅料应该具有好的生物相容性，对眼睛及周围皮肤无刺激性，不引起过敏反应，主要有环糊精（CD）、表皮生长因子（EGF）、可溶性聚合物如羟丙基甲基纤维素（HPMC）及其他纤维素类衍生物、聚乙烯吡咯烷酮（PVP）、聚乙烯醇（PVA）、葡聚糖衍生物、表面活性剂及一些眼部吸收促进剂。

1. CD

研究表明，滴眼剂中加入 CD 可减轻毛果芸香碱前体药物对眼的刺激性。显微镜观察和体内实验表明，羟丙基 β—CD 可以增加角膜的渗透性，增强药物（如地塞米松、醋酸地塞米松、羧酸酐酶抑制药等）在眼部的吸收和提高药物的水溶性。这些药物在与 CD 形成的包合物中溶解度增大，因而使剂量增大。当包合物与角膜接触时，药物从动态平衡中不断解离和释放，吸收速率变慢，使局部与吸收部位可接触到的游离药物增多。

2. EGF

EGF 是分子量为 6 040 的小肽，生物作用较广，具有诱导上皮生长、刺激血管形成、加速伤口及溃疡愈合作用，在临床上具有很好的应用前景。1973 年，Savage 最先发现鼠 EGF 刺激角膜上皮细胞增殖，后来被证实。近年来，可通过基因工程在大肠杆菌或酵母中大量制备 EGF。陈明等研究了 EGF、碱性成纤维细胞生长因子及氟尿嘧啶对人视网膜上皮（RPE）细胞的迁移与增殖的影响。

3. HPMC

HPMC 系白色至淡黄色纤维颗粒，或流动性好的粉末，可溶于大多数极性有机溶剂和甲醇—二氯甲烷混合溶媒中，少量粉末可缓慢溶于冷水，而不溶于热水、无水乙醇和氯仿中。随着给药系统和给药部位研究的深入，HPMC 在新剂型的开发中得到了广泛的应用，如作为基质、粘合剂、骨架材料、致孔道剂、成膜材料和包衣材料等在缓释黏膜粘贴剂、多种骨架型缓释剂、眼用制剂和缓释栓剂等新剂型中应用。

4. 丙烯酸类聚合物

最常用的丙烯酸类聚合物为卡波姆，其表观 pK_a 为 4～5，在眼部随 pH 值的升高而变成凝胶。

（三）眼部给药系统介绍

眼部给药系统的开发如其他制剂一样包括基础研究和临床研究。眼部给药是一种独特的给药方法，其开发过程亦有独特之外，可分为 3 个阶段。①处方前工作：确定开发药物以后，首先要进行可行性分析，对药物的理化性质和药动学性质进行文献调查。从药物的分子量、分子结构、溶解性、油水分配系数和化学稳定性评估该药物眼部给药性能；根据药物的剂量、生物半衰期、消除速率常数、分布容积、最小有效血药浓度、静脉滴注治疗的有效剂量及剂量效应相互关系分析经眼部给药的可能性。②处方设计与实验室评价：确定所用系统的类型，筛选给药系统的处方组成。③临床评价与生产：在临床上研究眼部给药系统与参比剂型的药效学。下面重点讨论几种给药系统的处方组成及制备方法。

1. 黏附剂的眼部给药系统

生物黏附和相转变聚合物可以延长药物与角膜接触时间和控制药物释放。若药物可从水中少量溶出，限速溶出则可达到理想的缓释效果。近年来，Burtler 等报道了一种兽用庆大霉素长效生物黏附性可溶性植入剂，单剂量给药后有效浓度可持续 72 小时，日变异系数很小。可由液相变为半固体的相转变聚合物质能够延长药物在眼部的滞留时间，提高药物的生物利用度。相转变的条件可以是温度的变化、pH 值的变化、离子强度变化或被泪液膜取代。这种给药方法仍是滴入，易为患者接受。眼用醋酸纤维假乳胶的缓冲容量很低，在滴眼液中 pH 值为 4.4，在结膜囊内 pH 值升高为 7.2，溶液变成凝胶。Xanthum 树脂眼部给药时也具有假乳胶性质。

2. 亲水凝胶

亲水凝胶中较理想的材料为 Gellan 树胶，它在水中形成阴离子多糖，离子强度增加后，溶液变成凝胶。泪液中单体或二价阳离子量增加后，凝胶化成比例增多。眼用邻苯二甲酸醋酸纤维素（CAP）是一种低黏度水溶性分散体，当与结膜囊接触时，由于pH值升高，迅速凝聚和胶凝。常见的亲水凝胶包括纤维素类（如 Lacril）、PVA 类（如 Liguifilm Tears）和玻璃酸，常用于角膜、结膜干燥症，其缺点是水溶性药物易扩散出。因持续时间短，水凝胶的应用比植入剂少，它们是流动性滴眼剂，仍可精确给药，同时具有缓释性。另外，多糖 Xanthan、Scleroglucan 和 Gelmea 衍生物也具有良好的眼耐受性和缓释作用。

3. 脂质体

脂质体是由磷脂双分子层形成的类似生物膜结构的脂质囊泡，其大小、形态取决于脂质的组分、纯度、制备方法、离子强度等。现有 3 种类型的脂质体，即小型单层微囊（SUV）、大型单层微囊（LUV）和多层微囊（MLV），SUV 的释放速率大于 LUV。脂质体作为药物载体，具有控制药物释放、减少药物剂量等特点，特别是脂质体能够生物降解，具有很好的生物相容性，且无毒、无免疫原性。Smolin 等最早报道了利用脂质体作为眼科药物的载体，并证明包有碘苷的脂质体治疗兔单纯疱疹病毒性角膜炎的疗效超过普通滴眼剂。实验表明，脂质体可增加水溶性抗生素如青霉素对角膜的穿透性。与一般混悬剂相比，脂质体包药后可获得更高的局部药物浓度，与水溶性激素滴眼后 0.5 小时相比，其水平为对照组的 2.5~2.9 倍，对外眼组织如结膜和巩膜中，脂质体组的浓度为对照组的 4 倍，提示脂质体对这些组织具有更强的亲和性。另外，对照组给药 3 小时后可在血液中检测出少量药物，而脂质体组却未检出，表明在眼部应用这些激素时，全身的副作用可由于脂质体对药物的包裹而减少。

4. 生物降解性微球与纳米球控释给药系统

微球制剂是由天然或合成高分子材料经固化而制成，并结合有某种活性成分的球形固体制剂，其直径一般在微米数量级，而直径小于 1 000 nm 者常称为纳米球。纳米球制剂的研究对提高药物的靶向作用、延长药物的作用时间、提高药物的生物利用度、降低不良反应等具有重要意义。生物降解性聚合物中应用和研究最多的是聚酯类。一般采用溶剂蒸发技术或其改良法来制备微球和纳米球。可通过改变单体比例或聚合条件来改变聚合物的释药性能，使其长达数月甚至数年。硝酸毛果芸香碱通过聚氰基丙烯酸正丁酯（PBCA）纳米球家兔眼部给药的研究结果表明，其作用可持续 9 小时以上，而其溶液制剂则仅维持 5 小时，这一结果明确显示纳米球的优势。

5. 植入控释给药系统

目前，最新的植入控释药物给药系统（ICRDDS）由可生物降解材料组成。通过小型的机械装置等，由外部控制产生脉冲剂量，几乎能使不同的药物按规定时间以零级速率释放，避免了因生理因素产生的个体释药差异。与其他控释系统相比，ICRDDS 还有定位给药、减少用药次数和剂量小等优点。根据系统性质不同，可采用不同的技术将其植入体内。微囊通常分散在惰性溶媒中注射于靶位，药片或胶囊经小切口植入，机械装置或泵亦通过切口植入，一般均需麻醉后方可进行。ICRDDS 主要分为两大类，即高分子控释的 I–CRDDS 和机械泵。Rubsamen 等设计了一种含有氟尿嘧啶（FU）1 mg 的圆柱形固态聚合物，并将其植入玻璃体内，使 FU 随着聚合物的生物降解而缓慢、均匀地释放，从而治疗实验性增生性玻璃体视网膜病变（PVR）引起的视网膜脱离。兔实验表明，用药后视网膜脱离过程明显减缓，而且对眼内组织无毒性作用。

（四）目前正在开发的眼部给药系统

1. 滴眼剂

有妥布霉素滴眼液和硫酸小诺米星滴眼液等。

2. 多肽类药物的眼内给药系统

胰岛素眼部给药治疗糖尿病的实验研究表明，胰岛素经眼给药的效果是静脉滴注胰岛素的1/5。兔使用聚氧乙烯—9—月桂基醚（BL—9）和聚氧乙烯—20—硬脂酰醚（Brij－78）、大鼠使用烷化苷类均能显著提高胰岛素的吸收，当滴眼液浓度为0.25%或更低，也可有效地降低血糖。

还可用高血糖素滴眼剂治疗低血糖危象。

3. 马来酸噻吗洛尔植入剂

此制剂的处方为：马来酸噻吗洛尔　　680 mg

　　　　　　　　羟丙基纤维素　　　　7.6 g

　　　　　　　　棕榈酸硬脂酸甘油酯　4.9 g

　　　　　　　　Eudragit RS　　　　　2.3 g

　　　　　　　　Eudragit RL　　　　　580 mg

　　　　　　　　Suffix C　　　　　　适量

　　　　　　　　蓖麻油　　　　　　　适量

制法为：将棕榈酸硬脂酸甘油酯4.9 g于50℃熔化，加入马来酸噻吗洛尔680 mg，混匀，过孔径为300 μm的药筛，在振荡器中与羟丙基纤维素7.6 g混合20分钟，用单冲压模机压成含药膜片芯，每片芯重为16 g，直径为3.5 cm，厚度为1.5 cm。50个片芯为一组，在旋转盘中用5% Eudragit RS和Eudragit RL的丙烯共聚物溶液喷雾包衣，溶剂为异丙醇—丙酮（1:1，V/V）。γ射线灭菌后，单片包装。

今后眼部控释给药系统的发展，在很大程度上取决于材料科学的发展，以及材料科学与医药学科的交叉融合。通过制备一些合成或半合成的磷脂材料，以及制备工艺的不断更新，要获得性能稳定的脂质体是完全可能的。同时，随着越来越多的生物降解性材料的出现，以及理论与应用研究的不断深入，微球、纳米球以及植入型控释给药系统的临床应用也将指日可待。可以预见，在不远的将来眼部控释给药系统必将使眼科领域疑难疾病的治疗获得突破性进展，为广大眼科患者带来福音。

第五节　药物对眼部组织的不良反应

一、药品不良反应的类型

眼部和身体其他器官一样,在药物治疗中容易受到药物的损害。药品不良反应包括以下几种类型。

(一) 副作用

副作用是指药物在治疗剂量出现的与治疗目的无关的作用。给患者可能带来不舒适或痛苦。一般较轻微,多半是可以恢复的功能性变化。如乙酰唑胺口服后能抑制房水分泌,降低眼压,治疗青光眼,但同时也出现四肢发麻和刺痛感,全身不适症候群(疲劳、体重减轻、情绪抑郁、性欲减低、思睡等),胃肠道反应(金属样味觉、恶心、消化不良、腹泻、腹部痉挛)等。一般都较轻微,多是可以恢复的功能性变化。产生副作用的原因是药物作用的选择性低,作用范围大,当某一作用被用来作为治疗目的时,其他作用就成了副作用。因此副作用是随治疗目的而改变的,往往同时出现,难以避免,但又可预测。例如阿托品同时有心率加快、抑制腺体分泌和松弛平滑肌等作用,利用其中之一做治疗目的时,其余两种作用就成为副作用。

(二) 毒性反应

毒性反应一般是用量过大或用药时间过久引起的。绝大多数药物都有一定的毒性,毒性反应是药物在超过极量时引起的生理、生化功能和结构的病理变化,可在各个系统器官或组织出现。毒性反应的性质各药不同,但其严重程度随剂量增高而加强。一般是在超过极量时才会发生,但某些患者由于遗传缺陷、病理状态或合用其他药物以致敏感性增加,在治疗量也可出现毒性反应。总之,剂量不当是引起毒性反应的主要原因,控制剂量或给药间隔时间以及注意剂量个体化是防止这类反应的主要措施。毒性作用可能立即发生,也可能在长期蓄积后逐渐发生,前者称为急性毒性,后者称为慢性毒性。急性毒性多损害循环、呼吸及神经系统功能,慢性毒性多损害肝、肾、骨髓、内分泌等功能。致癌、致畸胎、致突变三致反应也属于慢性毒性范畴。

(三) 后遗效应

后遗效应是指停药后,血浆中药物浓度已降至阈浓度以下,残存的生物效应。可能非常短暂,也可能比较持久。如长期用肾上腺皮质激素,一旦停药后肾上腺皮质功能低下,数月内难以恢复等。

(四) 继发反应

继发反应是在药物治疗之后产生的,是药物发挥治疗作用的不良后果,因此也称治疗矛盾。例如长期应用广谱抗生素时,由于改变了肠道正常菌群,敏感细菌被消灭,不敏感细菌如葡萄球菌或真菌则大量繁殖,导致葡萄球菌肠炎或念珠菌病等继发感染。

（五）变态反应

变态反应是机体接受药物后所发生的免疫病理反应，又称过敏反应。这种反应与药理作用无关，且不易预知，仅见于少数个体，可能是由于易感个体代谢功能不同，或对免疫反应的遗传控制不同所致。药物引起变态反应的共同特点是：①在有的患者血内可发现抗体，并可在皮试时引起阳性反应；②药物不同，症状相同，常见症状为发热、皮疹，一般不严重，但也可引起过敏性休克或其他严重反应；③反应的发生与剂量无关或关系较小，常用量或极小量都可发生；④在患者出现反应前常先接触过药物，引起敏感化。例如青霉素引起过敏性休克；反复应用氯霉素引起再生障碍性贫血等。对于易引起过敏的药物或过敏体质者，在用药前后进行药敏试验，阳性者禁用。但也有阴性者仍发生变态反应。故对过敏体质者或易引起变态反应的药物均应小心使用。

（六）特异质反应

特异质反应由个体生化机制异常所致，与遗传有关。例如红细胞葡萄糖—6—磷酸脱氢酶（G－6－PD）缺乏是一种遗传性生化缺陷。G－6—PD 缺乏患者在服用某些药物时，有可能引起溶血。

二、药物眼部不良反应的临床表现

药物眼部不良反应的临床表现复杂多样，其中以角膜、结膜损害及视网膜和视神经病变居多，这除了和药物本身的毒性有关外，可能还与药物在眼内的分布有关。

（一）角膜炎

药物可通过刺激眼球而使其发生变态反应，引起角膜炎。表现为上皮沉着物、水肿，感觉降低、后角膜沉着物、紫褐色沉着物、角膜上皮脱落、角膜形成大疱、溃疡、角膜干燥、过敏性角膜炎、角膜增厚、角膜色素沉着。将可卡因、丁卡因等局麻药反复滴入眼内或久用碘苷（疱疹净），可导致过敏性或中毒性角膜炎。长期大量应用氯喹、氯丙嗪、吲哚美辛（消炎痛）、胺碘酮及维生素 D 等都会产生角膜混浊等副作用。

（二）结膜炎

临床主要表现为眼睑结膜水肿、充血、瘙痒糜烂、疼痛，球结膜出血、流泪。有些药物对眼结膜有刺激作用。如眼科用的磺胺醋酰钠、可卡因、硼酸等，以及全身用的利血平、洋地黄等都可导致刺激性结膜炎。也有些药物对结膜有致敏现象，如含有氯霉素、金霉素、新霉素、庆大霉素、肾上腺素等的眼科用药，还有全身用的抗生素、磺胺类、巴比妥类及水合氯醛、保泰松等，可诱发过敏性结膜炎。需要指出的是，有的患者注射青霉素后，短至 1～2 天，长至 1 周以上，会出现结膜充血，有白色分泌物，不能睁眼，且有异物感，需要及时治疗。

（三）视网膜病变

视网膜病变主要表现为视网膜出血、黄斑色素改变、黄斑水肿，色觉障碍、视野缺损、视网膜剥落等。

（四）视神经病变

药物视神经的损伤表现为视盘水肿、视神经炎、视神经萎缩、球后视神经炎。长期大量应用氯霉素，可致视神经萎缩，使视野变小，视力减弱。异烟肼每日200～900 mg,

应用10天至2个月，也可发生视神经萎缩。

（五）晶状体病变

晶状体病变表现为晶状体表面沉着物，白内障，前皮质。晶状体混浊、氯丙嗪、三氟拉嗪、白消安、卡马西平、硫利达嗪（甲硫达嗪）等可致晶状体混浊．长期或大量应用肾上腺皮质激素，可引起晶状体混浊及白内障。甚至连治疗青光眼的毛果芸香碱及毒扁豆碱滴眼液，也可促使晶状体混浊，形成白内障。

（六）青光眼

药物引起青光眼临床较为常见，主要有急性出血性青光眼、急性闭角型青光眼、激素性青光眼（开角）、眼内压增高、眼球肿痛，严重者可致失明。不论全身或局部使用皮质激素，都可能促使眼压升高，在某些人会引起青光眼，甚至失明，这与遗传有关系。另外，用阿米替林（阿密替林）也有可能引起急性青光眼。

（七）瞳孔异常

表现为瞳孔缩小、视远物模糊，瞳孔扩大、近视物模糊，引起青光眼。毛果芸香碱、毒扁豆碱、新斯的明，能使睫状肌收缩、悬韧带放松、晶状体变凸，形成调节痉挛和近视。而阿托品、后马托品与苯海拉明、异丙嗪、氯苯那敏（扑尔敏）、美克洛嗪（敏可静）及丙米嗪（丙咪嗪）、阿米替林（阿密替林）等，能使睫状肌松弛、悬韧带紧张、晶状体变扁，形成调节麻痹和远视。另外链霉素、氯霉素能引起过敏性视神经炎，使眼睛的近视力和远视力都减退，若不及时控制炎症，对视力的损害很大。

（八）中枢神经功能障碍

表现为幻视，伴有偏盲、暗点、皮质盲、视物模糊、测距能力下降、眼内异物感、刺痛或灼痛感。

（九）色、视觉障碍

表现为红绿色盲、蓝黄色盲、绿视症、黄视症、蓝视症、红视症、视觉障碍、视觉错乱。久用氯喹，眼前会出现雾蒙蒙的一片，此称雾视。但看灯光时，在其周围又有类似虹一样的彩环，此谓虹视。应用抗癫痫药三甲双酮，在亮光下视物模糊，看到的东西好像都盖着一层雪似的，称为昼盲。应用洋地黄过量时，多数患者视觉朦胧，并看到物体有闪光点和带有黄色、红色、绿色的光辉。口服抗菌药萘啶酸过量时，可见蓝色或紫色，甚至漆黑一团（此谓黑矇），短则半小时，长至7小时才会消失。这些都是由于药物直接作用于视网膜细胞的结果。

（十）眼球运动障碍

表现为复视、异常眼外肌运动、眼震、垂直眼震、眼肌轻瘫、眼外肌轻瘫、畏光、眼肌麻痹、眼球突出、眼外斜、视物不清。大剂量应用地西泮（安定）、氯氮（利眠宁）、巴比妥类与链霉素、多黏菌素及苯妥英钠，卡马西平等药物，都可引起这种病；除苯巴比妥可致眼球垂直性跳动外，其他均引起眼球水平性摆动。停药后眼球震颤可消失。动眼危象系指两眼突然地、不可控制地向上翻，伴有颈肩部颤动。如止吐药甲氧氯普胺（灭吐灵）与抗精神病药奋乃静、三氟拉嗪等，都会引起这种反应。如长期大量应用地西泮（安定）、苯巴比妥、苯妥英钠、扑米酮（扑痫酮）、卡马西平与阿托品、丙米嗪（丙咪嗪）、吲哚美辛（消炎痛）、呋喃妥因、长春新碱等都可发生复视现象，但停药后复视现象即可消失。

（十一）眼睑及眼周围组织损害

药物过敏所致的眼睑水肿为血管神经性水肿，其特点是发生和消退都较快；过量维生素 A 所致者除眼睑水肿外常伴有眉毛及睫毛脱落；抗甲状腺药物及放射性碘治疗甲亢时亦可伴发眼睑水肿。有的药物对交感神经有阻断作用，如巴比妥类、氯喹、胍乙啶、溴苄铵、苯妥英钠等；还有的药物像长春新碱可致眼外肌麻痹；有的药如青霉胺会招致重症肌无力。因而都能引起上睑下垂。

（十二）失明

表现为致盲、暂时性失明、双眼突发黑矇。

三、引起药物眼部不良反应的因素

（一）药物本身药理作用

有研究认为，激素促使溶酶体酶释放和对黏多糖的分解，使房水排出管道内黏多糖类聚积进而妨碍房水流出，致眼压升高。非甾体抗炎药双氯芬酸的镇痛作用主要是通过竞争性抑制花生四烯酸代谢途径中的环氧化酶活性，从而抑制前列腺素 E_2 的合成，肾血流量和肾小球滤过率明显下降，导致体液潴留而引起眼睑部水肿。丁卡因是常用黏膜表面麻醉药，穿透力强，麻醉效果好，但缺点是毒性大。眼部检查中，丁卡因也是常用表面麻醉药。丁卡因可引起角膜上皮剥脱，甚至有耳鼻喉科以丁卡因黏膜表面麻醉致死病例报道。硝苯地平有直接松弛平滑肌，尤其血管平滑肌的作用，且对毛细血管后静脉血管的舒张作用较小动脉更为持久，可能导致急性闭角型青光眼发作。

（二）药物相互作用

有机阳离子型药（如生物碱盐酸盐或硫酸盐等）不宜与碱性药（如硼砂及其制剂清凉眼膏）和有机阴离子药（如 SA 等）同用，以防碱性药提高泪液 pH 值、中和生物碱盐而形成不溶于水的游离生物碱，或因有机阴、阳离子间复分解反应析出沉淀而使疗效降低。

毛果芸香碱不宜与甲基纤维素同用。因临床发现在行人工晶体植入术后未洗除甲基纤维素，即用毛果芸香碱缩瞳，使角膜后及晶状体前附有白色物，体外证实两药伍用可致不溶性白色结晶。故宜冲净甲基纤维素后，再用毛果芸香碱。

含碘制剂如碘酊、普罗碘胺（安妥碘）及含碘化钠（钾）的滴眼液等：①与水杨酸同用，可使碘化物生成氢碘酸，仍会氧化析出碘而增加对眼的刺激性；②与乙基吗啡（狄奥宁）眼药同用，可产生碘化乙基吗啡红褐色混浊液而失效；③与汞制剂无论是内服或眼用均属禁忌，是因为伍用后可生成对角膜产生强烈腐蚀性的二碘化汞之故。对以苯汞盐为防腐剂的眼液尤应注意此相互作用。

含多价金属离子的眼药如硫酸锌、复方硫酸锌（沃古林）、珍视明、清凉眼膏、八宝眼膏、磨眼散等，不宜与四环素、青霉素、多黏菌素、谷胱甘肽、新霉素等眼药同用，以免生成不溶性络合物影响疗效，应注意隔开使用。含银眼药如硝酸银、蛋白银等，不宜与卤化物、硼砂、毒扁豆碱同用，以防生成沉淀物而影响疗效。应注意用药顺序或隔开使用。对以氯化钠为调渗剂或硼酸盐缓冲液及无机或有机卤代盐的眼药尤应注意此相互作用。水杨酸毒扁豆碱不宜与硼酸及含其缓冲液的生物碱同用，以防生成硼化水杨酸，而与生物碱生成不溶性的硼化水杨酸生物碱。普鲁卡因不宜与链霉素混合伍用，因前者的氨基与后者的醛基可缩合，以致成为药源性眼病之因。

（三）药物的剂型

混悬剂泼尼松龙是一种颗粒状混悬液，颗粒很长时间不能溶解吸收，如果这些颗粒阻塞微循环有可能引起眼底动脉栓塞，造成视神经的循环障碍，可能造成暂时甚而永久失明。

（四）给药方法

用药时间过长、给药速度过快、药物浓度过高等都可以导致不良反应的发生。如应用糖皮质激素治疗眼部炎症时间过长，引起眼压升高；静脉滴注甘露醇降眼压速度过快导致低颅压甚至休克。有报道翼状胬肉切除术后，丝裂霉素（0.04% ~ 0.05%）滴眼药滴眼 7 天后引起坏死性巩膜炎。丝裂霉素是由头状链霉菌分离出的一种抗肿瘤抗生素，具有抑制 DNA、RNA 和蛋白质合成的作用。翼状胬肉切除术两周内，其创面组织尚未完全修复，局部使用丝裂霉素易发生创面组织坏死，而且 0.04% ~ 0.05% 的浓度过高。

曾有临床医生报道过 3 例庆大霉素结膜下注射误入眼球内，导致视网膜中毒性改变的病例。此种视网膜毒性一旦发生，则不可逆转，重在预防。

（五）给药部位

有病例报道鼻甲注射曲安西龙（康宁克通 A）致盲。解剖学提示，鼻黏膜注射药物有进入眼动脉的可能。头面部局部、结膜下、球后注射药物，局部浓度过高，有可能引起血管痉挛，突发黑矇，甚至休克。

四、局部用药眼部的不良反应

由于眼解剖的特殊性，在治疗眼科疾病时，眼局部给药是治疗眼疾的重要途径，其中包括滴眼液（眼膏）、结膜下注射、球后注射、球旁注射等。眼局部用药后药物主要分布在结膜、角膜、房水、晶状体、视网膜、脉络膜等组织，用药不当可能造成严重的眼部毒副作用。点眼药是眼科最有效、最常用的治疗方法，但人们却极易忽略其副作用。

（一）眼内副作用

对眼内组织的副作用最典型的是类固醇制剂。皮质类固醇类药物作为非感染性炎症的有效药物被广泛应用于治疗各种有关非感染性炎症。随着皮质类固醇在眼科领域中广泛应用，如葡萄膜炎、角膜移植术后，及角膜植片发生排斥反应、恶性淋巴瘤的治疗等。同时也出现了很多因滥用而造成的眼部疾病，除长期应用引起青光眼、白内障外，有人报道可引起多灶性后极部视网膜色素上皮病变。其机制是大剂量皮质类固醇可使视网膜色素上皮屏障功能受到破坏，导致大量渗漏而出现渗出形式网膜脱离，球结膜下注射泼尼松龙可引起视网膜中央动脉阻塞。

眼内组织中，虹膜、睫状体、视网膜色素上皮等富含黑色素，药物与黑色素易形成沉着物。如氨基糖苷类抗生素、β 受体阻滞药等治疗青光眼药物，对黑色素有很高的亲合性，可引起色素沉着。

抗肿瘤抗生素滴眼也可引起眼内不良反应，有报道翼状胬肉切除术后，用丝裂霉素（MCC）滴眼剂滴眼 7 天后引起坏死性巩膜炎，MCC 是头状链霉菌分离出的一种抗肿瘤抗生素，它具有抑制 DNA、RNA 和蛋白质合成的作用。翼状胬肉切除术 2 周内，其创面组织尚未完全修复，局部使用 MCC 易发生创面组织坏死。此外有综述 MCC 对兔眼睫状体无色素上皮组织的毒性作用。MCC 已广泛用于青光眼滤过术中，以减少滤过道瘢痕形成。但术后仍有一些较严重的并发症，如持续性低眼压性黄斑病变，所以临床上使用 MCC 的浓度以不超过 0.2 mg/mL 为宜。

（二）眼表面副作用

眼局部给药，药物浓度以角膜和结膜上皮最高，因此角膜和结膜最易发生药物不良反应，主要表现为药物沉积、药物毒性及变态反应 3 类。

1. 药物沉积在眼表面

药物沉积可分为药物本身沉积和泪液中电解质、pH 值变化引起钙盐沉积两种，如喹诺酮类药、普鲁卡因、丁卡因等眼用制剂。

诺氟沙星滴眼液致角膜上皮剥脱。患者，男，64 岁，因老年性白内障在局麻下行右眼白内障囊外摘除及后房型人工晶体植入术，术后结膜下注射庆大霉素 4 万 U，敷料加压包扎。手术次日揭敷料检查：右眼视力 0.3，眼球轻度混合性充血，角膜透明、上皮平，前房深度正常，晶状体位置居中，瞳孔对光反应好。给予 0.3% 诺氟沙星眼液，每日 4 次。术后第 2 天查房发现，右眼视力指数下降，眼球中度混合性充血，角膜雾状混浊，并见角膜上皮点状缺失，前房深度正常，晶状体无移位。即改用妥布霉素—地塞米松（点必舒）眼液每日 4 次，四环素可的松眼膏每晚 1 次。术后第 5 天见右眼视力 0.2，眼球轻度混合充血，角膜清晰，点状缺失之角膜稍有平复。继续应用上述药物 于术后第 8 天视力达 0.5，角膜清晰透明、上皮平。

丁卡因滴眼液致角膜上皮剥脱。使用 0.5% 丁卡因等渗液，为眼科检查或治疗而点眼，遇丁卡因滴眼液引起周边部角膜上皮剥脱。在用药 60 分钟内出现患眼剧痛、畏光、流泪、眼球睫状体充血或混合充血。裂隙灯检查：可见角膜周边部呈腊肠状上皮剥脱，荧光素染色阳性。

2. 药物毒性致眼角膜、结膜损伤

药物毒性表现是非特异性的，极易造成误诊，临床上要注意因局部用药接触角膜和结膜，所以主要表现在结膜和角膜的改变。结膜表现为慢性乳头和滤泡增生，增厚和瘢痕化等。结膜乳头一般较细小，可同时出现在上、下睑结膜；结膜滤泡主要发生在下睑或下穹隆部结膜。在结膜乳头增生反应的基础上，可出现假类天疱疮和药物诱发的眼类天疱疮。前者往往单眼发病，表现为结膜炎性反应、瘢痕形成。当停用药物后，瘢痕即停止进展；后者结膜瘢痕继续发展。一些患者长期使用抗青光眼眼药水出现了结膜下穹的变形、上皮下纤维化，因此，人们已经在怀疑滤过手术的失败与药源性纤维化有关。

常见的可引起角膜、结膜毒性的药物包括：氨基糖苷类、氯霉素、碘苷、阿糖腺苷、毛果芸香碱、β_2 受体阻滞药、肾上腺素类、表面麻醉药、防腐剂苯扎氯铵及硫柳汞等。

眼用抗菌药物中氨基糖苷类对角、结膜上皮损害最明显，其毒性作用按庆大霉素、新霉素、妥布霉素顺序依次降低。其作用机制可能与该类药物非选择性抑制细胞的蛋白合成有关。

氟喹诺酮类药物治疗剂量对角、结膜上皮损害小，在这类药物中以氧氟沙星和诺氟沙星对角膜上皮毒性最大。长期应用氟喹诺酮类药物对角膜基质细胞增殖的抑制作用比氨基糖苷类明显，其作用机制可能是通过干扰线粒体 DNA 合成、诱导角膜基质细胞凋亡，从而延迟伤口愈合，严重者出现角膜穿孔。

氯霉素可造成角膜上皮点状剥脱。

长期应用抗青光眼类药物毛果芸香碱、β_2 受体阻滞药及肾上腺素类药物易导致亚临床的结膜炎性反应，表现为结膜上皮内杯状细胞减少，巨噬细胞、淋巴细胞及成纤维细胞增加。

药物毒性研究显示 2% 毛果芸香碱与兔角膜上皮细胞接触 20 分钟后，可使上皮细胞微绒毛减少，胞膜皱缩。0.1% 地匹福林可使角膜上皮异常增生。连续使用抗青光眼药物 3 年以上者可出现下穹隆结膜缩短，并影响滤过手术的疗效。表面麻醉药对眼表的毒性作用主要表现为延迟角膜上皮和基质伤口的愈合。其毒性作用与所用麻醉药类别、药物的浓度及作用时间有关。单剂量使用表面麻醉药通常对眼表无毒性，当滥用麻醉药时可出现角膜基质炎、角膜浸润、水肿和狄氏膜皱折。

3. 药物过敏引起角膜、结膜损伤

药物毒性引起的角膜、结膜损伤与药物固有的药理学作用有关，有剂量的依赖性，而药物过敏引起的角膜损伤与药理作用及剂量无关。过敏往往见于少数特殊体质的患者。眼表对于药物的过敏主要表现为迟发型变态反应。与过敏性结膜炎的机制完全不同，后者是 I 型超敏反应，大多数药物导致的变态反应是 IV 型迟发型细胞介导的超敏反应，主要发生在眼睑，引起变态反应性睑缘炎、睑皮炎。

五、全身用药对眼产生的不良反应

全身用药对眼产生的不良反应，主要有两个方面：一是由药物本身的毒副作用引起；二是由于长期大剂量用药引起，属于不合理用药所致。因此，当需要给患者长期用药时，应注意药物对眼的潜在影响适当调整给药方案。

能对眼产生不良反应的全身用药，涉及的药物面比较广，因此就要求医务人员应高度重视药物对眼所产生的不良反应，并积极防治。

全身用药在眼部的副作用，左右眼发生时间不同，症状的轻重也有差异，但多为两眼发病。

（一）角膜、结膜

全身用药眼部不良反应在角膜、结膜，主要表现为药物沉积和变态反应，临床并不多见。

药物沉积可发生在角膜各层，上皮混浊，通常不发生视力障碍，但有时会出现"虹视"。另外，β 受体阻断药治疗心律失常、高血压时，出现泪液分泌减少，可出现继发性角膜上皮损害。

变态反应主要表现为急性结膜炎、小疱性角膜炎，与局部点眼所致角膜炎不同的是，可伴有全身症状（如口唇、舌发红、肿胀等）；常见的致敏药物有青霉素类、解热镇痛药、抗风湿药、治疗精神病药、一般感冒药等。

（二）晶状体

对晶状体有影响的药物主要为抗精神病药物［氯丙嗪、硫利达嗪（甲硫哒嗪）］及抗癫痫药物（卡马西平）等，可导致晶状体混浊。抗风湿药物、抗高血压药物（硝苯地平）、抗肿瘤药物（白消安、苯丁酸氮芥）以及治疗痛风的药物（别嘌呤醇），也有引起白内障的报道。长期或大量应用肾上腺皮质激素，可引起晶状体混浊及白内障。皮质类固醇激素致白内障的副作用也有报道。

（三）眼压、瞳孔、屈光调节

抗胆碱作用的药物具有散瞳作用，可以导致慢性闭角型青光眼患者房角闭塞，诱发急性发作。有些药物可使睫状肌松弛，使房水流出受阻，即使宽房角也可使眼压上升，如皮质类固醇激素可引起开角型青光眼，在急性青光眼发作的病例中，常被怀疑使用了催眠药。但已施行激光治疗及手术的病例中因使用抗胆碱作用药而发生急性青光眼的情况是少见的。

抗胆碱药对屈光调节也有副作用。引起调节障碍的药物很多，如酞嗪类、抗帕金森病药物。其作用于副交感神经支配的瞳孔括约肌，发生调节不全麻痹。还有引起缩瞳的药物，如毛果芸香碱（匹罗卡品）等。

（四）脉络膜、视网膜与视神经

发生于脉络膜、视网膜的副作用是不可逆的。长期使用治疗精神病药物可发生继发性视网膜色素沉着变性。如吲哚美辛（消炎痛）也可引起视网膜功能障碍。黄体激素有时可发生视网膜血流障碍导致的视力障碍。有报道，人类免疫缺陷病毒（HIV）治疗药有时引起视网膜色素脱失。皮质类固醇激素可以加重中心性浆液性视网膜上皮损伤。易引起视神经障碍的药物，首先是盐酸乙胺丁醇，症状与用药量具有相关性。

六、引起眼部不良反应的主要药物

引起眼部不良反应的常见药物包括抗感染类药物、糖皮质激素类药物、解热镇痛类药物等。抗感染类药物所引起的眼部的不良反应中最值得关注的是氨基糖苷类和抗结核病药，这两种药对眼的损害多为较严重的视网膜病变和视神经病变。另外，激素类药物和抗肿瘤药对眼的损害也不可忽视。眼部损伤以药物性青光眼为最多，其次是眼结膜、前房积血及各类眼部炎症等。

（一）抗感染药物

抗感染类药物为治疗各种感染的有效药物，为临床医生所常用。由于药物本身的药理作用，或因使用不当，以及患者的个体差异，极易导致眼部不良反应的发生。如局部使用青霉素、金霉素、氯霉素等可引起过敏性结膜炎、过敏性虹膜炎等。结膜下大量连续注射庆大霉素可造成角膜坏死。磺胺类药物亦有较强的眼毒性。口服复方新诺明引起角膜上皮脱落、角膜炎、结膜炎等。抗结核药物硫酸链霉素、乙胺丁醇、异烟肼、利福平等都具有神经毒性作用。

1. 氨基糖苷类

这类药物对眼的损害多为较严重的视网膜病变和视神经病变。若使用不当，可致视网膜毒性损害，甚至引起严重的视力丧失，该类药对眼部毒性强弱依次为庆大霉素 > 妥布霉素 > 阿米卡星、卡那霉素。其作用机制可能是由于引起酶缺陷所致。已证明这类药物能选择性地聚积在溶酶体中，通过降低神经磷脂酶及磷酸酯酶的活性而造成磷脂分解代谢严重紊乱，使溶酶体功能不良。在线粒体膜处通过膜上 Mg^{2+} 竞争致使线粒体对 Na^+、K^+、Ca^{2+} 的摄入及排出失控，并通过这些途径对整个细胞代谢调控起干扰作用。剂量较大时，可使全部视网膜严重坏死，此时掩盖了溶酶体蓄积现象。氨基糖苷类除了对眼组织有毒性作用外，对眼部神经也有毒性作用。

庆大霉素：庆大霉素在眼科广泛应用，因其能通过血—眼屏障，当眼部有炎症时，该药能迅速在眼内达到有效治疗浓度，其安全性较大，安全剂量在 $10 \sim 25$ mg/L。但是大剂量应用会造成角膜损伤，有报道结膜下大量连续注射庆大霉素可造成角膜坏死。临床报道的眼部不良反应有结膜水肿、小血管闭塞、结膜坏死、角膜上皮剥脱、愈合延迟、角膜溃疡、角膜坏死、视网膜中毒性改变、致盲等。

奈替米星：双眼暂时性失明、中毒性视网膜病变。

妥布霉素：中毒性视网膜病变、中毒性内眼病变。

卡那霉素：中毒性视神经炎。

2. 氟喹诺酮类

氟喹诺酮类药物治疗剂量对角膜、结膜上皮损害小，在这类药物中以氧氟沙星和诺氟沙星对角膜上皮毒性最大。长期应用氟喹诺酮类药物对角膜基质细胞增殖的抑制作用比氨基糖苷类明显，其作用机制可能是通过干扰线粒体 DNA 合成、诱导角膜基质细胞凋亡，从而延迟伤口愈合，严重者出现角膜穿孔。在动物长期毒性实验研究中，发现培氟沙星、诺氟沙星等引起狗眼视网膜电流异常，小鼠视网膜变性。

吴新军报道一例患者静脉滴注环丙沙星引起眼部变态反应，表现为眼部痒甚、干涩、异物感明显、视物不清，经局部地塞米松眼液滴眼，红霉素眼膏涂眼睑后症状消失。环丙沙星还可导致急性葡萄膜炎。

氧氟沙星可引起视力障碍、视力改变。一例患者因扁桃体发炎，给予氧氟沙星 100 mL 静脉滴注，10 分钟即出现视物晃动，视物模糊，停药 20 分钟症状消失。另一患者每天静脉滴注 0.2 g 氧氟沙星，20 天出现视力下降，停药半年才恢复。氧氟沙星眼液局部点眼可引起眼睑皮肤接触性皮炎。

诺氟沙星眼液可致眼角膜上皮剥脱。

3. 抗结核病类及抗麻风病类

抗结核药物硫酸链霉素、乙胺丁醇、异烟肼、利福平等都具有神经毒性作用，而且大多数患者都需要长期服用。链霉素长期使用可引起突发性球后视神经炎或渐进性视神经萎缩。乙胺丁醇的眼部毒性作用与用药剂量和服药时间长短成正比，多数患者在服药 2 个月以上才发生中毒现象，而且可逆性很差，主要表现为视神经炎、视力减退、视网膜出血和色素变化等。常规用法用量下，有 0.8% 的患者服用乙胺丁醇后可引起球后视神经炎，发生率与剂量大小、使用时间有关，长期大剂量使用易引起此不良反应，表现为视敏度降低、辨色力受损、视野缩窄、出现暗点。一旦出现症状应立即停药,一般停药可恢复,也有的产生永久损害。曾有一例患者服用乙胺丁醇3个月,双眼视神经萎缩而失明。

治疗麻风病的一线药物氨苯砜可引起视物模糊,视物障碍。

4. 磺胺类

磺胺类药物是较常用的一类抗菌药物,在眼部的不良反应主要是结膜炎、视网膜炎、视神经炎等。其发生机制可能是药物被胃肠吸收后,经血液循环到达睫状肌,引起变态反应,使其产生水肿、痉挛,角膜吸收房水中的药物而出现上皮点状剥脱,以及角膜上皮下和实质层间产生结晶等。

文献报道复方磺胺甲噁唑可以引起双眼后部葡萄膜炎、虹膜炎、双侧球结膜水肿、过敏性角膜炎、角膜上皮广泛脱落、过敏性结膜炎、近视。

5. 大环内酯类

梅素华等报道一例1岁男性患儿口服琥乙红霉素片眼睑轻度水肿,结膜轻度充血,第二天症状加重,眼部有大量分泌物,停药后经可的松眼液及诺氟沙星眼液滴眼,症状消失。

6. 四环素类

四环素可引起暂时性近视、复视、眼球运动障碍、视盘水肿。

米诺环素:巩膜色素沉着。

7. β—内酰胺类

青霉素类:在眼部引起的不良反应主要有视盘和眼底血管改变、视力下降、幻视、一过性视力障碍等。

阿洛西林:眼睑严重水肿。

头孢曲松钠:双眼瘙痒、疼痛,眼睑高度水肿,失明。

头孢呋辛钠:眼睑结膜、球结膜充血。

8. 氯霉素

氯霉素因副作用大一般不用作全身抗感染药,但作为局部使用的氯霉素滴眼剂还在广泛使用,可能引起视神经炎、共济失调、幻视,用药半小时可发现角膜微绒毛损伤,使用较长时间可引起角膜上皮点状糜烂、脱落。连续使用1个月可引起中毒性弱视、视神经萎缩等。过敏者,滴眼可导致过敏性结膜炎。

9. 抗病毒类

抗病毒药物可以引起结膜乳头、滤泡、瘢痕、角膜点状病变。

干扰素引起的眼部不良反应有视网膜出血、眼底出血、视物模糊、视力丧失、棉絮状渗出点、动眼神经麻痹和视盘水肿等,常常在治疗后2~3个月出现。干扰素引起的视网膜病变可能是由于血管痉挛、视网膜脉管系统免疫复合物沉淀以及免疫系统的异常,导致视网膜毛细血管闭塞而引起。

西多福韦:静脉或玻璃体内注射可引起虹膜炎和眼压降低。

吗啉胍:过敏性疱疹结膜炎。

利巴韦林:眼睑水肿,双眼视力下降。

阿昔洛韦：视物模糊、眼睑水肿（过敏）。

10. 其他抗感染药物

林可霉素：有报道一例 11 岁女性小患者，因骨折术后每日给予克林霉素磷酸酯 0.6 g∶100 mL 静脉滴注，用药 15 天，出院一周出现视力下降，可能与剂量过大、疗程长有关。林可霉素也可引起结膜炎、中毒性视网膜病变。

多黏菌素 B：本品可用于铜绿假单胞菌等引起的创面，眼、耳、气管等部位感染。但也可造成眼部不良反应，主要是复视、眼球震颤等。

呋喃唑酮及呋喃妥因：急性视神经炎，失明，中毒性视神经炎。

磷霉素：眼睑出血。

11. 抗寄生虫药

氯喹：可在视网膜内浓集，是该药在肝脏内浓度的 80 倍，因此，大剂量久服可致视网膜损害。早期为暗适应减退和色觉障碍，继之出现中心性暗点，视力下降，严重者出现视网膜动脉收缩、水肿及视野缩小，较难恢复。此反应可能与本药影响蛋白质的合成，抑制巯激酶的活性，从而干扰视网膜维生素 A 代谢有关。

奎宁：引起视力减退。

山道年：使用山道年 5～30 天后，出现视物不清，视网膜出血。

甲硝唑：角膜炎。

（二）抗肿瘤药物

1. 烷化剂类抗肿瘤药物

（1）氮芥：静脉给药时很少发生眼部不良反应。有报道颈动脉灌注时，出现坏死性葡萄膜炎及脉管炎。Anderson 等报道 12 例不能手术的脑肿瘤患者，在接受颈动脉灌注氮芥的治疗过程中，3 例出现同侧眼的坏死性葡萄膜炎，其中 1 例尸检时发现脉络膜有选择性的坏死性脉管炎发生。

（2）苯丁酸氮芥：能引起角膜炎、视盘水肿、复视和视网膜出血。这些毒性罕见，常常在长期口服治疗几年后出现，发生机制尚不清楚。

（3）环磷酰胺：引起的眼部不良反应有视物模糊、干性角膜结膜炎、睑结膜炎和针尖状瞳孔，还可致视网膜血管炎，可引起失明。异环磷酰胺是环磷酰胺的衍生物，文献报道它与环磷酰胺一样，可以引起可逆性视物模糊和结膜炎。

（4）白消安：白内障是白消安常见的不良反应，白内障的发生率和严重程度与化疗的持续时间以及总剂量有关。白消安引起白内障的机制不明，有人认为与晶状体上皮中的 DNA 合成降低有关。

（5）亚硝脲类药物：主要有卡莫司汀（卡氮芥）、环乙亚硝脲、司莫司汀（甲环亚硝脲）等，眼部不良反应有视物模糊、球后疼痛、急性结膜出血、角膜水肿和（或）混浊、眼内肌麻痹、眼外肌纤维变性、玻璃体混浊、视神经炎、渗出和出血性视网膜病等，这些眼部不良反应的发生与亚硝脲类药物的用量、注射的次数以及颈动脉灌注的速度有关。一般认为给药途径是亚硝脲类药物引起眼部不良反应的重要决定因素。另外它们具有通过血—脑屏障和血—眼屏障的能力，也是引起眼部不良反应的原因之一。

2. 抗代谢药

（1）甲氨蝶呤：全身用药尤其是大剂量时，25%以上的患者可出现眼部不良反应，包括眶周水肿、眼痛、视物模糊、畏光、结膜炎、眼睑炎、眼部刺激症状和泪分泌反射减弱等，这些症状常在用药后2~7天出现，停药后7~10天消失。药动学显示用药后24小时和48小时泪液与血浆中甲氨蝶呤的浓度相似，认为眼部不良反应可能与泪液中甲氨蝶呤的浓度和持续时间有关。视神经病和视网膜病常常出现在鞘内给药时，同时给予脑照射可加重症状。

（2）氟尿嘧啶（5—氟尿嘧啶）：眼部不良反应有异常流泪、视物模糊、眼周红肿、眼痛、畏光、眼部刺激症状、眶周水肿、结膜炎、角膜炎、眼睑炎和视神经病变等。远期毒性有瘢痕外翻和泪管狭窄。研究表明氟尿嘧啶可能通过对泪管的局部刺激而引起异常流泪和（或）泪管纤维化。

（3）阿糖胞苷：在动物模型中可引起视网膜发育异常。在人类低剂量应用没有眼部不良反应的报道，大剂量应用时可引起角膜炎、眼痛、流泪、异物感、视物模糊、结膜出血，双眼睑严重出血坏死等，角膜炎的发生率为40%~100%，发生率与大剂量和长疗程有关。在应用阿糖胞苷之前，用糖皮质激素或脱氧胞嘧啶滴眼，可以明显改善大多数患者的结膜炎和畏光。阿糖胞苷眼部不良反应的机制不明，推测角膜损害可能与角膜上皮合成受抑制有关。

（4）氟达拉滨：可引起视力减退、复视和畏光。

（5）喷妥司汀：结膜炎、角膜炎。

3. 抗肿瘤抗生素

（1）多柔比星（阿霉素）25%：使用本品的患者出现泪液分泌过多、结膜炎。

（2）丝裂霉素：全身应用丝裂霉素可引起视物模糊。有报道在翼状胬肉手术后，用丝裂霉素滴眼会引起严重眼痛、巩膜溃疡、坏死性巩膜炎、角膜穿孔、虹膜睫状体炎、白内障、青光眼、巩膜钙化和失明等眼部不良反应。认为角膜和结膜上皮愈合延迟以及血管供应减少可能是引起上述症状的原因。

（3）平阳霉素：术中涂抹及术后滴眼或局部注射，可致角膜穿孔、双眼盲、白内障。

4. 抗肿瘤植物药

（1）植物碱类：包括长春新碱、长春碱（长春花碱）、长春地辛（长春花碱酰胺）等。由植物碱类引起的眼部不良反应有眼肌麻痹、视神经病和视神经萎缩、皮质盲、夜盲。不良反应的发生率与剂量有关，停药或减量后症状改善或消失。Sandler等在50例用长春新碱治疗的患者中观察到5例双侧眼睑下垂，6例主诉复视而其中3例有外展神经麻痹，3例主诉复视、畏光和聚焦困难，但没有发现颅神经异常。

（2）紫杉醇：引起的眼部不良反应有闪光幻觉、局部缺血性视神经病、飞蚊症及视力减退。还可以升高眼压，导致青光眼。症状的出现与剂量和给药方式有关，眼部不良反应可能与血管痉挛有关。有3例接受紫杉醇治疗的患者，出现视神经障碍，表现为小的发光点或视野内"飞蚊"以及视力损害。

5. 抗肿瘤激素类

（1）他莫昔芬（三苯氧胺）：引起视网膜病和角膜病，主要表现为球后疼痛、视力减退、显著的眼盘状水肿和毛细血管扩张、视网膜出血、视力损害、视网膜病、角膜病、黄斑水肿、黄斑中心凹、黄斑周围有黄白色斑点、角膜混浊等。即使在低剂量也可能发生。文献报道的不良反应均是可逆性的，停药后症状和体征可消失。他莫昔芬引起眼部不良反应的机制不清。有人认为可能与他莫昔芬诱发溶酶体内脂质体药物的积聚有关。

早期 Kaiser-Kupfer 等报道高剂量、长期应用，可引起角膜和视网膜病变，现为折射性视网膜混浊、视力下降、水肿性斑块、浅表性角膜混浊等。近年来也有低剂量致视网膜病变的报道。本品还可以诱发白内障。他莫昔芬造成眼部毒性的确切原因尚不清楚，可能由于药物分子与不应由机体代谢的极性脂质进行结合，造成上述复合物在细胞溶酶体中蓄积，产生病变有关。

（2）皮质类固醇：引起的眼部不良反应相对多见。最常见的眼部不良反应是后囊下白内障，发生率 10%～40%。另外还有视物模糊、急性近视、结膜和视网膜出血、眼球突出、巩膜变色和变薄、青光眼等。1960 年 Black 等首先发现皮质类固醇会引起后囊下白内障，随后大量文献证实皮质类固醇在许多患者中引起白内障，并且认为皮质类固醇的剂量和持续时间与白内障的发生有明显关系，推测白内障的形成可能与晶状体"泵渗"机制的破坏有关。晶状体前囊具有主动传输作用，后囊为被动扩散，皮质类固醇能增加晶状体对阳离子的渗透性，导致晶状体混浊。

6. 其他类

（1）顺铂：静脉给药时主要不良反应为视神经、视网膜病变，包括视物模糊、球后神经炎、视盘水肿、视神经炎、色盲、皮质盲和偏盲等。Wilding 等观察 13 例静脉给予大剂量顺铂的卵巢癌患者，8 例出现视物模糊，其中 3 例同时有色觉改变。眼底镜检查 6 例有轻微的不规则斑状色素沉着。虽然视物模糊常在治疗停止后消失，但色觉异常往往持续 16 个月以上。顺铂颈动脉灌注时会由于严重的视网膜和（或）视神经缺血而导致同侧视力丧失，还会出现渗出性视网膜剥脱和眶周炎等。

（2）卡铂：卡铂的副作用小于顺铂，文献报道卡铂可引起眼痛、视物模糊、脉络膜视网膜炎和视神经炎、皮质盲、黄斑病等。

（3）盐酸丙卡巴肼：偶尔可引起眼部不良反应，如视网膜出血、眼球震颤、畏光、复视和视盘水肿等。

（4）白消安（马利兰）：长期应用可损伤晶状体上皮细胞，引起晶状体混浊。

（三）激素及其有关药物

激素类药物包括糖皮质激素、肾上腺皮质激素、去甲肾上腺素，孕激素、雌激素、雄激素等。相关药物有胰岛素及其他影响血糖药物、甲状腺激素及抗甲状腺激素药物。

激素类药物眼部不良反应表现为激素性白内障，激素性青光眼、激素性视神经病变、激素性视网膜中央动脉阻塞、激素性黄斑部病变、激素性葡萄膜炎、激素性眼球突出、激素性过敏性眼炎、激素性房水混浊和眼内炎症等。

1. 激素性青光眼

全身或局部应用糖皮质激素都可使眼内压升高而产生继发性、开角型青光眼。有关研究资料表明，局部应用比全身应用的危险性更大，尤其是眼周注射长效糖皮质激素可能是最危险的用药途径。近年来，糖皮质激素性青光眼呈增加的趋势，其中不少患者由于原发病症状的掩盖，或无症状的慢性高眼压等多种原因，造成青光眼的误诊，导致视功能的严重损害甚至失明。

机制可能为：①稳定溶酶体膜，抑制溶酶体的释放，致使过多的黏多糖堆积于房角，导致小梁网水肿，房水流出障碍；②抑制了小梁网内皮细胞的吞噬功能，导致房水中的碎屑沉积于小梁，阻碍房水流出。

激素性青光眼的发生和轻重程度除了受到患者个体差异，如高度近视、胰岛素依赖型糖尿病、开角型青光眼、高眼压、青光眼家族史等因素的影响外，还与选用药物的种类、给药途径、用法、浓度、剂量、频率、持续用药时间密切相关。在临床常用的激素类药物中，地塞米松、倍他米松引起眼内压升高的作用最强，泼尼松、氟米龙次之。

2. 激素性白内障

全身或局部使用糖皮质激素可引起晶状体后囊下混浊，称为糖皮质激素性白内障，一般简称激素性白内障。Black 于 1960 年最先报道全身应用激素与白内障发生的关系。1963 年 Valerio 报道眼局部应用激素也可以引起晶状体后囊下混浊。1980 年 Kewley 报道激素吸入治疗可能引起糖皮质激素性白内障，此后的流行病学及临床观察资料证实全身、局部应用激素及激素吸入治疗均可引起白内障。

激素性白内障的特点：以后囊下混浊为特征。其临床特点是：①一般在使用激素 1 年左右发生晶状体后囊下混浊，有报道称成年人应用激素 4 个月后即发生晶状体后囊下混浊；②晶状体后囊下混浊的发生与发展和激素应用的剂量有关，也有人认为与剂量的关系不大；③儿童较成人对激素更敏感，其晶状体后囊下混浊的发生及发展较快，需要的激素剂量也低于成人；④激素性晶状体后囊下混浊与个体易感性与遗传背景有很大关系，同一个体的双眼发生激素性晶状体后囊下混浊也有差别，提示同一个体不同眼别对激素的敏感性也不同；⑤局部应用激素较全身应用更易发生晶状体后囊下混浊；⑥一般来说，晶状体后囊下混浊一旦形成并影响视力，停用激素并不能使晶状体后囊下混浊减轻或恢复正常；⑦一般都伴随有激素性高眼压或激素性青光眼。

激素性白内障作为后囊下白内障的一种类型，其组织形态学表现、临床特点等有其特殊性。有关激素性白内障的发病机制较复杂且不明，有多种假说，都不能很好地解释后囊下混浊的形成过程，因而在预防及治疗上无有效手段。一种新的观点认为，激素可能通过生长因子影响晶状体上皮细胞分化，导致激素性白内障形成。因此，研究生长因子对晶状体上皮细胞增殖和分化的影响，可能是研究激素性白内障发病机制的一个新方向。

3. 激素性视神经病变

长期使用激素可影响颅内血流动力学，当激素突然减量、停药或改换制剂 2~3 周，可能会引起撤停综合征，表现为假性脑病，出现颅内压增高、视盘水肿和视网膜炎，临床表现为头痛、呕吐、视物模糊、视力减退等一系列症状。应注意逐渐减量，不可骤停的用药原则。

4. 激素性视网膜中央动脉阻塞

很少见，但也是使用激素最严重的并发症，主要见于局部应用，如球后注射可的松、额部皮下注射泼尼松（强的松龙）时，可致缺血性梗死，造成视功能严重损害。因此，眼局部应用激素应慎重，严格掌握指征、用药剂量和操作方法。

5. 激素性黄斑部病变

很少见，主要见于大剂量全身应用激素过程中，表现为黄斑部水肿，视物模糊、视力减退、视野缺损。若能及时发现和撤停激素，停药后水肿消退，但黄斑区可能残留下均匀的色素沉着。

6. 激素性眼球突出

原因不明，极为罕见，系长期大剂量应用激素所致，表现为双眼突出。当激素减量时，眼球突出度不降。

7. 激素性葡萄膜炎

皮下注射泼尼松或用地塞米松滴眼，可能有个别患者出现葡萄膜炎症状，如眼前似有黑影飘、闪光、视物变形及视力下降等。眼底镜可见眼底有多种形态的葡萄膜炎病灶。一旦明确诊断应停用激素，避光和给予多种维生素、扩血管剂等治疗。

8. 激素性过敏性眼炎

长期使用激素可致接触性过敏性眼睑炎，眼睑血管性水肿和结膜炎，也可因局部注射或点眼用药时出现眼部过敏，表现为眼睑皮肤瘙痒、弥漫性水肿、黄斑水肿等。这类患者应立即停用激素，给予抗过敏药物如氯苯那敏（扑尔敏）、苯海拉明等。

9. 激素性房水混浊和眼内炎症

球结膜下注射泼尼松或地塞米松，偶尔可见个别患者发生房水混浊或眼内炎症，镜下看到房水内有大量结晶颗粒、色素膜血管扩张和蛋白渗出，患者视力迅速下降。此时加强眼部护理，热敷和给予阿司匹林口服治疗有效。

10. 其他

激素的少见眼并发症还有激素性屈光不正、一过性近视、角膜溃疡穿孔及瞳孔扩大等，因此，在激素使用过程中必须注意观察，及时发现异常现象，早期处理，以避免严重并发症发生。

（1）地塞米松：高眼压、青光眼。

（2）泼尼松：暂时性失明。

（3）泼尼松及甲泼尼龙：结膜坏死、视网膜中央动脉阻塞、暂时性失明。

（4）氟米龙（艾氟龙）：青光眼、失明。

（5）妥布霉素—地塞米松（点必舒）眼液：可引起青光眼。

（6）曲安奈德：有致盲报道。

（7）性激素：口服雌激素和孕激素用以抑制排卵时，可发生视力调节异常、青光眼、角膜水肿等。

（8）己烯雌酚：视物模糊。

（9）米非司酮：眼肌麻痹。

（10）丙酸睾酮：患者用该药 15 天后，可能会出现眼痛、流泪、视物不清、异物感，停药 10 天后好转。

（11）口服避孕药：视网膜血管改变、视野缺损、色觉障碍，偶有幻视，伴有偏盲、暗点、角膜基质水肿。

（12）氯米芬：可使服用妇女发生白内障、中心视力丧失等，本药对视网膜有毒性，在妊娠期服用还可使婴儿出现先天性视网膜发育不全。

（13）格列本脲（优降糖）：为第 2 代磺脲类降血糖药物，眼部不良反应表现为视力下降。

（14）卡比马唑（甲亢平）和碘化物：可引起恶性眼球突出和眼肌麻痹，同时可致结膜炎、虹膜炎和眼内出血。

（15）阿仑膦酸盐：双眼急性前眼葡萄膜炎、巩膜表层炎。

（四）作用于中枢神经系统药

1. 解热镇痛抗炎药

解热镇痛抗炎药主要眼部不良反应为烧灼感、刺痛感、结膜充血，角膜知觉减退、持续角膜上皮损伤、角膜上下皮浸润等。该类药物导致角膜融解甚至穿孔，应引起我们的重视，对患有糖尿病、自身免疫系统疾病、眼部等疾病的患者，使用要谨慎。解热镇痛抗炎药还可致视网膜出血和视力减退；少数人还会有眼部不适和视网膜病变及玻璃体积血等现象。

近年来滴用非甾体抗炎药（NSAIDs）出现角膜融解的病例时有报道。自 1999 年以来陆续出现滴用 NSAIDs 滴眼液导致角膜融解甚至穿孔的报道。2001 年 Guidera 等报告 16 例患者滴用 NSAIDs 滴眼液后出现角膜并发症。其中 2 例出现严重的角膜病变，3 例出现角膜溃疡，6 例出现角膜融解，5 例出现角膜穿孔。11 例为白内障术后患者，其中 9 例患者合用了糖皮质激素和抗生素；5 例角膜穿孔患者，均为非手术患者，最终均采用穿透性角膜移植治疗。2003 年 J. K. Hsu 等报告 3 例屈光手术后滴用双氯芬酸滴眼液出现角膜融解，其中 2 例为 LASIK 术后，1 例为 LASIK 术后欠矫施行微小放射状角膜切开术后的患者。

滴用 NSAIDs 滴眼液后出现角膜融解的患者中，多伴有其他疾病，包括糖尿病、自身免疫性疾病及眼表疾病。糖尿病患者的角膜易出现上皮缺损、复发性糜烂及损伤愈合延迟。干眼、浅层点状角膜炎、角膜上皮缺损等眼表疾病以及眼部手术后早期角膜病变也会增加角膜融解的风险。糖尿病、自身免疫性疾病、眼表疾病及眼部手术后早期角膜病变者应慎用此类药物。

（1）吲哚美辛（消炎痛）：可引起病理性视网膜病变、间质沉着物、浅层点状角膜炎，包括暗适应减弱，视网膜斑点状色素沉着和视力丧失。与溶菌酶活性受抑制有关。服用可造成眼部不适，主要有中毒性弱视、角膜炎、角膜基质混浊、睑球粘连及玻璃体积血等。

（2）双氯芬酸：用于白内障术后炎症，可降低前房反应，但有升高眼压的报道：一例患者因白内障术后使用双氯芬酸钠滴眼液，出现眼压升高，表现为视物模糊、眼红，停药后 2～3 小时缓解。

（3）阿司匹林：一般为变态反应，如皮疹，眼睑结膜水肿、溃烂，角膜大疱，角膜上皮剥脱，甚至溃疡穿孔。有时在全身虚脱的同时，出现视力消失、瞳孔散大、视神经炎，以致视神经萎缩、视野缩小等。

（4）布洛芬：眼部不良反应主要有视力下降、色弱、中毒性弱视等。

（5）保泰松：主要可导致中毒性弱视、视网膜出血等。

（6）氨基比林：可致一过性复视、眼球突出。

（7）罗通定：双眼暂时性失明。

2. 抗癫痫药

（1）巴比妥类：引起视神经萎缩、视神经炎、视盘水肿、视网膜血管收缩、视野缺损、色觉障碍。较长时间应用可出现瞳孔缩小，视盘颞侧苍白萎缩，视网膜血管痉挛，偏盲或视野缩小。

（2）苯妥英钠：可出现视力障碍、眼球震颤，也可引起白内障。刘随报道 1 例患者口服苯妥英钠致右眼失明。

（3）卡马西平：眼震。

（4）碳酸锂：长期服用该药后，可能出现视盘水肿，眼球突出，停药对症治疗后好转。

（5）托吡酯：致急性闭角型青光眼。

（6）氨己烯酸：视野缺损。

3. 抗精神病药及镇静、催眠、抗焦虑药

抗精神病类药物具有弱的抗胆碱作用，可升高眼压。常用药物，抗精神病药，氯丙嗪、氯氮平、氟哌啶醇；三环、四环类抗抑郁药，阿米替林、多塞平、马普替林（麦普替林）；新型抗抑郁药，氟西汀、帕罗西汀、氟伏沙明、文拉法辛等。

（1）氯丙嗪：为精神科主要用药，长期服用对眼部有毒副作用，可引起眼部各种并发症，主要是白内障、中毒性视网膜病变。氯丙嗪造成眼部损害首先发生在晶状体，其次是角膜，主要表现为出现类似色素性视网膜炎、视力减退、视野缺损、晶状体混浊等。氯丙嗪引起眼部损害的发生机制目前还不清楚，多数学者认为晶状体混浊是由于色素沉着引起的，有人提出晶状体角膜改变为直接接触房水的部位，因而推论是由于房水化学性质改变所致，究其原因发病机制仍不肯定。但眼损害程度与用药时间长短、摄入量大小有关，建议患者在持续用药过程中应该常做眼部检查，防患于未然。

（2）地西泮（安定）：对眼压的影响各家报道不一，有人认为可升高眼压，有人提出可以作为提供青光眼患者休息的补充治疗，但它对正常眼的眼压无影响是肯定的，对闭角型青光眼有可能使眼压升高，所以对这型青光眼患者使用地西泮要慎重。

（3）三环类抗抑郁药：可致瞳孔散大，引起青光眼。抗焦虑药可致角膜反射减弱。

（4）阿米替林：斜视性眼肌阵挛。

（5）利培酮：睁眼困难。

（6）帕罗西汀：急性闭角型青光眼。

（7）艾司唑仑：急性充血性青光眼。

（8）碳酸锂：视盘水肿。

（五）麻醉及其辅助用药

表面麻醉药对眼表的毒性作用主要表现为延迟角膜上皮和基质伤口的愈合。其毒性作用与所用麻醉药类别、药物的浓度及作用时间有关。单剂量使用表面麻醉药通常对眼表无毒性，当滥用麻醉药时可出现角膜基质炎、角膜浸润、水肿和狄氏膜皱折。有研究结果显示，表面麻醉药与兔角膜上皮细胞孵化 30~60 分钟即表现毒性，人角膜细胞与表面麻醉药孵化 15 分钟后即出现细胞骨架受损。

近年来，局麻药引起眼损害的报告亦较多，最常见的是利多卡因、布比卡因混合行球后注射可引起暂时性失明，这种暂时性失明 Doden 认为是神经纤维的传导暂时中断，这种传导中断是该眼神经纤维的可逆的变态反应，另外球后麻醉还可引起视网膜中央动脉阻塞。频点丁卡因治疗电光性眼炎可致角膜上皮糜烂。其原因是频繁而且大量使用丁卡因点眼对角膜上皮再生有抑制作用，能加重角膜水肿和上皮脱落致角膜糜烂。

局麻药眼部不良反应主要是损伤角膜和结膜以及药物性失明。角膜和结膜损伤机制可能是药物破坏细胞器，细胞间的桥粒和细胞骨架；影响细胞新陈代谢和功能；抑制上皮细胞移行和分化、微绒毛丧失、线粒体和溶酶体肿胀；以及影响泪膜稳定性，引起抗原抗体复合物反应等。药物性失明发生机制可能是患者对麻醉药物的耐受力差，药液压迫、刺激视神经，使局部血管收缩；另一方面麻醉药能阻断视觉传导，引起暂时性失明。

（1）利多卡因：暂时性失明。结膜下注射、球后注射或眶上神经封闭可引起一过性黑矇。有 1 例报告右眼球后注射利多卡因和布比卡因，致双眼突发黑矇。

（2）丁卡因：过敏性角膜炎，角膜上皮剥脱。

（3）奥布卡因（倍诺喜）：双眼严重角膜损害，严重过敏性结膜炎。

（4）酮咯酸氨丁三醇（安贺拉）：眼部变态反应。

（5）奥布卡因：一过性瞳孔散大，急性过敏性结膜炎。

（6）氯胺酮：麻醉时出现一过性黑矇，儿童麻醉时常引起幻视。手术中肌内注射该药后的患者可能于术后 20~57 分钟恢复神志，但双目失明，直至术后 90~140 分钟方开始恢复。

（六）主要作用于循环系统的药物

强心苷类易引起视觉障碍，表现为黄视、绿视、视物模糊等，中毒时可出现幻视。强心苷在眼部不良反应可能与其在视网膜分布较多有关。

硝酸甘油可引起眼压升高。硝苯地平可导致青光眼。血管紧张素受体拮抗药坎地沙坦西酯可导致青光眼病情急剧恶化。

奎尼丁属抗心律失常药，有较强的抗胆碱作用，可升高眼压，表现为视物模糊，视物障碍。

钙通道阻滞药在心血管疾病治疗中广泛应用，所致眼部副作用的报告也随之增多，如硝苯地平，可致眼内出血或出血增多，尼莫地平可引起视力下降，硝苯地平（硝苯吡啶）还可诱发急性充血性青光眼等。所以，对施行内眼手术及患有眼底出血的高血压、冠心病或者哮喘患者，应慎用钙通道阻滞药，以防发生严重的眼科并发症。

（1）地高辛：不可逆性视网膜色素紊乱、眼外肌轻瘫。

（2）胺碘酮：脂褐质沉着，前囊下混浊，黄斑色素改变，长期大量应用可致角膜上皮药物沉积。

（3）哌唑嗪：可出现视物模糊、巩膜发红、色素斑、严重视网膜病变和白内障。

（4）硝苯地平：晶状体混浊、眼底出血、急性闭角型青光眼。

（5）氟桂利嗪：眼睑水肿、过敏性角膜炎、复视。

（6）尼莫地平：结膜出血。

（7）普拉洛尔：视觉障碍。

（8）普伐他汀：眼外直肌麻痹。

（9）海藻酸钠（藻酸双酯钠）：眼睑严重水肿。

（10）血脂康胶囊：结膜充血。

（11）丹参注射液：球结膜出血。

（七）主要作用于自主神经系统的药物

去极化型肌松药琥珀胆碱能使眼外骨骼肌收缩，眼压升高。去氧肾上腺素激动瞳孔扩大肌的受体。使瞳孔扩大，作用比阿托品弱，维持时间短，为短效扩瞳药，用于眼底检查；老年人前房角狭窄者和敏感者需慎用，以免引起眼压升高。

M 受体阻滞药：由于此类药物的扩瞳作用，虹膜退向周围边缘，压迫前房角，使前房角间隙变窄，阻碍房水流入血液循环，以致房水积聚，造成眼内压升高，严重的可致青光眼。

（1）麻黄碱：引起青光眼早有报道。

（2）阿托品：眼局部应用出现反复丝状角膜炎；幻视，尤其儿童易发生。

（3）山莨菪碱：幻视。

（4）毛果芸香碱：虹膜囊肿。

（5）托吡卡胺：急性闭角型青光眼。

（6）甲氧氯普胺（胃复安）：黑矇。

（7）苯海拉明：可逆性视性眼阵挛。

（八）呼吸、消化系统用药

呼吸系统、消化系统用药较少引起眼部不良反应，临床有个例报道引起视神经损伤及眼内压升高。

（1）喷托维林（咳必清）：因有弱的抗胆碱作用，可引起视物模糊、视物障碍。

（2）沙丁胺醇：为肾上腺素受体激动剂，常用其气雾剂控制哮喘急性发作，但可通过角膜和结膜吸收，使瞳孔部分散大，引起眼内压升高。

（3）奥美拉唑：双眼视力下降、失明。

（4）复方雷尼替丁：视神经萎缩。

（5）奥美拉唑（洛赛克）：双眼视力下降。

（6）西咪替丁：视物模糊。

（九）维生素及糖类

（1）维生素 A：长期过量使用使脉络膜丛活跃、脑脊液分泌过多。维生素 A 醇直接影响溶剂体微粒的稳定性，使血—脑屏障的通透性增高，导致颅内压增高，引起视盘水肿、视力障碍、视网膜出血以及眼球突出等。

（2）维生素 C：部分患者用药后自觉眼内有水样物在跳动，停药 5 天后症状消失。

（3）维生素 D：用量过多时偶可出现视神经孔狭窄，引起视神经发育障碍、视神经炎、视神经萎缩、内斜视等。也可引起角膜带状混浊及角膜、结膜钙质沉着。

（4）50% 葡萄糖：下鼻甲黏膜注射引起一过性视力下降。

（十）其他引起眼部不良反应的药物

（1）抗组胺类药物。单胺氧化酶抑制剂可致瞳孔散大，诱发青光眼。西替利嗪可引起动眼神经危象。

（2）3% 硼酸洗眼液：结膜水肿，眼痛流泪。

（3）水合氯醛：瞳孔缩小、一过性黑矇。

（4）氨基酸：短暂失明。

（5）呋塞米：幻视。

（6）乙酰唑胺：眼结膜水肿。

（7）甘露醇：可降低眼压，但本身又可以导致视物模糊。

（8）精制破伤风抗毒素：偶发现有出现眼外斜、视物不清、复视。

（9）透明质酸酶：有患者出现眼外斜、视物不清，停药后逐渐好转。

（10）溴化物：用药时间过长或过量，可出现幻视、瞳孔大小不等、形状不规则、角膜反射迟钝，有时可引起疱疹性结膜炎和眼睑皮肤湿疹。

（11）减肥药：闭角型青光眼、眼内压升高。

（12）右旋糖酐—40（低分子右旋糖酐）：部分患者用药后引起视神经水肿。

（13）大青叶：双眼结膜充血。

（14）南瓜子：双眼结膜充血。

（15）小檗碱（黄连素）：眼结膜水肿。

（16）高浓度氧：当动脉血氧分压高于正常，造成视网膜动脉血氧分压增高时，对体重小于 2 000 g 的早产儿可出现晶状体后纤维增生，有时会出现视网膜剥离。即使是低浓度氧，只要血氧分压长时间增高即可造成眼损害。肺功能良好的早产儿，长期在暖箱内吸氧，也容易造成这种损害。

（十一）可致先天眼畸形的药物

眼是胚胎发育器官中极娇嫩的一个，在妊娠的头 8 周中就即已经分化完全。此时期对药物的影响最敏感。因此，在有关药物引起畸胎的报告中，先天性眼异常就成为常见的畸变之一。药物导致畸胎的报告中以动物实验居多，有确实证据证明可引起人体畸胎的仅有少数几种。由于人和动物在胎盘的结构和功能、代谢途径和速率、酶系统以及用药剂量等方面存在着显著差异，故难以将动物实验结果直接推论于人体。亦不能熟视无睹，应予以警惕。

1. 在动物体内致眼畸变的药物

许多药物仅在动物体内有肯定或可疑的致眼畸变作用，如大剂量维生素 A、氟哌啶醇、利血平、甲状腺素、胰岛素、雌性激素、皮质激素、甲苯磺丁脲、碘苷、氯磺丙脲等药物。至今未见有引起人胎眼畸变的报告。本类药物应禁用于孕妇。

2. 在人体内可疑致眼畸变的药物

有些药物在动物实验中有明确的证据证明可致眼畸变，在人体有不同的程度的根据说明可使胎儿发生眼畸变。这些药物有吩噻嗪类、氯喹、奎宁、乙胺嘧啶、抗惊厥药、放线菌素 D、秋水仙碱、氮芥、白消安、环磷酰胺、巯嘌呤（6－巯基嘌呤）等。

3. 在人体内肯定有眼畸变的药物

（1）沙利度胺：本品是已经得到充分证实对胎儿造成畸变的药物。其典型的眼畸变表现为：虹膜脉络膜和视盘的裂隙，无眼和小眼症；色素性视网膜病变，第Ⅲ、Ⅳ、Ⅵ脑神经瘫痪，Moebious 综合征，流泪，瞳孔异常，内斜视，瞳孔膜闭，黄斑先天萎缩及高度屈光不正。

（2）甲氨蝶呤：胎儿眼部异常包括视盘发育迟缓，晶状体空泡变，突眼症以及睫毛和眉毛脱落。

（3）有机汞化合物：有此类药物引起胎儿畸变的特征为：视觉丧失、震颤、精神异常甚至死亡。

（4）放射性物质：已报告^{131}I 引起胎儿白内障及全身畸形。

第二章　眼科常用药

第一节　扩瞳药

阿托品（硫酸阿托品）

【作用与临床应用】

散瞳、麻痹睫状肌，作用强而持久。用于虹膜睫状体炎、角膜溃疡，儿童散瞳检影。

【用法与用量】

滴眼：1~3 次/天；眼膏：1~2 次/天。

【注意事项】

用后压迫泪囊区以防中毒。原发性青光眼禁用。

【制剂】

滴眼剂：0.5%~1%；眼膏：0.5%~1%。

后马托品

【作用与临床应用】

同阿托品，但作用较弱，维持时间短，毒性小。用于散瞳检查眼底及散瞳检影。

【用法与用量】

同阿托品。

【注意事项】

同阿托品。

【制剂】

滴眼剂：1%~4%。

肾上腺素

【作用与临床应用】

兴奋 α 型、β 型肾上腺素受体，收缩血管、散大瞳孔。适用于开角型青光眼或配制混合扩瞳剂用。

【用法与用量】

滴眼：1~2 次/天；结膜下注射：1:1 000 溶液加入麻醉剂或抗生素可延长药效。

【制剂】

滴眼剂：0.5%~1%。

去甲肾上腺素（新福林）

【作用与临床应用】

系 α 型受体兴奋剂。用于老年人扩瞳、检查眼底。

【用法与用量】

滴眼：5 分钟 1 次，共 3 次。

【注意事项】

闭角型青光眼禁用。

【制剂】

滴眼剂：1%~5%。

托吡卡胺（双星明）

【作用与临床应用】

具阿托品样抗乙酰胆碱作用。散瞳作用快、时间短。用于散瞳检查眼底，检影及调节疲劳。

【用法与用量】

滴眼：散瞳，在滴后 20 分钟达最大作用，5 小时左右恢复正常瞳孔。与去甲肾上腺素配伍为复方托吡卡胺。

【注意事项】

青光眼禁用。

【制剂】

滴眼剂：0.25%。

第二节　缩瞳药

毛果芸香碱（匹罗卡品）

【作用与临床应用】

拟胆碱药，用于开角性青光眼、闭角性青光眼、人工晶体植入术后缩瞳。

【用法与用量】

滴眼：3~4 次/天，急性发作早期可频点。眼膏：3 次/天或 1 次/晚。

【注意事项】

点眼时压迫泪囊防止吸收过量。长期使用可致虹膜后粘连，调节痉挛。

【制剂】

滴眼剂：1%~4%。眼膏：1%~2%。眼用药膜：2.5 mg/格。

毒扁豆碱（依色林）

【作用与临床应用】

胆碱酯酶抑制剂。作用较毛果芸香碱强而持久，毒性较大，与毛果芸香碱交替使用可增加缩瞳效应。

【用法与用量】

滴眼。

【注意事项】

一般用于紧急处理急性闭角型青光眼。注意用后压迫泪囊区，以防中毒。

【制剂】

滴眼剂：0.25%~0.5%。眼膏：0.25%~0.5%。

卡米可林（卡巴胆碱）

【作用与临床应用】

完全拟乙酰胆碱药。具双重缩瞳作用，直接作用于瞳孔括约肌即该缩瞳，同时又具抗胆碱酯酶的作用。适用于人工晶体植入、白内障摘除、角膜移植等需要缩瞳的眼科手术。

【用法与用量】

前房内注射，每次0.2~0.5 mL，对角膜及虹膜无明显刺激。

【制剂】

注射剂：1 mL／支，内含 0.1 mg。

第三节　局部用抗青光眼药

噻吗洛尔（噻吗心安）

【作用与临床应用】

β 受体阻滞剂抑制房水生成，用于治疗开角性青光眼及各种青光眼的降压。

【用法与用量】

滴眼：每日 2～3 次，每次 1 滴。

【注意事项】

充血性心力衰竭、心动过缓、支气管哮喘者禁用。

【制剂】

滴眼剂：0.25%～0.5%。

盐酸左旋丁苯酮心安

【作用与临床应用】

系一类非心脏选择性 β 受体阻滞剂，作用同噻吗洛尔。

【用法与用量】

滴眼：1～2 次／天，每次 1 滴。

【制剂】

滴眼剂：0.5%。

肾上腺素双特戊酸酯

【作用与临床应用】

为新型肾上腺前体药，通过水解后才能转化成有治疗活性的肾上腺素。单独或联合 β 受体阻滞剂可用于开角型青光眼。

【用法与用量】

滴眼：每 12 小时 1 次，每次 1 滴。

【注意事项】

对其他抗青光眼药效果不佳者可选用或加用此药。

【制剂】

滴眼剂：0.1%。

第四节　抗菌药

氯霉素

【作用与临床应用】

广谱抗生素，用于急、慢性结膜炎，沙眼，角膜炎等。

【用法与用量】

滴眼：4~6次/天。

【制剂】

0.25%。

庆大霉素

【作用与临床应用】

用于各种敏感菌感染及绿脓杆菌感染。现常用于眼科术后预防感染。

【用法与用量】

滴眼：4~6次/天；结膜下注射：1万~2万U/次；玻璃体内注射：400~500 U/次。

【制剂】

滴眼剂：0.5%~1%；眼膏：0.5%~1%。

四环素

【作用与临床应用】

广谱抗生素，对立克次体、衣原体均有抑制作用。

【用法与用量】

眼膏：1~2次/天。与可的松配伍制成四环素可的松眼膏，用于眼部慢性炎症、过敏性眼炎药。

【制剂】

眼膏：0.5%。

红霉素

【作用与临床应用】

用于耐药金葡菌、溶血性链球菌引起的严重感染，对沙眼也有效。

【用法与用量】

眼膏：1~2 次/天。

【制剂】

眼膏：0.5%。

阿奇霉素（阿齐红霉素、维红）

【作用与临床应用】

本品常用于敏感菌引起的呼吸道、皮肤软组织感染及女性泌尿生殖道感染（淋球菌、衣原体所致的尿道炎、宫颈炎）和梅毒等。

对红霉素敏感的金黄色葡萄球菌抑菌效果好；对粪链球菌稍弱于红霉素，对流感嗜血杆菌的体外活性强于红霉素和罗红霉素，但对革兰阳性球菌和单核细胞增多性李斯特菌的活性仅为红霉素的 1/4~1/8；对肠球菌的许多属有显著活性；对衣原体和弯曲杆菌本品的活性与红霉素和罗红霉素的敏感性相似或稍强。眼科临床上对治疗眼部弓形体病有非常好的前景，对于敏感细菌所引起的皮肤及软组织感染，包括睑腺炎（麦粒肿）等眼睑腺体感染；沙眼衣原体所致沙眼（需排除梅毒螺旋体的合并感染）均具有治疗作用。

【用法与用量】

可直接口服，也可放入少量水中溶解后服用。成人：沙眼衣原体或敏感淋球菌所致的性传播疾病，仅需单次口服本品 1.0 g。

【制剂】

胶囊剂：0.25 g，0.5 g。粉针剂：0.5 g。

罗红霉素

【作用与临床应用】

本品能抑制大部分革兰阳性菌，如金黄色葡萄球菌、表皮葡萄球菌、肺炎球菌、化脓性链球菌、流感杆菌、肺炎支原体及军团菌等，抗菌活性与红霉素相似，对梅毒螺旋体有效。临床适用于敏感菌株引起的感染（淋球菌感染除外），如皮肤软组织感染，也可用于支原体肺炎、沙眼衣原体感染及军团病等。

【剂量与用法】

口服，成人每次 150 mg，每日 2 次，儿童每日 2.5~5 mg/kg，分两次服用。

利福平

【作用与临床应用】
为高效广谱抗生素，广泛用于外眼感染性疾病，包括沙眼。
【用法与用量】
滴眼：4~6 次/天；眼膏：1~2 次/天。
【制剂】
滴眼剂：0.05%~1%；眼膏：0.1%。

多黏菌素 B

【作用与临床应用】
用于治疗绿脓杆菌、大肠杆菌引起的眼部感染。
【用法与用量】
滴眼：1~2 次/小时。
【制剂】
滴眼剂：0.5%（5 万 U/mL）。

头孢娄新

【作用与临床应用】
用于耐青霉素金葡菌及革兰阴性杆菌感染。
【用法与用量】
滴眼：3~4 次/天；结膜下注射：50~100 mg，1 次/天。
【制剂】
滴眼剂：5%~10%。

羧苄西林（羧苄青霉素）

【作用与临床应用】
对绿脓杆菌、变形杆菌、大肠杆菌有特效。
【用法与用量】
滴眼；结膜下注射：100 mg；玻璃体内注射：250~500 mg。
【注意事项】
因可促使庆大霉素破坏，不宜合用。
【制剂】
滴眼剂：1%~4%。

诺氟沙星（氟哌酸）

【作用与临床应用】

广谱抗生素，对金黄色葡萄球菌和绿脓杆菌尤佳。用于多种病原菌引起的外阴部感染。

【用法与用量】

滴眼：3~6 次/天。

【制剂】

滴眼剂：0.3%，8 mL/支。

氧氟沙星（氟嗪酸）

【作用与临床应用】

为广谱喹诺酮类抗生素。用于眼睑炎、结膜炎、角膜炎、角膜溃疡及眼内术后感染。

【用法与用量】

滴眼：3 次/天。眼膏：3 次/天。

【制剂】

滴眼剂：0.3%，5 mL/支。眼膏：0.3%，3.5 g/支。

磺胺醋酰钠（斑马眼药水）

【作用与临床应用】

广谱性外用抑菌剂，用于沙眼、葡萄球菌感染结膜炎，对真菌性角膜炎亦有效。

【用法与用量】

滴眼：3~4 次/天；眼膏：3 次/天。

【制剂】

滴眼剂：10%~30%。眼膏：5%。

杆菌肽

【作用与临床应用】

治疗革兰阳性菌眼部感染，对耐青霉素的金葡菌、螺旋体亦有效。

【用法与用量】

滴眼、结膜下注射。

【制剂】

滴眼剂：500~1 000 U/mL；眼膏：1 000~2 000 U/g；结膜下注射：1 000U。

卡那霉素

【作用与临床应用】

本品对多数肠杆菌科细菌，如大肠杆菌、克雷伯菌属、变形杆菌属、肠杆菌属等均有良好作用；流感杆菌、布鲁菌属、脑膜炎球菌、淋球菌等对本品也大多敏感，对铜绿假单胞菌无效。对葡萄球菌属中甲氧西林敏感株和结核分枝杆菌也有一定作用，其他革兰阳性细菌如溶血性链球菌、肺炎链球菌、肠球菌和厌氧菌等对本品多数耐药。眼科适用于治疗敏感大肠杆菌、克雷伯菌属、变形杆菌属、淋病奈瑟菌及葡萄球菌属等细菌所致结膜炎、角膜炎、泪囊炎、眼睑炎、睑板腺炎等感染。

【用法与用量】

肌内注射：每日 1 ~ 2 g，2 ~ 4 次/日。点眼：0.5% 溶液，3 ~ 5 次/日。结膜下注射：每次 20 mg。

阿米卡星（丁胺卡那霉素）

【作用与临床应用】

本品又名阿米卡星，抗菌谱近似庆大霉素，主要用于革兰阴性菌，特别是耐药性绿脓杆菌引起的感染，以及绿脓杆菌、变形杆菌所致的败血症、眼内炎。滴眼液适用于凝固酶阴性和阳性葡萄球菌、大肠杆菌、变形杆菌等革兰阴性杆菌（尤其是对其他氨基糖苷类抗生素耐药菌株）及淋球菌所致结膜炎、角膜炎、泪囊炎、眼睑炎、睑板腺炎等。本品眼内通透性差，滴眼及全身应用均不能达到有效眼内浓度，结膜下给药能维持有效房水浓度约 4 小时，玻璃体腔注射视网膜毒性低于庆大霉素。

【用法与用量】

静滴、肌注：成人每次 0.2 ~ 0.4 g，3 次/天（每次给药间隔 8 小时），剂量不超过 1.5 g/d；重症每 8 小时 0.5 g，剂量不超过每日 1.5 g；儿童 4 ~ 8 mg/（kg·d），分 2 ~ 3 次给药。静滴时稀释于 100 ~ 200 mL 输液内，于 30 ~ 60 分钟内输入。不可未经稀释直接静脉推注。点眼：滴于眼睑内，一次 1 ~ 2 滴，一日 3 ~ 5 次。结膜下注射：每次 25 mg；玻璃体腔注射：最大剂量 0.4 mg。

链霉素

【作用与临床应用】

本品低浓度抑菌，高浓度杀菌。对生长旺盛期、静止期细菌都有作用。对结核杆菌作用突出。对多种革兰阳性杆菌如肺炎杆菌、流感杆菌、百日咳杆菌、大肠杆菌、变形杆菌、产气杆菌、鼠疫杆菌、痢疾杆菌及布氏杆菌都有抗菌作用，对革兰阳性球菌的作用不及青霉素 G。局部点眼可用于治疗上述敏感菌引起的外眼感染，玻璃体腔注射用于治疗细菌性眼内炎。视网膜脉络膜炎、视网膜静脉周围炎等怀疑与结核菌感染有关的眼病可与其他抗结核药物联合全身应用。

【用法与用量】

肌注：一般剂量，每日 1 g，1～2 次给药，或每日 0.75 g，1～2 周一个疗程。儿童每日 15～30 mg/kg，隔日给药 1 次。用于结核病，每日 0.75～1 g，分 2 次给药。儿童每日 20 mg/kg，隔日给药 1 次。新生儿：每日 10～20 mg/kg。结膜下注射：每次 10～50 mg；玻璃体腔注射：每次 0.1 mg。

西索米星（西梭霉素）

【作用与临床应用】

本品又名西索米星，抗菌谱与庆大霉素近似，包括大肠杆菌、克雷白杆菌、变形杆菌、肠杆菌属、铜绿假单胞菌、痢疾杆菌等。对铜绿假单胞菌的作用高于庆大霉素。与妥布霉素接近。与庆大霉素间存在密切的交叉耐药性。眼科应用于敏感菌所致眼部及软组织感染等。

【用法与用量】

肌注：成人每日 3 mg/kg，分为 3 次给予。尿路感染可用 1 mg/kg，每日 2 次。肾功能不全者应减量。结膜下注射：每次 5～10 mg。

小诺米星（小诺霉素）

【作用与临床应用】

本品又名沙加霉素、相模霉素、Sagamicin。眼科临床用于大肠杆菌、克雷伯菌、变形杆菌属、肠杆菌属、沙雷菌属、绿脓杆菌等革兰阴性菌引起的眼睑炎、急性眼腺炎、泪囊炎、结膜炎、角膜炎等。

【用法与用量】

肌注：眼部感染；每次 60 mg，每日 2～3 次。儿童按每日 3～4 mg/kg，分 2～3 次给药。点眼：2～3 滴/次，每日 3～4 次。

新霉素

【作用与临床应用】

抗菌作用与卡那霉素基本相同，由于毒性大，一般不静脉使用。口服很少吸收，97% 由粪排出。眼科常用 0.5%～1% 溶液或眼膏局部应用，也可行结膜下注射，与多黏菌素等药物配成溶液可用于角膜植片的消毒。

【用法与用量】

口服：成人每次 0.5 g，每日 3～4 次。儿童每次 5～10 mg/kg，每日 4 次。结膜下注射：每次 100～500 mg。

第五节　抗真菌药

两性霉素 B

【作用与临床应用】

广谱抗真菌药，对各种真菌均有抑制或杀灭作用。用于真菌性角膜溃疡、眼内炎和眶蜂窝织炎等。毒性大，孕妇禁用。

【用法与用量】

滴眼：6 次/天（低温保存）；结膜下注射：0.2 mg/次（0.5 mL）；玻璃体内注射：5 μg/次。

【制剂】

滴眼剂：0.1% ~0.5%。

克霉唑

【作用与临床应用】

广谱抗真菌药，尤其对白色念珠菌有效。

【用法与用量】

滴眼：口服：1 ~3 g/日，分3 次服用。儿童每日 20 ~60 mg/kg，分 3 次服。

【制剂】

滴眼剂：1%；眼膏：1%。

制霉菌素

【作用与临床应用】

同两性霉素 B。

【用法与用量】

滴眼：1 ~2 次/小时；眼膏：3 ~4 次/天。

【注意事项】

肝肾功能不全者慎用。

【制剂】

滴眼剂：5 万 ~10 万 U/mL；眼膏：10 万 U/g。

氟康唑（大扶康）

【作用与临床应用】

同克霉唑。

【用法与用量】

滴眼：1~2 小时一次；结膜下注射：0.2 mg/次（0.5 mL）。

【注意事项】

孕妇、儿童慎用。

【制剂】

滴眼剂：0.5%~1%。

金褐霉素

【作用与临床应用】

广谱抗真菌药。

【用法与用量】

滴眼：30 分钟一次。

【制剂】

滴眼剂：0.1%~0.25%；眼膏：0.5%~1%。

第六节 抗病毒药

利巴韦林（病毒唑，三氮唑核苷）

【作用与临床应用】

抑制病毒核酸的合成，用于流行性角结膜炎、流行性出血性结膜炎、单疱角膜炎、牛痘性角膜炎。

【用法与用量】

滴眼：一般 4~6 次/天，严重时 1 次/1~2 小时。

【制剂】

滴眼剂：0.1%~0.5%。

碘苷（疱疹净，IDU）

【作用与临床应用】

阻止病毒核酸的合成，抑制病毒复制，用于浅层单疱病毒性角膜炎、眼部带状疱疹及痘苗病毒感染。

【用法与用量】

滴眼：1 次/1~2 小时；眼膏：每 4 小时 1 次。

【注意事项】

易耐药，可致角膜上皮水肿。碘过敏者禁用。

氟苷（FT）

【作用与临床应用】

同碘苷，较其作用强。

【用法与用量】

滴眼：2~3 小时 1 次。

【制剂】

滴眼剂：1%。眼膏：1%~3%。

环胞苷（CC）

【作用与临床应用】

在体内转变为阿糖胞苷，抑制 DNA 病毒，作用是碘苷的 100 倍。用于单纯疱疹病毒引起的眼部感染性疾病。

【用法与用量】

滴眼：1 次/1~2 小时；眼膏：3~5 次/天。

【制剂】

滴眼剂：0.05%。眼膏：0.1%~1%。

阿昔洛韦（无环鸟苷，ACG）

【作用与临床应用】

抑制病毒 DNA 合成，阻碍病毒的复制和繁殖。用途同环胞苷。

【用法与用量】

滴眼：1 次/1~2 小时；眼膏：3~5 次/天。

【制剂】

滴眼剂：0.1%。眼膏：3%。

羟苄唑（羟苄苯并咪唑）

【作用与临床应用】

选择性抑制微小核糖核酸，用于流行性出血性角结膜炎。

【用法与用量】

同利巴韦林。

【制剂】

滴眼剂：0.1% ~ 0.5%。

干扰素

【作用与临床应用】

广谱抗病毒药，且对立克次体、衣原体亦有效。

【用法与用量】

滴眼：3 ~ 4 次/天；结膜下注射：1 500 U/0.5 mL。

【制剂】

滴眼剂：3 000 ~ 8 000 U/mL。

聚肌胞

【作用与临床应用】

抗病毒药，用于单疱性角膜炎、病毒性角膜炎。

【用法与用量】

滴眼；结膜下注射：0.5 mg。

【制剂】

滴眼剂：0.1%。

第七节　皮质类固醇药

地塞米松（氟美松）

【作用与临床应用】

抗炎作用强，副作用少。用于变态反应性眼病、非化脓性炎症、盘状角膜炎、虹睫炎、视网膜及视神经炎、内眼术后创伤反应。

【用法与用量】

滴眼：3~4 次/天；眼膏：2~3 次/天；结膜下注射：1 次/天；球后注射：2.5~5 mg，1 次/天至隔日 1 次。

【注意事项】

禁用于病毒性浅层角膜炎、化脓性炎症；治疗细菌或病毒感染时应与高效抗生素合用；长期使用可致类固醇性青光眼、白内障。

【制剂】

滴眼剂：0.1%。眼膏：0.05%。

<h2 style="text-align:center">可的松（皮质素）</h2>

【作用与临床应用】

抑制结缔组织增生，减少炎性渗出和抗体产生，抑制组胺及其他介质形成和释放。用于非特异性炎症如葡萄膜炎、视神经炎及过敏性眼炎等。

【用法与用量】

滴眼：3~4 次/天；眼膏：1 次/晚；结膜下注射：0.3~0.5 mL/次，每周 2 次。

【注意事项】

病毒感染时应与高效抗生素、抗病毒药合用。长期使用可致类固醇性青光眼、白内障。

【制剂】

滴眼剂：0.25%~0.5%；眼膏：0.5%。

<h2 style="text-align:center">泼尼松（强的松龙）</h2>

【作用与临床应用】

同可的松。

【用法与用量】

同可的松。

【制剂】

滴眼剂：0.5%；眼膏：0.25%。

第八节　非皮质类固醇消炎药

吲哚美辛（消炎痛）

【作用与临床应用】

抗前列腺素药。用于巩膜炎、葡萄膜炎及青睫综合征。也用于内眼术后创伤反应。

【用法与用量】

滴眼：3 次/天。

【制剂】

滴眼剂：0.4%。

欧可芬

【作用与临床应用】

抑制环氧化酶而阻断前列腺素的生物合成。用于抑制瞳孔缩小及其术后抗炎，治疗激光小梁成形术后的炎症反应和其他眼前段的炎症反应，预防 IOL 术后的黄斑囊样水肿。

【用法与用量】

滴眼一般抗炎：每4小时1次，2～3周。术前抑制瞳孔缩小：术前2小时开始滴眼，每半小时1次，共4次。

【制剂】

滴眼剂：0.03%。

第九节　表面麻醉剂

丁卡因（地卡因）

【作用与临床应用】

广泛用于眼科表面麻醉；表面穿透性强，作用快。用于1～3分钟出现麻醉效果，持续40～60分钟。

【用法与用量】

滴眼：每 2 ~ 3 分钟滴 1 次，共 2 ~ 3 次。

【制剂】

滴眼剂：0.25% ~ 0.5%。

达克罗宁

【作用与临床应用】

麻醉作用强而持久，毒性较低。

【用法与用量】

同丁卡因。

【制剂】

滴眼剂：0.5% ~ 1%。

利多卡因（赛罗卡因）

【作用与临床应用】

表面浸润和传导麻醉；表面麻醉穿透性强而无刺激性。浸润和传导麻醉可维持作用 1.5 ~ 2 小时。

【用法与用量】

表面麻醉浓度：（滴眼）2% 溶液。浸润麻醉浓度：0.25% ~ 0.5% 溶液。传导麻醉浓度：1% ~ 2%。

诺维新（多沙卡因）

【作用与临床应用】

同丁卡因，作用快，可持续半小时。

【用法与用量】

滴眼：如测量眼压，1 滴即可。

【制剂】

滴眼剂：0.2% ~ 0.4%。

第十节 其 他

硝酸银

【作用与临床应用】

有收敛、杀菌作用，用于溃疡性睑缘炎、急性结膜炎、淋病性结膜炎、活动性沙眼及腐蚀肉芽、溃疡面。

【用法与用量】

滴眼：0.5%～1%滴于睑结膜上，数分钟后用生理盐水充分冲洗，1～2 次/日。

【注意事项】

腐蚀溃疡时忌损伤健康角膜组织。

【制剂】

滴眼剂：0.5%～1%。

硫酸锌

【作用与临床应用】

有收敛、杀菌、防腐作用，用于摩—阿双杆菌所致睑部睑缘炎，也可用于沙眼、慢性结膜炎及腐蚀角膜溃疡。

【用法与用量】

滴眼：3～4 次/天，10%～20%溶液可烧灼溃疡及增生肉芽，用药后即用生理盐水冲洗。

【注意事项】

同硝酸银。

【制剂】

滴眼剂：0.25%～0.5%。

硼酸

【作用与临床应用】

用于沙眼、急性卡他性结膜炎、过敏性眼炎及碱性烧伤。

【用法与用量】

滴眼：3～4 次/天；眼膏：2～3 次/天；洗眼：3～4 次/天。

【制剂】

滴眼剂：2%～4%；眼膏：3%～4%；洗眼：2‰～4‰。

黄氧化汞

【作用与临床应用】

用于角膜翳、角膜血管翳、巩膜炎及睑缘炎。

【用法与用量】

眼膏：1%～2%。

【注意事项】

禁与碘、溴制剂同用。

碘酊

【作用与临床应用】

用于顽固性、真菌性、病毒性角膜炎均有效。

【用法与用量】

5%溶液烧灼病变后用生理盐水充分冲洗1次/天至隔日1次。

【注意事项】

忌损及健康角膜。

甲磺灭胺（SML）

【用法与用途】

治疗绿脓杆菌和金葡菌感染。

【用法与用量】

滴眼：3次/天。

【制剂】

滴眼剂：5%。

α-糜蛋白酶

【作用与临床应用】

用于慢性泪囊炎、泪道阻塞眼内出血。清洁溃疡创面、急性结膜炎和伪膜形成。

【用法与用量】

滴眼：0.1%溶液，1次/小时；泪道冲洗：0.02%溶液，2～3次/天；结膜下注射：0.5～3 mg溶于2%普鲁卡因0.5～1 mL中1次/天至隔日1次。

【注意事项】

冲洗液中可加用抗生素。

【制剂】

滴眼剂：0.1%。

透明质酸酶

【作用与临床应用】

眼部出血、外伤水肿。也用于黄斑水肿、恶性突眼症及局部麻辅助用药。

【用法与用量】

滴眼：q2h～q4h；结膜下注射：50～300 U 1 次/天至隔日 1 次；球后注射：同上；局部辅助剂：1 mL，加普鲁卡因10 U。

【注意事项】

禁用于感染疾病及恶性肿瘤，偶有过敏。

【制剂】

滴眼剂：150 U/mL。

尿激酶（UK）

【作用与临床应用】

用于视网膜动、静脉阻塞，眼内出血，前房积脓。

【用法与用量】

结膜下注射：50～100 U/次，1 次/天，10 次一疗程；球后注射：100～200 U/次，1 次/天至隔日 1 次；前房冲洗：1 000 U/次，数分钟一次。

肌苷

【作用与临床应用】

用于视神经病，视网膜病变。

【用法与用量】

球后注射：40～80 mg，每周 1 次，5 次一疗程；滴眼：1～3 次/天。

【制剂】

滴眼剂：2%。

三磷酸腺苷（腺三磷，ATP）

【作用与临床应用】

同肌苷，也可治疗弥漫性角膜炎。

【用法与用量】
同肌苷。

丙种球蛋白

【作用与临床应用】
用于病毒性眼病和辅助治疗。
【用法与用量】
结膜下注射：0.5 mL，1 次/天至隔日 1 次。
【注意事项】
冷藏保存。

转移因子（IF）

【作用与临床应用】
用于病毒性角膜炎、吞蚀性角膜溃疡、葡萄膜炎。
【用法与用量】
结膜下注射：0.5～1 mL，每周 2 次。

左旋咪唑

【作用与临床应用】
用于病毒性角膜炎、顽固性葡萄膜炎及眼部肿瘤。
【用法与用量】
滴眼：3～4 次/天；口服：50 mg/次，3 次/天，连用 3 天，每周 1 次。
【制剂】
滴眼剂：3%。

半胱氨酸

【作用与临床应用】
是胶原酶抑制剂。用于角膜溃疡、碱性灼伤。
【用法与用量】
滴眼：2 小时 1 次。
【制剂】
滴眼剂：2%。

谷胱甘肽（GGSH）

【作用与临床应用】

用于各种白内障。也用于角膜炎及视网膜病变。

【用法与用量】

滴眼：4 次/天。

【制剂】

滴眼剂：2%。

法可林（治障宁）

【作用与临床应用】

治疗各种白内障。

【用法与用量】

滴眼：4 次/天。

【制剂】

滴眼剂：0.015%。

卡他林（白内障）

【作用与临床应用】

同法可林。

【用法与用量】

滴眼：4 次/天。

【制剂】

滴眼剂：0.005%。

噻替哌

【作用与临床应用】

抑制细胞分裂，抗肿瘤并有抑制免疫作用。用于防止翼状胬肉术后复发，预防和治疗角膜新生血管。

【用法与用量】

滴眼每 2 小时 1 次或 4 次/天。

【制剂】

滴眼剂：0.02% ~0.05%。

环磷酰胺

【作用与临床应用】

抑制 T 细胞及 B 细胞产生的免疫反应，非特异性地杀伤抗原致敏细胞和免疫母细胞。用于角膜移植术后排斥反应、恶性肿瘤和预防翼状胬肉术后复发。

【用法与用量】

滴眼。静脉注射：200 mg/次，每日或隔日 1 次，溶于生理盐水 10 mL 中。儿童每次 2~4 mg/kg。

【制剂】

滴眼剂：1%。

环孢素 A（CsA）

【作用与临床应用】

能有效地治疗 T 细胞介导的疾病，为作用较强的免疫抑制剂，治疗自身免疫性疾病及角膜移植术后排斥反应。

【用法与用量】

滴眼。

【制剂】

滴眼剂：1%~2%蓖麻油或橄榄油溶液。

氧化氨基汞（白降汞）

【作用与临床应用】

具有抑杀细菌、收敛防腐、促进局部循环和角膜混浊吸收消退作用。用于睑缘炎、睑板腺囊肿（霰粒肿）、角膜薄翳和真菌性眼部皮肤感染。

【用法与用量】

眼膏：涂眼，1~2 次/天。

【制剂】

眼膏：1%。

碘化钾

【作用与临床应用】

软化和消散肉芽组织，促进炎性产物、瘢痕组织吸收，局部用可抑制真菌生长。用于角膜混浊、玻璃体混浊和眼底病。

【用法与用量】

滴眼：每日 3 次。口服：0.5 ~ 1.0 g/次，每日 3 次；5% ~ 10% 合剂，5 ~ 10 mL/次，每日 3 次，饭后服用。

【制剂】

滴眼剂：1% ~ 5%。

普罗碘胺（安妥碘）

【作用与临床应用】

同碘化钾。

【用法与用量】

肌内注射：0.4 g/次，1 次/天。球后注射：0.1 ~ 0.2 g/次。

氨肽碘

【作用与临床应用】

由谷氨酸、胱氨酸等 15 种氨基酸和有机化合碘及多肽组成。用途同碘化钾。

【用法与用量】

滴眼：3 ~ 4 次/天。

【制剂】

滴眼剂：5mL/支。

荧光素钠

【作用与临床应用】

上皮损伤时药物可入细胞间隙而染色，注入血管内可显影。用于角、结膜上皮病变，泪道疾病和伤口瘘的诊断性检查，眼底荧光血管造影。注意过敏反应。

【用法与用量】

滴眼：滴后 1 ~ 2 分钟用生理盐水冲洗后检查染色情况。静脉注射：20% 溶液 3 mL/次，10% 溶液 5 mL/次，6 秒钟内快速注入。

【制剂】

1% ~ 2%。

碘化油

【作用与临床应用】

为不透 X 线的有机碘化物的植物油溶液，对组织黏附力大，用于泪道造影。

【用法与用量】

泪道注入40%溶液0.3～0.5 mL后摄片。注射前应做皮肤过敏试验。

羟丙基甲基纤维素（HPMC）

【作用与临床应用】

具黏稠性。用于眼内手术，实质性角、结膜干燥，房角镜、三面镜检查。

【用法与用量】

滴眼：1%～4%溶液。前房内注入：1%～2%溶液，0.3 mL/次。

【制剂】

滴眼剂：1%～4%。

透明质酸钠

【作用与临床应用】

为大分子黏多糖的黏弹物质，用于内眼手术。

【用法与用量】

前房内注入：1%～3%溶液，0.1～0.3 mL/次。

人工泪液

【作用与临床应用】

含明胶，多种氯化物和葡萄糖，可替代泪液，用于实质性角、结膜干燥症等。

【用法与用量】

滴眼：4～6次/天，重者每1～2小时1次。

盐酸间羟唑啉

【作用与临床应用】

为一唑啉类衍生物，能迅速有效地缓解过敏性或其他环境因素所致的各种过敏性结膜炎。

【用法与用量】

滴眼：每8小时1次，滴后1～5分钟起效。注意：高血压、糖尿病慎用；青光眼、及对该药过敏者禁用。

【制剂】

滴眼剂：0.025%。

乙基吗啡（狄奥宁）

【作用与临床应用】

刺激及扩张血管，促进眼部血液循环，促进渗出物吸收。镇痛，用于角膜基质炎、巩膜炎、玻璃体混浊。

【用法与用量】

滴眼：3 次/天。眼膏：0.5%～1%，1 次/晚。

【制剂】

滴眼剂：0.5%～2%。

依地酸二钠（EDTA－2Na）

【作用与临床应用】

能与钙离子结合成可溶性铬合物，用于石灰烧伤的急救处理。

【用法与用量】

滴眼：每半小时 1 次。洗眼：0.5%，结膜囊冲洗。

【制剂】

滴眼剂：2%。